护理技能实训教程

主 编 桑美丽 李育玲 张颖惠

Practical Course of
Nursing Skills

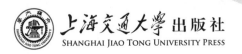

上海交通大学出版社
SHANGHAI JIAO TONG UNIVERSITY PRESS

内容提要

本书是针对护理、助产专业技能型人才培养的培训教材。全书共分为五篇:第一篇是基础护理服务技术;第二篇是基础护理技术;第三篇是常用临床护理技术;第四篇是急救护理技术;第五篇是赛道组合护理技术。本书中的操作流程打破了传统护理操作步骤的叙述方法,采用思维导图、案例导入、情景模拟、赛事演进的方法,运用护理程序化方式描述,并配有关键步骤、重点动作的图示;操作流程中添加了护患沟通、操作要点、评分要点、考点内容,更加符合临床实际,满足学生、规培生、护士、教师等各类护理专业人员的需求,尤其是针对广大基层护理人员,通过一目了然的直观操作指导,可有效规范地提升护士的实际操作水平,达到脑手合一的目的。

图书在版编目(CIP)数据

护理技能实训教程/桑美丽,李育玲,张颖惠主编
. —上海:上海交通大学出版社,2023.4
ISBN 978 - 7 - 313 - 28431 - 0

Ⅰ.①护… Ⅱ.①桑…②李…③张… Ⅲ.①护理学
—教材 Ⅳ.①R47

中国国家版本馆 CIP 数据核字(2023)第 047357 号

护理技能实训教程
HULI JINENG SHIXUN JIAOCHENG

主 编:桑美丽 李育玲 张颖惠
出版发行:上海交通大学出版社
邮政编码:200030
印 制:上海锦佳印刷有限公司
开 本:889mm×1194mm 1/16
字 数:616 千字
版 次:2023 年 4 月第 1 版
书 号:ISBN 978 - 7 - 313 - 28431 - 0
定 价:78.00 元

地 址:上海市番禺路 951 号
电 话:021 - 64071208
经 销:全国新华书店
印 张:20
印 次:2023 年 4 月第 1 次印刷

编委会名单

序　言

护理工作是国家卫生健康事业的重要组成部分，各级各类护理从业人员则是做好这项工作的人才保障和基础条件。截至 2020 年底，全国注册护士总数达 470 余万人，在疾病预防、治疗、护理、康复和安宁疗护等领域发挥着积极的作用。

随着社会经济的发展、老龄化人口的不断增长、全生命周期护理及个性化专业护理需求的进一步释放，人民群众对护理服务的多样化需求与供给相对不足之间的矛盾日益凸显，成为当下护理服务工作面临的一大问题，也成为摆在我们护理人面前亟待解决的主要问题。

当前，全国二级及以上医疗机构已经实现护理服务全覆盖，专科护理、中医护理等特色服务持续推进。全国很多省市正在积极推动"互联网＋护理服务"新模式，实施老年护理服务发展工程，广泛开展老年居家医疗护理服务，护理服务的内涵与外延不断扩展，做到了医疗机构、养老照护机构、社区家庭以及全人群的广覆盖。护理服务工作也正在积极适应这种广泛性、多样化、专业化、差异化的实际要求。《全国护理事业发展规划（2021—2025 年）》指出，到 2025 年，全国护士总数要达到 550 万人的目标。新修订的《职业教育法》也明确了国家将采取措施，重点倾斜包括托育、护理、康养、家政等方面技术技能人才培养的相关内容及要求，加之需要在职继续教育的各级护理工作者，参与其中的相关专业人员将是一个数量相当庞大的群体。

如何助力培养好更多既有一定理论知识，更具有实际操作动手能力的护理及相关专业人员，使之既专又精，既广又博，选择一部兼具权威性与实用性的培训教材至关重要，这就是编者团队倾力编写《护理技能实训教程》的初心使命。

本书聘请的编写团队成员均为在国内相关领域及省内有一定权威的专家，或有着多年临床及护理教学经验的业界精英。本书理论联系实际,内容全面具体,有一定的创新性,即可满足护理教学需要,又可满足临床需求,还可作为劳动职业培训部门职业培训的必备教材,适合不同层次护理专业学生、临床护理教师、进修护理人员、新护士规培、养老照护机构护工等人群参考使用。

期待此书的出版能为护理人才的培养注入一剂源头活水,贡献绵薄之力。

山西省护理学会理事长
第 46 届南丁格尔奖获得者　　杨　辉
2022 年 9 月

前　言

经过编写团队的共同努力,《护理技能实训教程》一书与广大读者朋友见面了,可喜可贺。此书的特点概况为立足实、内容全、形式新。

立足实:顺应当前护理事业发展和广大人民群众对护理服务的实际需要;回应护理工作内涵与外延不断发展变化的实际要求;满足各级各类护理人员对提升专业能力的实际期待;帮助在岗护士岗位胜任力培训制度的实际落地。

内容全:本书是针对护理及相关专业技能型人才培养的培训教材,内容共分为五篇。**第一篇是基础护理服务技术,**包括40项基础护理服务技术操作流程,内容是按照国家卫健委颁发的《基础护理服务工作规范》和教育部推出的"1＋X证书"的要求进行编写,强调实用性;**第二篇是基础护理技术,**包括28项基础护理技术及操作流程,是结合本科、专科护理统编教材,组织本科(山西医科大学护理学院、大同大学)、专科(山西卫生健康职业学院、山西老区职业技术学院)院校教师编写而成,着重规范性;**第三篇是常用临床护理技术,**包括28项常用临床护理技术及操作流程,该部分内容为组织全国多家知名三甲医院(北医三院、西安西京医院、中部战区武汉总医院、山西医科大学第一医院、山西医科大学第二医院、山西省儿童医院等)的相关专家编写而成,体现权威性;**第四篇是急救护理技术,**包括6项急救护理技术及操作流程,对标指导性;**第五篇是赛道组合护理技术,**包括2项赛道组合护理技术及操作流程,均由曾经参加中华护理学会组织的全国护理学本科院校教师临床技能竞赛及2021年度山西省第十五届职业院校技能大赛获奖选手及指导教师编写而成,体现护理工作的合作性。五篇内容既全面,又兼顾重点,基本涵盖了目前护理服务操作的主要内容。

形式新:本书在编写过程中,除内容方面突出权威性、实用性、可操作性外,在编写形式方面力求创新性。每项操作均分为【学习目标】【案例】【思维导图】【操作标准】四部分内容。本书操作流程打破了传统护理操作步骤的叙述方法,采用思维导图、案例导入、情景模拟、赛事演进等方法,运用护理程序化描述方式,并配有关键步骤、重点动作的图示,弥补了文字难以表达或读者不易理解的缺憾。其中,思维导图中均有关键步骤、关键动作的图片,采用线条、图像、数字帮助读者在操作环节理清逻辑顺序,加深记忆。

操作流程中添加了护患沟通、操作要点、评分要点、考点等内容。其中,案例式操作穿插有沟通环节,这在以前的护理操作培训教材中很少涉及;在操作流程中,提炼了要点和考点。这些内容更加符合临床实际,满足学生、规培生、护士、教师等多类护理专业人员的需求,尤其针对广大基层护理人员,通过一目了然的直观操作指导,可有效规范提升实际操作水平,达到脑手合一的目的。

本书的版面设计体现直观统一、简明扼要的原则,兼具知识体系的连续性、完整性表达;无论基础理论及操作流程的演示,无不体现护理的核心价值观,体现人文关怀和同理心。这些内容也契合了高等护理教育的思政目标及要求。

本书的编写汇集多位护理界"能工巧匠"。该书的编辑出版也是力图弘扬一种护理工作者长久形成的"南丁格尔精神",业精于"术"是我们编者对读者的共同期待,让我们共同携手为提升广大护理及相关工作者的技术技能水平贡献一分力量。

最后,感谢山西医科大学第二医院、山西老区职业技术学院及大同大学护理学院相关人员为编辑本书付出的艰辛努力,感谢上海交通大学出版社对此书出版的大力支持。

此书定有不足之处,望广大读者批评指正,望再版修订!

桑美丽

2022年　中秋于并州

目　录

第二篇 基础护理技术

第三篇　常用临床护理技术

第四篇　急救护理技术

第五篇　赛道组合护理技术

第一篇

基础护理服务技术

1 护士操作礼仪

学习目标

1. 素质目标:认同仪表美是护士职业形象美的重要内涵,能够自觉地约束自己塑造护士专业形象。
2. 能力目标:塑造规范的护士着装、基本姿态和服饰要求。
3. 知识目标:掌握护士仪容美、仪表美、仪态美的正确方法。
4. 思政目标:养成护士审美能力,凝练由内而外的修养与气质,更好地为患者服务。

案 例

护理教师李老师准备为实习生进行护士礼仪培训。

思维导图

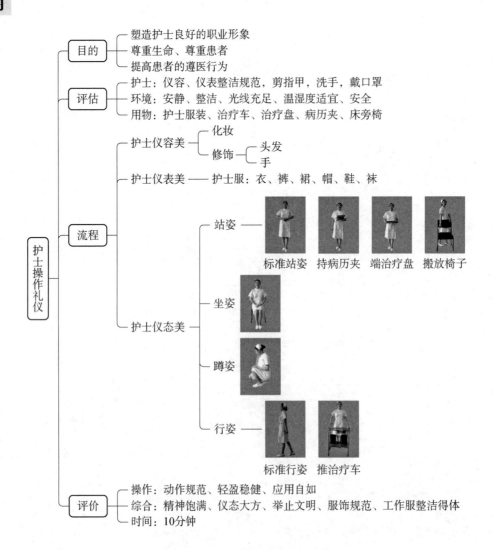

目的 —— 塑造护士良好的职业形象
　　　　尊重生命、尊重患者
　　　　提高患者的遵医行为

评估 —— 护士:仪容、仪表整洁规范,剪指甲,洗手,戴口罩
　　　　环境:安静、整洁、光线充足、温湿度适宜、安全
　　　　用物:护士服装、治疗车、治疗盘、病历夹、床旁椅

流程 —— 护士仪容美 —— 化妆
　　　　　　　　　　　 修饰 —— 头发
　　　　　　　　　　　　　　　 手
　　　　护士仪表美 —— 护士服:衣、裤、裙、帽、鞋、袜

护士操作礼仪

　　　　护士仪态美 —— 站姿
标准站姿　持病历夹　端治疗盘　搬放椅子

　　　　　　　　　　　 坐姿

　　　　　　　　　　　 蹲姿

　　　　　　　　　　　 行姿
标准行姿　推治疗车

评价 —— 操作:动作规范、轻盈稳健、应用自如
　　　　综合:精神饱满、仪态大方、举止文明、服饰规范、工作服整洁得体
　　　　时间:10分钟

操作标准

项目	步 骤			沟 通	操作要点	评分要点	考 点
目的	塑造护士良好的职业形象;尊重生命、尊重患者;提高患者的遵医行为			报告操作开始,护士自我介绍、报告操作项目名称	着装整洁姿态优美服饰规范修饰得体		1. 护士职业要求 2. 评估水平
评估	**护士** 着装得体;头发整齐;手部清洁;指甲不长、不涂染指甲且无甲下积垢;耳部、颈部、手部、踝部不佩戴饰物;不喷香水;不吃有异味的食物			报告评估结果:护士符合礼仪要求,手部干净、无饰物、已修剪指甲;环境宽敞、明亮;操作用物已准备齐全		1. 规定时间内完成备物 2. 物品准备齐全 3. 符合护士仪表	
	环境 安静、整洁、光线充足、温湿度适宜、安全						
	用物 护士服装、床单元一套、治疗车、治疗盘、病历夹、床旁椅						
流 程	操作开始						
	仪容		消毒手:取适量手消毒液于掌心,按内、外、夹、弓、大、立及腕消毒手		七步洗手法	动作的准确性	护士职业涵养
			面部化妆:淡妆		画淡妆	美观整洁、大方得体	
			发式:短发梳齐,前不遮眉,后不搭领,侧不掩耳;长发盘起,头花固定	口述:男护士前不附额,后不搭领,侧不掩耳	头发清洁	发型整洁大方,发饰素雅庄重	
	仪表		护士服:不外露内衣及领口、袖口,穿裙服不露内裙,口袋装物不可过满		衣扣扣齐	清洁、平整、合身	护士干练、整洁与严谨
			护士帽:燕帽端正平整,高低适中,耳侧白色发卡左右对称固定	口述:圆帽前不遮眉,后遮发际,遮盖全部头发	固定稳妥	发卡与燕帽同色,活动时燕帽不脱落	
			戴口罩:洗手,区分口罩的内、外、上、下;展开口罩,内面横贴在口鼻,系带挂在耳后;将口罩褶皱拉开,使其完全覆盖口鼻和下颌;双手示指、中指塑造鼻夹,使口罩与面部紧密贴合,无漏气	口述:一次性口罩使用时间不超过4小时,如污染、潮湿应立即更换,接触严密隔离患者后应立即更换	遮盖口鼻	大小合适	
			戴胸牌:正面向外,固定于上衣口袋前方,不可佩戴他人胸牌		正面向外	胸牌表面干净、正向	
			护士袜:平纹、肉色、细线、柔软、吸汗、合脚			不露于裙摆或裤腿外	
			护士鞋:白色、平底或坡跟、防滑、舒适、有弹性、合脚		方便工作	走路无声响	
			饰物:不佩戴首饰及饰物				
	仪态	站姿	标准站姿:头正颈直,双目平视,下颌微收,面容自然平和;挺胸、收腹、立腰、提臀;双臂自然垂于体侧或相握,垂握于中下腹部;双腿直立双膝及双足跟并拢,足尖分开45°~60°		头正肩平身正腿直	挺:头正、颈直、背挺直:身体与地面垂直高:有向上拔的感觉	
			持病历夹站姿:标准站姿基础上,肩部自然放松,上臂贴近躯干,病历夹正面向内,一手握住夹的上1/3,病历夹前部略上抬,另一手自然下垂;或一手握住病历夹中部,放于侧腰部		稳拿病历夹		护士严谨的工作态度
			端治疗盘站姿:标准站姿基础上,上臂贴近躯干,肘关节弯曲90°贴近躯干,四指和手掌托住两侧盘底,拇指置于盘缘中部,盘缘距躯干一拳距离,前臂、上臂、手一起用力		端盘平稳	节力、平稳姿势优美	
			搬放椅子:护士侧立于椅子后面,双脚前后分开,双腿屈曲,一手将椅背夹于手臂与身体之间,握稳背撑,起身拿起椅子,另一手自然扶持椅背上端		动作轻巧	动作轻巧、节力、姿势优美	

（续表）

项目			步　骤	沟　通	操作要点	评分要点	考　点
流　程	仪　态	坐姿	头正颈直，下颌微收、面带微笑、立腰挺胸肩平正；坐前 2/3 座椅，双膝自然并拢，双腿正放或侧放，双足全掌触地或足尖着地；两手手心向下相叠握于一侧大腿上或两手轻置于两大腿之上端中部	与患者沟通时，身体面向谈话对象	上身与大腿、大腿与小腿均为 90°	就座动作轻、无声响	
		蹲姿	站姿基础上，右脚后退半步，双手整理白衣，抚平下摆，缓慢屈膝下蹲，左脚全脚着地，右脚脚掌着地、脚跟抬起；上身直立、臀部向下，两腿合力靠紧、支撑身体，保持平衡；两手手心向下相叠握于左侧大腿下 1/3 处	口述：下蹲时头正颈直，双膝靠拢，避免臀部抬高暴露隐私	重心稳	准：恰好蹲在旁边取物稳：身体平衡雅：优雅美观	护士动作轻盈、优雅
		行姿	标准行姿：头正颈直、下颌微收、双目平视；挺胸、收腹、立腰；双臂前后自然摆动于体侧 15°～35°，手掌朝向体内；步幅适中、前后脚距离约一脚为宜；行走时双脚内侧面踩在一条线上，上身平稳，双臂摆动与双下肢保持协调		身体协调	轻：柔步无声直：直线行走	护士稳重大方
			推治疗车：护士位于车后无护栏侧，双手扶车缘两侧，双臂均匀用力，重心集中在前臂，把稳方向，躯干略向前倾，抬头，挺胸直背，步伐均匀，轻快平稳行进，车停稳后踩下刹车			车速适中，运行平稳、安全	
		洗手					护士防护意识
		脱口罩：不要接触口罩前面，用手捏住系带投入医用废物收集袋中		用物依据《消毒技术规范》和《医疗废物管理条例》做相应处理			
	整理操作用物						
	操作结束			报告操作完毕			
评　价	操作	动作规范、轻盈稳健、应用自如					
	防护	安全防护意识强、无污染					
	综合	精神饱满、仪态大方、举止文明、服饰规范、工作服整洁得体					
	时间	10 分钟					

2 手卫生（普通洗手法）

案 例

护士小李遵医嘱给患者进行膀胱冲洗，在治疗室洗手、准备操作用物。

思维导图

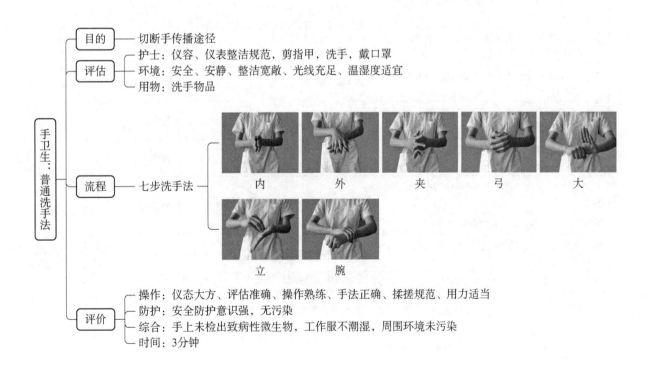

手卫生：普通洗手法

- 目的 —— 切断手传播途径
- 评估
  - 护士：仪容、仪表整洁规范，剪指甲，洗手，戴口罩
  - 环境：安全、安静、整洁宽敞、光线充足、温湿度适宜
  - 用物：洗手物品
- 流程 —— 七步洗手法
  - 内　外　夹　弓　大
  - 立　腕
- 评价
  - 操作：仪态大方、评估准确、操作熟练、手法正确、揉搓规范、用力适当
  - 防护：安全防护意识强，无污染
  - 综合：手上未检出致病性微生物，工作服不潮湿，周围环境未污染
  - 时间：3分钟

操作标准

项目	步骤		沟通	操作要点	评分要点	考点
目的	护士除去手部污垢、碎屑及部分致病菌,切断手传播途径		报告操作开始,护士自我介绍、报告操作项目名称	评估、检查用物	1. 规定时间内完成备物 2. 物品准备齐全,在有效期内 3. 物品放置合理 4. 符合护士仪表 5. 评估手污染情况准确	1. 院内感染预防 2. 严格查对 3. 评估水平
评估	**护士** 洗手指征;手部污染程度;手臂皮肤清洁、无破损及感染;指甲不长且无甲下积垢;手部不佩戴戒指等饰物		报告评估结果:护士着装整洁,已修剪指甲,手部无饰物、无破损;环境整洁、明亮;洗手设施齐全完好、水温适宜;操作用物已准备齐全			
	环境 整洁宽敞、光线充足,洗手设施齐全完好、水池干净、温湿度适宜					
	用物 流动性洗手池设备、洗手液或肥皂、一次性纸巾或干手装置、医用废物收集袋、生活废物收集袋					
流程	操作开始					1. 护士精明、灵活 2. 护士工作的条理性
	取下腕表并卷袖					
	打开水龙头,调节合适的水流和水温			湿润双手	水流速度适中	
	在流动水下,使双手充分湿润					
	关闭水龙头				防外溅	
	取适量洗手液或肥皂于掌心					
	七步洗手法	内:掌心相对,手指并拢,互相搓擦	每个部位至少搓擦3次,整个洗手过程的时间不少于15秒,认真清洗指甲、指尖、指缝和指关节等易污染的部位。根据手污染状况,可反复搓洗数次	内	掌心搓掌心	1. 动作准确性 2. 技术熟练度 3. 防护意识
		外:右手掌心覆盖左手背,十指交叉,沿指缝相互搓擦,左右手交换进行		外	掌心搓手背	
		夹:双手掌心相对,双手指交叉,沿指缝相互搓擦		夹	手指交叉搓擦	
		弓:右手握拳使各手指关节,在左手掌心内旋转揉搓,左右手交换进行		弓	掌心搓指背	
		大:右手握住左手大拇指旋转搓擦,左右手交换进行		大	搓擦拇指	
		立:将右手五指指尖并拢,置左手掌心旋转搓擦,左右手交换进行		立	擦洗指尖	
		腕:右手握住左手手腕,回旋揉搓手腕及腕上10 cm,左右手交换进行		腕	擦洗手腕	
	打开水龙头,在流动水下自腕部向指尖,彻底冲净双手			流水冲洗	手指朝下	1. 无菌观念 2. 应变能力
	采用不污染手的方式关闭水龙头					
	取一次性纸巾自腕部向指尖擦干双手,或用干手装置吹干双手		必要时使用护手霜护肤	干手		
	用后的纸巾弃在生活废物收集袋内		用物依据《消毒技术规范》和《医疗废物管理条例》做相应处理	丢弃擦手纸		
	整理操作用物					
	操作结束		报告操作完毕			
评价	**操作** 仪态大方、评估准确、操作熟练、手法正确、搓擦规范、用力适当					洗手方法、揉搓时间
	防护 安全防护意识强,无污染					
	综合 工作服不潮湿,周围环境未污染,洗手后手上未检出致病性微生物					
	时间 3分钟					

3 手卫生（外科手消毒）

案 例

护士小王今天做洗手护士要上台配合手术，现进行外科手消毒。

思维导图

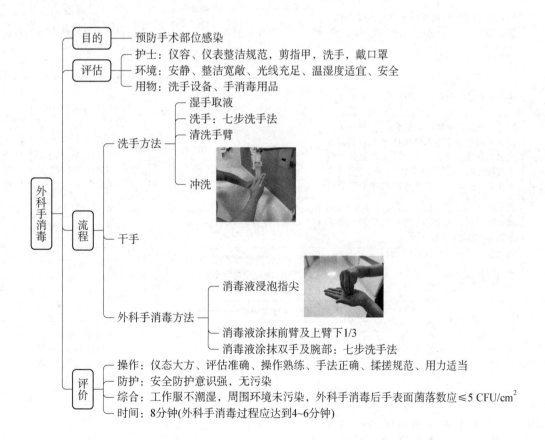

操作标准

项目	步骤	沟通	操作要点	评分要点	考点
目的	清除或杀灭手表面暂居菌,减少常居菌,抑制手术过程中手表面微生物的生长,减少手部细菌的释放,防止病原微生物在医务人员与患者之间的传播,有效预防手术部位感染发生	报告操作开始,护士自我介绍、报告操作项目名称			
评估	护士 着装符合手术室要求:上衣塞入裤子内,衣袖挽至上臂下1/3以上,口罩遮住口鼻,头发全部塞在筒帽内;指甲:长度不超过指尖,不涂指甲油,不佩戴人工指甲;摘除:戒指、手表、手镯、耳环、项链	报告评估结果:护士着装整洁,已修剪指甲,手部无饰物、无破损;环境整洁、明亮;洗手设施齐全完好,水温适宜;操作用物已准备齐全	1. 检查外科手消毒用物是否齐全及有效期 2. 衣袖挽至上臂下1/3以上	1. 规定时间内完成备物 2. 物品准备齐全,在有效期内 3. 物品放置合理 4. 符合护士仪表	1. 院内感染预防 2. 严格查对 3. 评估水平
评估	环境 整洁宽敞、光线明亮,地面无水迹				
评估	用物 流动性洗手池设备、洗手液、手消毒液、一次性纸巾或干手毛巾、医用废物收集袋、生活废物收集袋				
流程	操作开始				
流程	洗手方法 湿手取液:湿润双手及前臂,取皂液适量清洁双手(酌情使用清洁指甲用具去除指甲、指缝污垢)	口述外科手消毒原则为先洗手,后消毒;不同手术之间或手术过程中手被污染时,应重新进行外科手消毒	清洁指甲下的污垢和手部皮肤的褶皱处,七步洗手法	1. 揉搓方法正确 2. 使用干手物品从手至肘上依次擦干,不可再向手部回擦;拿无菌巾的手不要触碰已擦过皮肤的巾面,无菌巾不可擦拭未经刷过的皮肤	护士精明、灵活
流程	洗手方法 再取皂液于一侧掌心,五指并拢环转揉搓前臂和上臂下1/3,同时环转揉搓另一只手臂		旋转揉搓操作		1. 护士工作的条理性 2. 动作准确性 3. 防护意识
流程	洗手方法 流动水冲洗双手、前臂和下臂下1/3,从手指到肘部,沿一个方向用流动水冲洗手和手臂		在整个过程中双手应保持位于胸前并高于肘部,保持手尖朝上,使水由指尖流向肘部,避免倒流,未溅湿衣裤		
流程	干手方法 用干手物品擦干双手、前臂及上臂下1/3				
流程	外科手消毒方法 取适量手消毒液放置于左手掌上,将右手指指尖浸泡在手消毒剂中(≥5秒),环转揉搓右侧前臂及上臂下1/3,将手消毒液完全覆盖皮肤区域,持续揉搓10~15秒,直至消毒液干燥;再取适量的消毒液放置于右手掌上,左手重复此过程		取手消毒液正确,指尖浸泡时间足,揉搓2~6分钟	左右手顺序可以互换,皮肤表面的消毒液要揉搓至干燥	1. 无菌观念 2. 应变能力 3. 技术熟练度
流程	外科手消毒方法 最后取手消毒液,按照七步洗手法揉搓双手及腕部,揉搓至手部干燥				
流程	整理操作用物	用物依据《消毒技术规范》和《医疗废物管理条例》做相应处理			
流程	操作结束	报告操作完毕			
评价	操作 仪态大方、评估准确、操作熟练、手法正确、搓擦规范、用力适当			手消毒液取用量、揉搓时间及使用方法应遵循产品的使用说明	
评价	防护 安全防护意识强,无污染				
评价	综合 工作服不潮湿,周围环境未污染,外科手消毒后、手表面菌落数应≤5 集落形成单位(CFU)/cm²				
评价	时间 8分钟(外科手消毒过程应达到4~6分钟)				

4 铺备用床

学习目标

1. 素质目标：培养动作敏捷、不怕苦、不怕累的职业责任感。
2. 能力目标：正确运用人体力学原理，省时节力地开展护理工作。
3. 知识目标：掌握铺备用床的目的、注意事项、流程。
4. 思政目标：培养干练、整洁与严谨的职业素养。

案 例

王××，男，65岁，因睡眠障碍治愈出院。为迎接新患者，护士小李入病房铺备用床。

思维导图

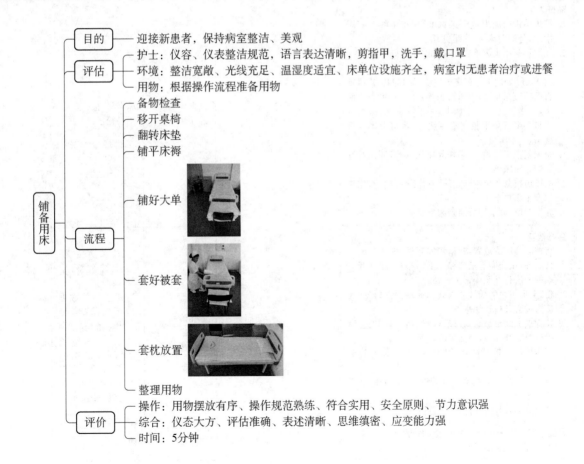

目的 —— 迎接新患者，保持病室整洁、美观

评估 —— 护士：仪容、仪表整洁规范，语言表达清晰，剪指甲，洗手，戴口罩
环境：整洁宽敞、光线充足、温湿度适宜、床单位设施齐全，病室内无患者治疗或进餐
用物：根据操作流程准备用物

铺备用床

流程 —— 备物检查
移开桌椅
翻转床垫
铺平床褥
铺好大单
套好被套
套枕放置
整理用物

评价 —— 操作：用物摆放有序、操作规范熟练、符合实用、安全原则、节力意识强
综合：仪态大方、评估准确、表述清晰、思维缜密、应变能力强
时间：5分钟

操作标准

项目	步 骤	沟 通	操作要点	评分要点	考 点
目的	铺备用床以便随时迎接新患者,同时保持病室整洁、美观	报告操作开始,护士自我介绍、报告操作项目名称			
评估	**护士** 仪容、仪表整洁规范,语言表达清晰,剪指甲,洗手,戴口罩	报告评估结果:护士符合仪表规范,已修剪指甲;床单位设施齐全、完好无损、床上用物准备齐全,环境宽敞明亮、温湿度适宜	1. 用物按序放置 2. 评估床单位及床旁设施	1. 规定时间内完成备物 2. 用物准备齐全 3. 用物放置合理 4. 符合护士仪表	1. 评估水平 2. 备物能力
	环境 整洁宽敞、光线充足、温湿度适宜、床单位及床旁设施齐全,病室内无患者治疗或进餐				
	用物 1. 治疗车上层:床褥、床单、被套、棉被、枕套、枕芯、速干手消毒剂 2. 治疗车下层:医用废物收集袋、生活废物收集袋 3. 床单元备:床、床垫、床头桌、床旁椅				
流程	**备物检查** 检查用物,携用物至床旁		备物、检查	按顺序放置、便于操作	
	移开桌椅 移开床头桌距床 20 cm;移椅至床尾正中,离床约 15 cm,将用物放于椅上		移开桌椅	距离合适、便于取用	
	翻转床垫 检查床及床垫,翻转床垫(自床头向床尾或自床尾向床头),先将床垫对半折起同时将一半翻过,上缘紧靠床头				
	铺平床褥 将床褥齐床头放于床垫上,铺平床褥		铺床褥	床褥中线与床中线对齐	
	铺好大单 1. 将床单正面向上放于床褥上,床单中线对齐床中线,分别向床头、床尾打开 2. 先铺近侧床头床单:一手托起床头床垫一角,一手伸过床头中线将床单折入床垫下,在离床头约 30 cm 处向上提起床单边缘,使其同床边缘垂直呈等边三角形;以床沿为界,将三角形分为两半,上半三角覆盖于床上,一手固定床角,一手将下半三角平整塞于床垫下,再将上半三角翻下,塞于床垫下 3. 至床尾拉紧床单,一手托起床尾床垫,同法铺好近侧床尾床单 4. 沿床边拉紧床单中部边缘,双手掌心向上,将床单塞于床垫下 5. 转至对侧,同法铺好对侧床单		铺大单 铺床角	床单平整、紧实、不易松散	1. 应变能力 2. 技术熟练度 3. 节力应用
	套好被套 1. 将被套齐床头放置,开口端向床尾,中线与床中线对齐,正面向上平铺在床上,将被套尾部开口端的上层打开至由下 1/3 处 2. 将"S"形折叠的棉被放入被套尾端的开口处,底边与被套开口边缘平齐 3. 拉棉被上缘至被套封口端,对好两上角,先近侧后远侧展开棉被,平铺于被套内 4. 至床尾逐层拉平被套、棉被,系好系带,并拉被头至床头 5. 将盖被边缘向内折叠与床沿平齐,尾端向下折叠与床垫平齐 6. 转至对侧,同法折叠另一侧盖被		展被套 套棉被 系系带 折叠被筒	1. 被头防空虚,盖被平整、中线对齐 2. 护士身体靠近床边,双脚分开,保持上身直立,两膝稍弯曲,使用肘部力量,动作平稳、连续,减少来回走动	
	套枕放置 于床尾处套好枕套,系带,平放于床头正中,开口端向下或背门		套枕套	四角充实	
	移回桌椅 还原床头桌、椅			保持病室整洁	

（续表）

项目	步　骤	沟　通	操作要点	评分要点	考　点
流程	**整理用物**　处理用物,洗手、摘口罩	报告操作完毕,用物依据《消毒技术规范》和《医疗废物管理条例》做相应处理			护士防护意识
	操作结束	报告操作完毕			
评价	**操作**　用物摆放有序、操作规范熟练、符合实用、安全原则、节力意识强				
	综合　仪态大方、评估准确、表述清晰、思维缜密、应变能力强				
	时间　5分钟				

5 铺暂空床

案例

李××,女,60岁,因去妇科B超室做检查,护士小李入病房为其铺暂空床。

思维导图

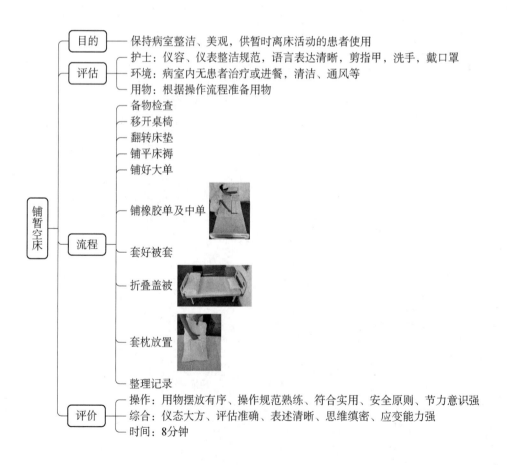

铺暂空床

- 目的——保持病室整洁、美观,供暂时离床活动的患者使用
- 评估
  - 护士:仪容、仪表整洁规范,语言表达清晰,剪指甲,洗手,戴口罩
  - 环境:病室内无患者治疗或进餐,清洁、通风等
  - 用物:根据操作流程准备用物
- 流程
  - 备物检查
  - 移开桌椅
  - 翻转床垫
  - 铺平床褥
  - 铺好大单
  - 铺橡胶单及中单
  - 套好被套
  - 折叠盖被
  - 套枕放置
  - 整理记录
- 评价
  - 操作:用物摆放有序、操作规范熟练、符合实用、安全原则、节力意识强
  - 综合:仪态大方、评估准确、表述清晰、思维缜密、应变能力强
  - 时间:8分钟

操作标准

项目	步　骤	沟　通	操作要点	评分要点	考　点
目的	保持病室整洁、美观,供暂时离床活动的患者使用	报告操作开始,护士自我介绍、报告操作项目名称			
评估	**护士**　仪容、仪表整洁规范,语言表达清晰,剪指甲,洗手,戴口罩	报告评估结果:护士符合仪表规范,已修剪指甲;床单位设施齐全、完好无损,床上用物准备齐全,环境宽敞明亮、温湿度适宜	1. 用物按序放置 2. 评估床单位及床旁设施	1. 规定时间内完成备物 2. 用物准备齐全 3. 用物放置合理 4. 符合护士仪表	1. 评估水平 2. 备物能力
	环境　病室内无患者治疗或进餐,清洁、通风等				
	用物 1. 治疗车上层:床褥、床单、被套、棉被、枕套、枕芯、橡胶单、中单、速干手消毒剂 2. 治疗车下层:医用废物收集袋、生活废物收集袋 3. 床单元备:床、床垫、床头桌、床旁椅				
流　程	**备物检查**　检查用物,携用物至床旁		备物、检查	按顺序放置、便于操作	1. 应变能力 2. 技术熟练度 3. 节力应用
	移开桌椅　移开床头桌距床 20 cm;移椅至床尾正中,离床约 15 cm,将用物放于椅上		移开桌椅	距离合适、便于取用	
	翻转床垫　检查床及床垫,翻转床垫(自床头向床尾或自床尾向床头),先将床垫对半折起同时将一半翻过,上缘紧靠床头				
	铺平床褥　将床褥齐床头放于床垫上,铺平床褥		铺床褥	床褥中线与床中线对齐	
	铺好大单 1. 将床单正面向上放于床褥上,床单中线对齐床中线,分别向床头、床尾打开 2. 先铺近侧床头床单:一手托起床头床垫一角,一手伸过床头中线将床单折入床垫下,在离床头约 30 cm 处,向上提起床单边缘,使其同床边缘垂直呈等边三角形;以床沿为界,将三角形分为两半,上半三角覆盖于床上,一手固定床角,另一手将下半三角平整塞于床垫下,再将上半三角翻下,塞于床垫下 3. 至床尾拉紧床单,一手托起床尾床垫,同法铺好近侧床尾床单 4. 沿床边拉紧床单中部边缘,双手掌心向上,将床单塞于床垫下		铺大单 铺床角	床单平整、紧实、不易松散	
	铺橡胶单及中单　将橡胶单及中单上缘距床头 45～50 cm 处打开,中线与床中线对齐,两单边缘下垂部分一一塞入床垫下;转至对侧,同法铺好对侧床单、橡胶单、中单		位置按患者所需铺放	平整、中线对齐	
	套好被套 1. 将被套齐床头放置,开口端向床尾,中线与床中线对齐,正面向上平铺在床上,将被套尾部开口端的上层打开至中下 1/3 处 2. 将"S"形折叠的棉被放入被套尾端的开口处,底边与被套开口边缘平齐 3. 拉棉被上缘至被套封口端,对好两上角,先近侧后远侧展开棉被,平铺于被套内 4. 至床尾逐层拉平被套、棉被,系好系带,并拉被头至床头 5. 将盖被边缘向内折叠与床沿平齐,尾端向下塞于床垫下 6. 转至对侧,同法折叠另一侧盖被		展被套 套棉被 系系带 折叠被筒	1. 被头防空虚,盖被平整、中线对齐 2. 护士身体靠近床边,双脚分开,保持上身直立,两膝稍弯曲,使用肘部力量,动作平稳、连续,减少来回走动	

（续表）

项目	步 骤	沟 通	操作要点	评分要点	考 点
流程	**折叠盖被** 将盖被的上端向内折，然后扇形三折于床尾，使之与床尾平齐		三折盖被于床尾	折叠方法正确	
	套枕放置 于床尾处套好枕套，系带，平放于床头正中，开口端向下或背门		套枕套	四角充实	
	移回桌椅 还原床头桌、椅	报告操作完毕，用物依据《消毒技术规范》和《医疗废物管理条例》做相应处理			护士防护意识
	整理记录 处理用物、洗手、摘口罩、记录				
	操作结束				
评价	**操作** 用物摆放有序、操作规范熟练、符合实用、安全原则、节力意识强				
	综合 仪态大方、评估准确、表述清晰、思维缜密、应变能力强				
	时间 8分钟				

6 铺麻醉床

案 例

李××，女，35岁，胆囊切除术后即将回病房，护士小王入病房铺麻醉床。

思维导图

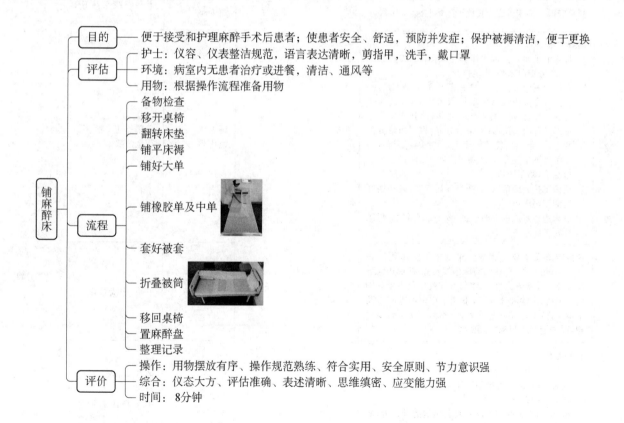

铺麻醉床

- 目的——便于接受和护理麻醉手术后患者；使患者安全、舒适，预防并发症；保护被褥清洁，便于更换
- 评估
  - 护士：仪容、仪表整洁规范，语言表达清晰，剪指甲，洗手，戴口罩
  - 环境：病室内无患者治疗或进餐，清洁、通风等
  - 用物：根据操作流程准备用物
- 流程
  - 备物检查
  - 移开桌椅
  - 翻转床垫
  - 铺平床褥
  - 铺好大单
  - 铺橡胶单及中单
  - 套好被套
  - 折叠被筒
  - 移回桌椅
  - 置麻醉盘
  - 整理记录
- 评价
  - 操作：用物摆放有序、操作规范熟练、符合实用、安全原则、节力意识强
  - 综合：仪态大方、评估准确、表述清晰、思维缜密、应变能力强
  - 时间：8分钟

操作标准

项目	步骤	沟通	操作要点	评分要点	考点
目的	便于接受和护理麻醉手术后患者;使患者安全、舒适,预防并发症;保护被褥清洁,便于更换	报告操作开始,护士自我介绍、报告操作项目名称			
评估	**护士** 仪容、仪表整洁规范,语言表达清晰,剪指甲,洗手,戴口罩	报告评估结果:护士符合仪表规范,已修剪指甲;床单位设施齐全、完好无损,床上用物准备齐全,环境宽敞明亮、温湿度适宜	1. 用物按序放置 2. 评估床单位及床旁设施	1. 规定时间内完成备物 2. 用物准备齐全 3. 用物放置合理 4. 符合护士仪表	1. 评估水平 2. 备物能力
	环境 病室内无患者治疗或进餐,清洁、通风等				
	用物 1. 护理车上层:床单、被套、棉被、枕套、枕芯、橡胶单2条、中单2条、速干手消毒剂,麻醉护理盘内置开口器、舌钳、压舌板、牙垫、治疗碗、镊子、输氧管、吸痰管和纱布数块;另备血压计、听诊器、护理记录单、笔、棉签、胶布、弯盘、手电筒等 2. 护理车下层:医用废物收集袋、生活废物收集袋 3. 床单元备:床、床垫、床头桌、床旁椅				
流程	**备物检查** 检查用物,携用物至床旁		备物、检查	按顺序放置、便于操作	护士干练、整洁与严谨
	移开桌椅 移开床头桌距床20 cm;移椅至床尾正中,离床约15 cm,将用物放于椅上		移开桌椅	距离合适、便于取用	
	翻转床垫 检查床及床垫,翻转床垫(自床头向床尾或自床尾向床头),先将床垫对半折起同时将一半翻过,上缘紧靠床头				
	铺平床褥 将床褥齐床头放于床垫上,铺平床褥		铺床褥	床褥中线与床中线对齐	
	铺好大单 1. 将床单正面向上放于床褥上,床单中线对齐床中线,分别向床头,床尾打开 2. 先铺近侧床头床单:一手托起床头床垫一角,一手伸过床头中线将床单折入床垫下,在离床头约30 cm处,向上提起床单边缘,使其同床边缘垂直呈等边三角形;以床沿为界,将三角形分为两半,上半三角覆盖于床上,一手固定床角,另一手将下半三角平整塞于床垫下,再将上半三角翻下,塞于床垫下 3. 至床尾拉紧床单,一手托起床尾床垫,同法铺好近侧床尾床单 4. 沿床边拉紧床单中部边缘,双手掌心向上,将床单塞于床垫下		铺大单铺床角	床单平整、紧实、不易松散	1. 应变能力 2. 技术熟练度 3. 节力应用
	铺橡胶单及中单 将橡胶单及中单上缘距床头45~50 cm处打开,中线与床中线对齐,两单边缘下垂部分一并塞入床垫下;将另一橡胶单及中单分别对好中线,上端和床头齐,下端压在中部橡胶单及中单上,两单边缘下垂部分一并塞入床垫下转至对侧,同法铺好对侧床单、橡胶单、中单		位置按患者所需铺放	平整、中线对齐	
	套好被套 1. 将被套齐床头放置,开口端向床尾,中线与床中线对齐,正面向上平铺在床上,将被套尾部开口端的上层打开至中下1/3处 2. 将"S"形折叠的棉被放入被套尾端的开口处,底边与被套开口边缘平齐 3. 拉棉被上缘至被套封口端,对好两上角,先对侧后近侧展开棉被,平铺于被套内 4. 至床尾逐层拉平被套、棉被,系好系带,并拉被头距床头约10 cm		展被套套棉被系系带折叠被筒	被头防空虚盖被平整、中线对齐护士身体靠近床边,双脚分开,保持上身直立,两膝稍弯曲,使用肘部力量,动作平稳、连续,减少来回走动	

（续表）

项目	步　骤	沟　通	操作要点	评分要点	考　点
流　程	5. 将盖被边缘向内折叠与床沿平齐,尾端向下折叠与床垫平齐 6. 转至对侧,同法折叠另一侧盖被				
	折叠被筒　将棉被尾端向内折叠与床尾齐,盖被扇形三折叠于一侧床边,开口处向门		折叠被筒	边缘对齐	护士干练、整洁与严谨
	套好枕套　于床尾处套好枕套,系带,开口背门,横立于床头		防止头部受伤		
	移回桌椅　将床头桌放回原处,床旁椅移至盖被折叠侧		便于移动患者		
	置麻醉盘　麻醉护理盘放床头桌上,其余用物放于合适位置		便于取用		
	整理记录　处理用物,洗手、摘口罩、记录	报告操作完毕,用物依据《消毒技术规范》和《医疗废物管理条例》做相应处理			护士防护意识
	操作结束				
评　价	**操作**　用物摆放有序、操作规范熟练、符合实用、安全原则、节力意识强				
	综合　仪态大方、评估准确、表述清晰、思维缜密、应变能力强				
	时间　8分钟				

7 卧床患者更换床单法

学习目标

1. 素质目标:培养动作敏捷、不怕苦、不怕累的职业责任感。
2. 能力目标:具备正确观察患者病情,并解决临床问题的能力。
3. 知识目标:掌握为卧床患者进行侧卧位、仰卧位更换床单的方法。
4. 思政目标:树立人道主义精神和救死扶伤的职业情怀。

案 例

张××,女,34岁,食管癌术后3天,留置胸腔闭式引流管和胃肠减压管。现床单、被套多处污迹,为了保持床单位的清洁,护士小李为其更换床单。

思维导图

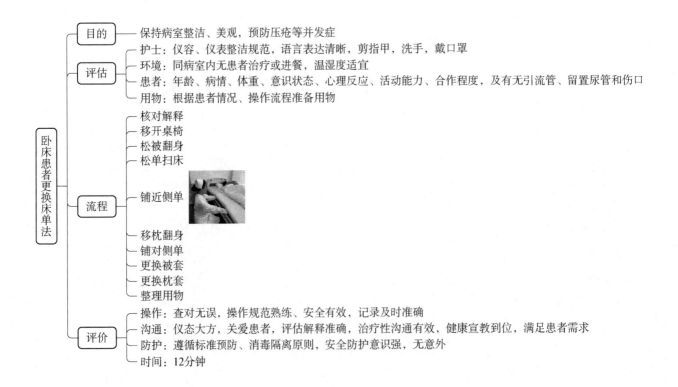

卧床患者更换床单法

- 目的 —— 保持病室整洁、美观,预防压疮等并发症
- 评估
  - 护士:仪容、仪表整洁规范,语言表达清晰,剪指甲,洗手,戴口罩
  - 环境:同病室内无患者治疗或进餐,温湿度适宜
  - 患者:年龄、病情、体重、意识状态、心理反应、活动能力、合作程度,及有无引流管、留置尿管和伤口
  - 用物:根据患者情况、操作流程准备用物
- 流程
  - 核对解释
  - 移开桌椅
  - 松被翻身
  - 松单扫床
  - 铺近侧单
  - 移枕翻身
  - 铺对侧单
  - 更换被套
  - 更换枕套
  - 整理用物
- 评价
  - 操作:查对无误,操作规范熟练、安全有效,记录及时准确
  - 沟通:仪态大方,关爱患者,评估解释准确,治疗性沟通有效,健康宣教到位,满足患者需求
  - 防护:遵循标准预防、消毒隔离原则,安全防护意识强,无意外
  - 时间:12分钟

操作标准

项目	步骤	沟通	操作要点	评分要点	考点
目的	保持病室整洁、美观,预防压疮等并发症	报告操作开始,护士自我介绍、报告操作项目名称			
评估	**护士** 仪容、仪表整洁规范,语言表达清晰,剪指甲,洗手,戴口罩	报告评估结果:护士仪表整洁规范,洗手、戴口罩;患者知晓并愿意配合操作;环境整洁、明亮;用物齐全完好	评估、检查用物	1. 规定时间内完成备物 2. 用物准备齐全 3. 用物放置合理 4. 符合护士仪表	1. 用物是否齐全,严格查对 2. 是否评估病情、意识、自理能力
评估	**环境** 同病室内无患者治疗或进餐,温湿度适宜				
评估	**患者** 年龄、病情、体重、意识状态、心理反应、活动能力、合作程度,及有无引流管、留置尿管和伤口				
评估	**用物** 1. 护理车上层:清洁大单、中单、被套、枕套、床刷、一次性床刷套、速干手消毒剂,必要时准备清洁衣服、屏风 2. 护理车下层:医用废物收集袋、生活废物收集袋				
流程	**核对解释** 携用物至床旁,核对,告知患者操作目的及注意事项;患者病情许可,放平床铺,必要时加强安全措施	您好,请告诉我您的床号、姓名,一会儿我协助您更换床单,好吗	核对解释	核对正确	1. 工作的条理性 2. 安全防护意识 3. 人文关怀 4. 病情观察能力 5. 护理过程安全 6. 护患沟通能力
流程	**移开桌椅** 移开床头桌距床20 cm,移床尾椅距床15 cm,将用物置于椅上或护理车上			便于操作	
流程	**松被翻身** 松开床尾盖被,护士一手托起患者头部,移枕至床对侧,协助患者侧卧于床对侧(背向护士)注意安全(清醒者嘱扶稳床挡),观察皮肤情况		体位摆放	防止坠床、不要过多暴露	
流程	**松单扫床** 松开近侧各层床单,卷起近侧污中单塞于患者身下,清扫橡胶单后搭于患者身上,再卷起污大单塞于患者身下,清扫床褥		污染面向内	从床头至床尾扫净渣屑	
流程	**铺近侧单** 将清洁大单、橡胶单及清洁中单自床头至床尾铺好		塞于身下的大单正面向内	中线对齐	
流程	**移枕翻身** 协助患者翻身侧卧至铺好一侧,拉起床挡		背向护士	患者无不适	
流程	**铺对侧单** 操作者转至对侧,撤去污单,扫净床褥,同法铺好大单、橡胶单、中单,协助患者平卧	您好,更换床单时如果有不舒服及时告诉我,好吗		省力节力	
流程	**更换被套** 解开污被套系带,在开口处将棉胎三折"S"形放于被套内;铺上清洁被套,从污被套内取出棉被放入清洁被套;依次套好被套,系好被套系带,将被子折叠成筒状,为患者盖好		取出的棉被不能接触污被套的外面	中线对齐,被头充满	
流程	**更换枕套** 在床尾处换枕套 1. 托头移枕:一手托起患者头部,一手移出枕头 2. 松枕更换:双手拍打枕头,更换清洁枕套,四角充实,开口背门,将枕头放于患者头下			铺床平、整、紧、实、美	
流程	**整理用物** 移回床头桌,移回床旁椅,协助患者取舒适卧位、拉好窗帘;整理用物,污单送洗;洗手、记录	依据《消毒技术规范》和《医疗废物管理条例》做相应处理		用物放置合理	
流程	操作结束	报告操作完毕			

（续表）

项目	步　骤	沟　通	操作要点	评分要点	考　点
评价	**操作**　查对无误,操作规范熟练、安全有效,记录及时准确				
	沟通　仪态大方,关爱患者,评估解释准确,治疗性沟通有效,健康宣教到位,满足患者需求				
	防护　遵循节力原则,安全防护意识强,无意外				
	时间　12分钟				

8 下肢骨牵引患者更换床单法

学习目标

1. 素质目标:充分认识及时为下肢骨牵引患者更换床单的意义,培养护士的爱伤观念。
2. 能力目标:具备骨科专科护士的基本工作能力。
3. 知识目标:掌握为下肢骨牵引患者更换床单的注意事项。
4. 思政目标:树立人道主义精神和救死扶伤的职业情怀。

案 例

王××,男,50岁,诊断为右股骨干骨折。入院后局麻下行右胫骨结节骨牵引术,现为术后第1天,因接小便时不慎污染床单、被套,护士小景、小刘为患者更换床单、被套、翻身单。

思维导图

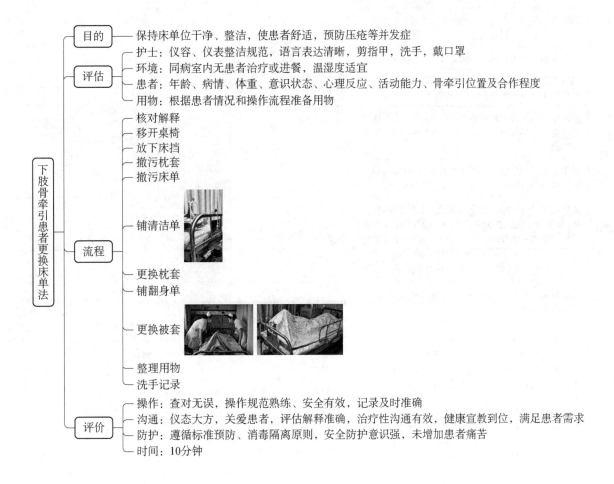

- 下肢骨牵引患者更换床单法
  - 目的——保持床单位干净、整洁,使患者舒适,预防压疮等并发症
  - 评估
    - 护士:仪容、仪表整洁规范,语言表达清晰,剪指甲,洗手,戴口罩
    - 环境:同病室内无患者治疗或进餐,温湿度适宜
    - 患者:年龄、病情、体重、意识状态、心理反应、活动能力、骨牵引位置及合作程度
    - 用物:根据患者情况和操作流程准备用物
  - 流程
    - 核对解释
    - 移开桌椅
    - 放下床挡
    - 撤污枕套
    - 撤污床单
    - 铺清洁单
    - 更换枕套
    - 铺翻身单
    - 更换被套
    - 整理用物
    - 洗手记录
  - 评价
    - 操作:查对无误,操作规范熟练、安全有效,记录及时准确
    - 沟通:仪态大方,关爱患者,评估解释准确,治疗性沟通有效,健康宣教到位,满足患者需求
    - 防护:遵循标准预防、消毒隔离原则,安全防护意识强,未增加患者痛苦
    - 时间:10分钟

操作标准

项目	步　骤	沟　通	操作要点	评分要点	考　点
目的	保持床单位干净、整洁、平整无皱褶、使患者舒适、预防压疮等并发症;更换时保持有效牵引、预防并发症的发生	报告操作开始,护士自我介绍、报告操作项目名称			
评估	**护士** 仪容、仪表整洁规范,语言表达清晰,剪指甲,洗手,戴口罩,根据患者情况至少由 2 名护士完成	报告评估结果:护士仪表整洁规范,洗手、戴口罩;患者知晓并愿意配合操作;环境整洁、明亮;用物齐全完好	评估、检查用物	1. 规定时间内完成备物 2. 物品准备齐全 3. 物品放置合理 4. 符合护士仪表 5. 评估准确	1. 正确查对 2. 评估水平 3. 沟通能力 4. 护士间配合能力
	环境 安全、安静、整洁宽敞、光线充足、温湿度适宜,周围患者无进餐、治疗、换药等				
	患者 年龄、病情、体重、意识状态、心理反应、活动能力、牵引情况及合作程度				
	用物 1. 护理车上层:床单、中单、被套、枕套、白色纯棉翻身单 1 块(100 cm×120 cm)、床刷、一次性床刷套、速干手消毒剂,必要时准备清洁衣服、一次性中单、帷幔或屏风 2. 护理车下层:医用废物收集袋、生活废物收集袋 3. 床单元备:便盆				
流程	**核对解释(A 护士)** 将用物携至床旁、站于患者右侧,核对患者及腕带信息(2 个以上查对点);做好解释工作,取得配合,并嘱咐患者如有不适立即告知护士;关闭门窗,用帷幔或屏风遮挡患者	您好,请告诉我您的床号、姓名,一会儿我们协助您更换床单,好吗	操作过程中不可取下牵引锤中断牵引或减少重量	有效查对,患者配合,保护隐私,体现人文关怀	1. 正确执行查对制度 2. 工作的安全风险意识 3. 人文关怀
	移开桌椅(B 护士) 站于患者左侧将护理车放于床尾正中离床约 50 cm;移床旁桌约 20 cm,移开床旁椅与护理车平齐;边操作边口述:如有引流管先行夹闭,并妥善放置	您好,我们帮您更换下床单和枕套,如果有不舒服及时告诉我们,好吗		便于操作	
	放下床挡 两人同时取下两侧床挡				
	撤污枕套 两人分别站在患者左右两侧配合,一人扶患者头部一人撤枕头;将枕头放于床旁椅上		护士配合边撤污物床单,边铺清洁床单	污单不要丢在地上 污物床单污染面内卷打结	
	撤污床单 两人一起撤躯干部床单;同时松开床单的床头和床尾及周边,合力将床单(污染面内卷)撤至腰部				
	铺清洁单 扫净躯干部床褥并铺清洁床单,将躯干部床单铺平、拉紧,于床角处折角塞于床垫下				
	更换枕套(B 护士) 取下污枕套,套清洁枕套、给枕;嘱健侧下肢屈膝抬臀,一名护士将布朗氏牵引架稍抬离开床面;另一名护士将污物床单及翻身单撤下置于护理车下层,同时将清洁床单的下半部分铺平,两名护士将床单拉紧两边折角后塞于床下	嘱患者配合方法		1. 掌握配合技巧 2. 护士配合得力、节力	1. 护士的配合能力 2. 护士的专业技能
	铺翻身单 翻身单上缘齐肩,下缘铺展至臀以下,两边塞于床垫下	您好,我们帮您更换下被套,如果有不舒服及时告诉我们,好吗 口述:检查牵引装置完好,重量准确,肢体与牵引装置立线一致 边操作,边口述:引流管妥善固定 口述:必要时使用床位垫高凳,抬高床尾 15～25 cm,增加反牵引力	被头要充实,保持有效牵引,重锤悬空;牵引绳在滑轮内;牵引针位置适宜;牵引针两端有保护装置	患者舒适 未引起牵引肢体疼痛 立线正确,牵引有效 观察患侧肢体及牵引装置,保持立线正确、牵引有效	1. 工作的条理性 2. 安全意识 3. 人文关怀 4. 病情观察能力 5. 护理过程安全 6. 护患沟通能力 7. 护士的专业技能
	更换被套 打开污被套的开口端,棉被在污被套内竖折三折,按"S"形折叠,取出,放于椅子上;将污被套下拉至胸部,铺清洁被套于胸部,边撤污被套边盖清洁被套;将污被套打结置于护理车的污物袋中;将清洁被套正面向上铺于床上,其开口端上层向上翻至 1/3 处;将折好的棉被放于被套开口处;拉棉被上缘至被头,与被套平齐,并将棉被向两边展开;将清洁被套拉平、系带;将盖被两侧内折叠与床沿平齐折成被筒,尾端向内折叠				

（续表）

项目	步 骤	沟 通	操作要点	评分要点	考 点
流程	**整理用物** 移回床旁桌、床旁椅，两边加床挡；将污物大单、翻身单、枕套分别打结，置于医用废物收集袋中	依据《消毒技术规范》和《医疗废物管理条例》做相应处理 口述：拉开窗帘或撤去屏风，打开窗户通风换气	用物处理	消毒隔离规范	消毒隔离技术
	洗手记录 记录更换床单时间、牵引情况、引流管情况		七步洗手法	洗手方法、时间	
	操作结束	报告操作完毕			
评价	**操作** 查对无误，操作规范熟练，安全有效，记录及时准确				
	沟通 仪态大方，关爱患者，评估解释准确，治疗性沟通有效，健康宣教到位，满足患者需求				
	防护 遵循节力原则，安全防护意识强，未增加患者痛苦				
	时间 10分钟				

9 面部清洁和头发梳理

1. 素质目标：培养职业责任感、护患沟通能力、解决问题的能力。
2. 能力目标：充分认识卫生状况对疾病康复的重要性，具备为患者进行头面部清洁的能力。
3. 知识目标：掌握头面部清洁的方法、注意事项，掌握刺激头部血液循环的步骤。
4. 思政目标：建立爱伤观念，养成慎独习惯，用同理心为患者提供帮助。

案例

王××，女，36 岁，因"上消化道出血"入院治疗。入院后医嘱：一级护理，禁食，胃肠减压，给予输血、补液治疗。患者病情稳定，神志清醒，面色苍白。测体温 37.5 ℃，脉搏 65 次/min，呼吸 20 次/min，血压 95/65 mmHg。护士小李为患者清洁面部和梳头。

思维导图

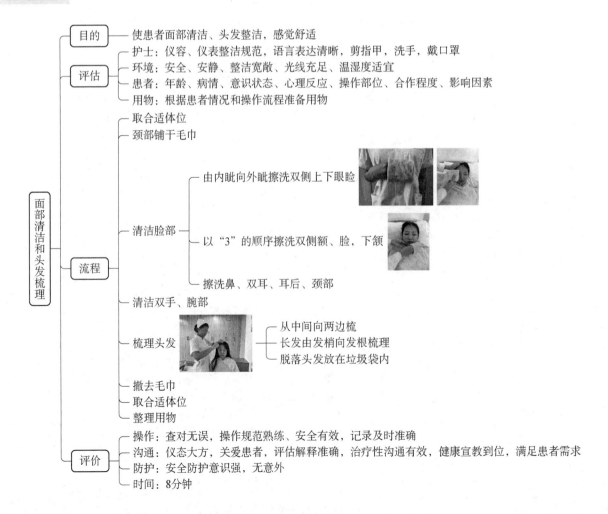

- 目的 —— 使患者面部清洁、头发整洁，感觉舒适
- 评估
  - 护士：仪容、仪表整洁规范，语言表达清晰，剪指甲，洗手，戴口罩
  - 环境：安全、安静、整洁宽敞、光线充足、温湿度适宜
  - 患者：年龄、病情、意识状态、心理反应、操作部位、合作程度、影响因素
  - 用物：根据患者情况和操作流程准备用物
- 流程
  - 取合适体位
  - 颈部铺干毛巾
  - 清洁脸部
    - 由内眦向外眦擦洗双侧上下眼睑
    - 以"3"的顺序擦洗双侧额、脸，下颌
    - 擦洗鼻、双耳、耳后、颈部
  - 清洁双手、腕部
  - 梳理头发
    - 从中间向两边梳
    - 长发由发梢向发根梳理
    - 脱落头发放在垃圾袋内
  - 撤去毛巾
  - 取合适体位
  - 整理用物
- 评价
  - 操作：查对无误，操作规范熟练、安全有效，记录及时准确
  - 沟通：仪态大方，关爱患者，评估解释准确，治疗性沟通有效，健康宣教到位，满足患者需求
  - 防护：安全防护意识强，无意外
  - 时间：8 分钟

面部清洁和头发梳理

操作标准

项目	步　骤	沟　通	操作要点	评分要点	考　点
目的	使患者面部清洁、头发整洁,感觉舒适	报告操作开始,护士自我介绍、报告操作项目名称			
评估	**护士** 仪容、仪表整洁规范,语言表达清晰,剪指甲,洗手,戴口罩	报告评估结果:护士着装整洁,已修剪指甲、洗手;患者病情平稳,已知晓操作并愿意配合;环境整洁、明亮;用物齐全、水温适宜	评估,室温22~26℃,检查用物	1. 规定时间内完成备物 2. 用物准备齐全 3. 符合护士仪表	1. 用物是否齐全 2. 严格查对 3. 是否评估病情、意识、自理能力
评估	**环境** 安全、安静、整洁宽敞、光线充足、温湿度适宜、屏风遮挡				
评估	**患者** 年龄、病情、意识状态、心理反应、自理能力、合作能力、皮肤状况、个人卫生习惯				
评估	**用物** 1. 治疗车上层:执行单、速干手消毒剂、治疗盘内置小橡胶单、2块毛巾、水温计、脸盆盛水1/2~2/3(43~45℃)、梳子、发夹或橡皮筋 2. 治疗车下层:水桶、面盆、冷水、医用废物收集袋、生活废物收集袋 3. 必要时备:30%酒精、润肤乳				
流程	**安置体位** 携用物至床旁,核对,告知患者操作目的及注意事项,协助患者取合适体位	您好,为了使您更舒适,我现在给您洗脸、梳头,请做好准备,这样的体位舒适吗	水温40~42℃或按照患者年龄、季节、习惯增减水温,擦洗面部;原则上不用香皂/肥皂擦洗,避免香皂/肥皂残留于面部而破坏面部的酸碱平衡;清洗颈部时,要注意将下颌抬起仔细擦洗,并擦洗颈后	擦洗眼睛时,不用毛巾的同一处擦洗,避免发生交叉感染	1. 动作熟练度 2. 人文关怀 3. 安全防护意识
流程	**铺干毛巾** 铺干毛巾于颈周围				
流程	**清洁脸部** 调试水温,毛巾缠在手上呈手套状,湿度适宜,用清水毛巾由内眦向外眦擦洗双侧上下眼睑,以书写数字"3"的顺序擦洗双侧额-面部-颏部,依次擦洗前额、颊部、鼻翼、人中、下颌、耳后、颈部,依患者生活习惯,涂润肤乳				
流程	**清洗双手** 清洗双手时注意清洗指间及指端、手腕	您好,现在给您清洗,有什么不舒服请告诉我	头发结团时,可用30%酒精湿润后小心梳理		
流程	**梳理头发** 长发由发梢向发根梳理,将脱落的头发放在生活废物收集袋内,依患者喜好整理头发				
流程	**撤去毛巾** 撤去毛巾,整理衣服			1. 患者取舒适体位 2. 保持床单位整洁干燥 3. 洗手、记录	1. 人文关怀 2. 应变能力 3. 动作轻柔
流程	**合适体位** 帮助患者采取舒适体位	您好,已为您护理完毕,如果有任何需要帮助,请及时告诉我			
流程	**整理用物** 清洗干净毛巾晾干				
流程	**洗手记录** 清理用物,洗手,记录	用物依据《消毒技术规范》和《医疗废物管理条例》做相应处理			
流程	操作结束	报告操作完毕			
评价	**操作** 查对无误,操作规范熟练、安全有效,记录及时准确				
评价	**沟通** 仪态大方,关爱患者,评估解释准确,治疗性沟通有效,健康宣教到位,满足患者需求				
评价	**防护** 安全防护意识强,无意外				
评价	**时间** 8分钟				

10 协助进水护理

学习目标

1. 素质目标:重视饮水对机体生理活动的重要性,培养护士的共情能力。
2. 能力目标:能进行进水准备,协助患者安全进水,及时识别异常情况并处理。
3. 知识目标:掌握为患者进水的方法、注意事项,说出进水的种类、观察要点。
4. 思政目标:建立爱伤观念,用同理心为患者提供帮助。

案 例

王爷爷,82岁,因高血压脑出血行手术治疗,术后5个月。现意识清醒,语言和运动功能尚未恢复,长期卧床,无法表达自己的意愿,生活完全不能自理。护士小李通过吸管帮助王爷爷喝水。

思维导图

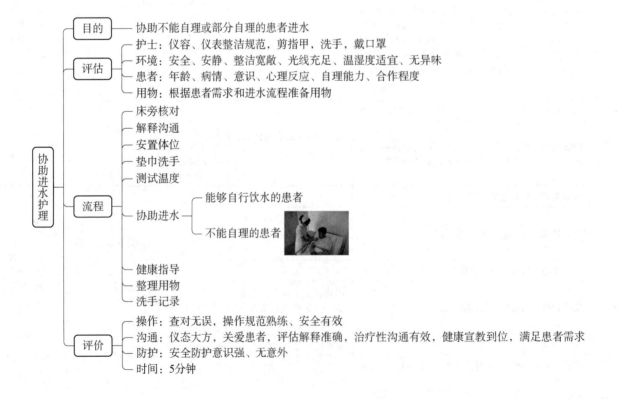

操作标准

项目	步骤	沟通	操作要点	评分要点	考点
目的	协助不能自理或部分自理的患者进水,保证进水及安全	报告操作开始,护士自我介绍,报告操作项目名称			
评估	**护士** 仪容、仪表整洁规范,剪指甲,洗手,戴口罩	报告评估结果:护士着装整洁,已修剪指甲、洗手;环境整洁、明亮、无异味;患者知晓操作并愿意配合;操作用物已准备齐全	评估、检查用物	1. 规定时间内完成备物 2. 物品准备齐全 3. 物品放置合理 4. 符合护士仪表	1. 床挡是否拉起 2. 严格查对 3. 是否评估有无偏瘫、吞咽困难、视力减退等
评估	**环境** 安全、安静、整洁宽敞、光线充足、温湿度适宜、无异味				
评估	**患者** 年龄、病情、意识、心理反应、自理能力、合作程度;有无偏瘫、吞咽困难、视力减退等				
评估	**用物** 水杯盛装 1/2～1/3 满的温开水(触及杯壁时温热不烫手),吸管、汤匙及小毛巾				
流程	操作开始				
流程	**床旁核对** 携用物至床旁,核对			核对正确	
流程	**解释沟通** 向患者解释操作目的,饮水时需要配合的动作等,取得患者的配合	您好,看您嘴唇有点干,一会儿我协助您喝点水吧			1. 爱伤观念 2. 工作的条理性
流程	**安置体位** 协助患者取安全、舒适可操作体位,拉起床挡,面部侧向护士	水准备好了,我帮您摇高床头,坐起来喝水好吧?这样您也舒服些	体位	保护措施得当	
流程	**垫巾洗手** 围毛巾于患者颈部,洗净其双手	我给您围块小毛巾,以免弄脏您的衣服			
流程	**测试温度** 前臂试水温(以不烫手为宜)	我试了下水温,温度刚刚好	测温	温度适宜	
流程	**协助饮水** 能够自己饮水的患者:鼓励手持水杯或借助吸管饮水,叮嘱患者饮水时身体坐直或稍前倾,小口饮用,以免呛咳,出现呛咳,应稍事休息再饮用 不能自理的患者:喂水时可借助吸管饮水;使用汤匙喂水时,水盛装汤匙的 1/2～1/3 为宜,下咽后再喂下一口,不宜太急	您头侧向我这边,我拿着吸管协助您喝水,一小口一小口地喝,不要着急,以免呛着。咽了吗,我来看一下,那再喝一口吧	喂水方法	量不宜过多,速度不宜过快	1. 动作熟练度 2. 人文关怀 3. 安全防护意识
流程	**健康指导** 告知患者饮水后维持原卧位 20～30 分钟	您好,刚喝了水不能马上躺下,您先这样坐着休息,一会儿我过来帮您换个姿势,好吗			
流程	**整理用物** 将水杯或水壶放回原处,核对	用物依据《消毒技术规范》和《医疗废物管理条例》做相应处理	体位	维持原卧位 20～30 分钟	1. 人文关怀 2. 应变能力
流程	**洗手记录** 洗手,根据患者病情需要,记录饮水次数和饮水量				
流程	操作结束	报告操作完毕			
评价	**操作** 查对无误、操作规范熟练、安全有效				
评价	**沟通** 仪态大方,关爱患者,评估解释准确,治疗性沟通有效,健康宣教到位,满足患者需求				
评价	**防护** 安全防护意识强、无意外				
评价	**时间** 5 分钟				

11 协助进食护理

案 例

李奶奶,75 岁,糖尿病 20 年,近半年出现视物模糊,生活不能自理。护士小王在早饭时间帮助李奶奶进食。

思维导图

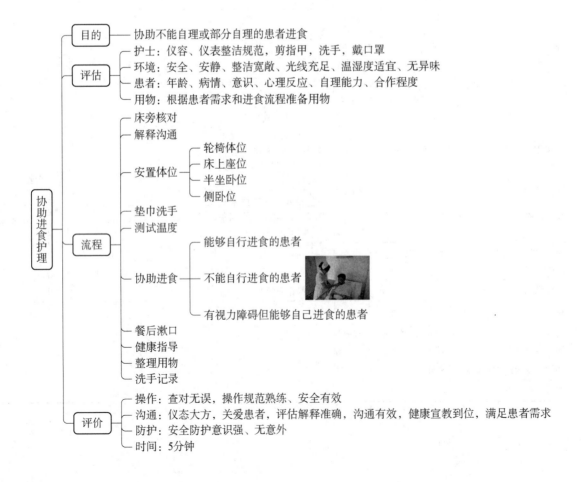

	目的	协助不能自理或部分自理的患者进食
	评估	护士:仪容、仪表整洁规范,剪指甲,洗手,戴口罩
		环境:安全、安静、整洁宽敞、光线充足、温湿度适宜、无异味
		患者:年龄、病情、意识、心理反应、自理能力、合作程度
		用物:根据患者需求和进食流程准备用物

协助进食护理

流程
- 床旁核对
- 解释沟通
- 安置体位
  - 轮椅体位
  - 床上座位
  - 半坐卧位
  - 侧卧位
- 垫巾洗手
- 测试温度
- 协助进食
  - 能够自行进食的患者
  - 不能自行进食的患者
  - 有视力障碍但能够自己进食的患者
- 餐后漱口
- 健康指导
- 整理用物
- 洗手记录

评价
- 操作:查对无误,操作规范熟练、安全有效
- 沟通:仪态大方,关爱患者,评估解释准确,沟通有效,健康宣教到位,满足患者需求
- 防护:安全防护意识强、无意外
- 时间:5分钟

操作标准

项目	步骤		沟通	操作要点	评分要点	考点
目的	协助不能自理或部分自理的患者进食,保证进食及安全		报告操作开始,护士自我介绍、报告操作项目名称			
评估	护士	仪容、仪表整洁规范,剪指甲,洗手,戴口罩	报告评估结果:护士着装整洁,已修剪指甲、洗手;环境整洁、明亮、无异味;患者知晓操作并愿意配合;操作用物已准备齐全	评估、检查用物	1. 规定时间内完成备物 2. 物品准备齐全 3. 物品放置合理 4. 符合护士仪表	1. 床挡是否拉起 2. 严格查对 3. 是否评估有无偏瘫、吞咽困难、视力减退等
	患者	年龄、病情、意识、心理反应、自理能力、合作程度;有无偏瘫、吞咽困难、视力减退等;有无餐前、餐中用药				
	环境	安全、安静、整洁宽敞、光线充足、温湿度适宜、空气清新无异味				
	用物	根据需要准备轮椅或床上支架(或过床桌)、靠垫、枕头、毛巾、食物、水、汤匙				
流程	操作开始					
	床旁核对 携用物至床旁,核对			核对	核对正确	
	解释沟通 向患者解释操作目的,进食时需要配合的动作等,取得患者的配合		李奶奶,现在到吃饭时间了,今天准备了您喜欢的饭菜,一会儿我来协助您吃饭,好吗		食物种类、软硬度、温度符合患者的饮食习惯	
	安置体位	协助患者取安全、舒适可操作体位,拉起床挡,面部侧向护士	李奶奶,您好,饭帮您准备好了。我帮您摇高点床头,坐起来吃饭好吗?这样吃饭时不容易呛着。摇床的时候有什么不舒服,您告诉我一下,好吗	体位	保护措施得当;进食前安置合适体位	1. 爱伤观念 2. 工作的条理性
		轮椅坐位:轮椅与床成30°夹角,固定轮子,抬起脚踏板				
		床上坐位:床上放置过床桌				
		半卧位:采用半卧位时,应在身体两侧及膝下垫软枕以保证体位稳定				
		侧卧位:面向护士侧卧,肩背部垫软枕或楔形垫,一般宜采用右侧卧位				
	垫巾洗手 围毛巾于颈部,洗净患者双手		我给您围块小毛巾,以免弄脏您的衣服,吃饭前帮您擦擦手			
	测试温度 用手触及碗壁感受并估计食物温热程度(以不烫手为宜)		我试了下温度,不烫刚刚好	测温	温热不烫手为宜	
	协助进餐	能够自己进餐的患者:鼓励自行进餐,指导患者上身坐直并稍向前倾,头稍向下垂,叮嘱患者进餐时细嚼慢咽,不要边进餐边讲话,以免发生呛咳;如发生呛咳、噎食等现象,应立即急救处理	您头侧向我这边,吃饭前先喝口水,润润嗓子,温度我帮您试一下。奶奶,慢慢地吃饭,咽下一口后,再吃下一口,每次不要吃太多,否则容易呛咳	喂食方法	1. 量不宜过多,速度不宜过快 2. 喂食顺序:一般先喂水,湿润口腔再进固体食物	1. 护士动作熟练度 2. 护士人文关怀 3. 安全防护意识
		不能自行进餐的患者:由护士喂饭,先用手触及碗壁感受并估计食物温热程度,以汤匙喂食时,每喂食一口,食物量为汤匙的1/3为宜,等看到患者完全咽下后再喂食下一口				
		有视力障碍但能自己进食的患者:护士将盛装温热食物的餐碗放入患者手中(确认食物的位置),再将汤匙递到患者手中,告知食物的种类,叮嘱患者缓慢进食。进食带有骨头的食物,要特别告知小心进食,进食鱼类要先协助剔除鱼刺。如患者要求自己进食,可按时钟平面图放置食物,并告知方法、名称,引导患者用汤匙确认位置,利于患者顺利进食		安全风险	剔除食物中骨头、鱼刺等异物	安全防护意识

（续表）

项目	步 骤	沟 通	操作要点	评分要点	考 点
流程	**餐后漱口** 护士协助患者进餐后漱口,并用毛巾擦干口角水渍	我协助您漱漱口,您放心,水温很合适的			1. 护士人文关怀 2. 护士应变能力
	健康指导 告知患者进餐后不能立即平卧,维持原卧位 20～30 分钟	您好,刚吃了饭不能马上躺下,您先这样坐着休息,一会儿我过来帮您换个姿势,好吗	体位	维持原卧位 20～30 分钟	
	整理用物 护士撤去毛巾等用物,核对,整理床单位	用物依据《消毒技术规范》和《医疗废物管理条例》做相应处理			
	洗手记录 洗手,根据患者病情需要,记录进食量				
	操作结束	报告操作完毕			
评价	**操作** 查对无误,操作规范熟练、安全有效				
	防护 安全防护意识强、无意外				
	沟通 仪态大方,关爱患者,评估解释准确,治疗性沟通有效,健康宣教到位,满足患者需求				
	时间 5 分钟				

12　义齿护理

· 学习目标 ·

1. 素质目标:充分认识义齿清洁与护理的重要性,培养护士细致的观察能力及清洁护理的基本素质。
2. 能力目标:能协助患者进行义齿的护理,具备为佩戴义齿的患者进行健康宣教的能力。
3. 知识目标:掌握义齿清洁与护理的要点,暂时不戴的义齿的保存方法。
4. 思政目标:建立爱伤观念,树立尊老、爱老、敬老的意识。

案　例

王奶奶,78 岁,佩戴义齿。护士小李为王奶奶进行义齿的护理。

思维导图

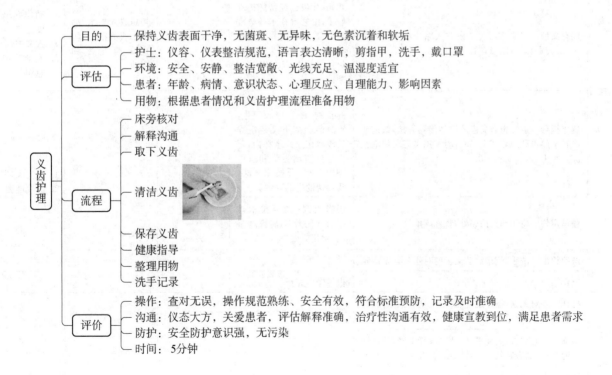

义齿护理
- 目的 —— 保持义齿表面干净,无菌斑、无异味,无色素沉着和软垢
- 评估
  - 护士:仪容、仪表整洁规范,语言表达清晰,剪指甲,洗手,戴口罩
  - 环境:安全、安静、整洁宽敞、光线充足、温湿度适宜
  - 患者:年龄、病情、意识状态、心理反应、自理能力、影响因素
  - 用物:根据患者情况和义齿护理流程准备用物
- 流程
  - 床旁核对
  - 解释沟通
  - 取下义齿
  - 清洁义齿
  - 保存义齿
  - 健康指导
  - 整理用物
  - 洗手记录
- 评价
  - 操作:查对无误,操作规范熟练、安全有效,符合标准预防,记录及时准确
  - 沟通:仪态大方,关爱患者,评估解释准确,治疗性沟通有效,健康宣教到位,满足患者需求
  - 防护:安全防护意识强,无污染
  - 时间: 5分钟

操作标准

项目	步　骤	沟　通	操作要点	评分要点	考　点
目的	保持义齿表面干净,无菌斑、无异味,无色素沉着和软垢	报告操作开始,护士自我介绍、报告操作项目名称			
评估	**护士** 仪容、仪表整洁规范,语言表达清晰,剪指甲,洗手,戴口罩		评估、检查用物	1. 规定时间内完成备物 2. 物品准备齐全 3. 物品放置合理 4. 符合护士仪表	1. 床挡是否拉起 2. 严格查对 3. 是否评估有无偏瘫、吞咽困难、视力减退等
	环境 安全、安静、整洁宽敞、光线充足、温湿度适宜				
	患者 年龄、病情、意识状态、心理反应、自理能力、皮肤完整性、有无引流管、伤口、合作能力、患者的清洁习惯及要求	报告评估结果:护士着装整洁,已修剪指甲,洗手;环境整洁、明亮、无异味;患者知晓操作并愿意配合;操作用物已准备齐全			
	用物 一次性手套、水杯(盛装 1/3~1/2 满的冷开水)、软毛牙刷、毛巾、手电筒				
流程	**床旁核对** 携用物至床旁,核对		核对	核对正确	1. 工作的条理性 2. 爱伤观念 3. 动作轻柔
	解释沟通 向患者解释操作目的,取得患者的配合。协助患者取合适体位,将毛巾围于患者颔下	奶奶,您好,由于进食会积聚食物碎屑、牙菌斑及牙石,一会儿进餐后我协助您护理下义齿,好吗			
	取下义齿 戴手套,饭后或睡前,帮助患者将义齿取下(把平行推拉基托边缘脱卸),并进行检查	奶奶,您张开嘴巴,我帮您把牙齿取下来,好吗	平行脱卸		
	清洁义齿 用软毛牙刷采用竖刷法,刷洗义齿的上下外侧面-咬合面-内侧面,将义齿在流动水中清洗干净		清洁方法从上到下	1. 软毛牙刷 2. 竖刷法	
	保存义齿 将清洁后的义齿放入凉开水中浸泡备用,脱去手套,帮助患者取合适体位	奶奶,牙齿已经帮您护理好了,给您放在水杯里浸泡,下次佩戴前我协助您清洁一下口腔,这样可以保持义齿的湿润以减少摩擦	义齿的保存方法	切忌放入热水、消毒水或酒精中,防止义齿变形和腐蚀	1. 动作熟练度 2. 人文关怀 3. 安全防护意识
	健康指导 告知患者义齿的清洁保养方法,饭前或次日早晨再替患者装上,如暂时不用义齿可浸泡在凉开水中,每天换水一次	奶奶,您平常不要咬过硬的食物,注意口腔卫生,晚睡前应摘下义齿洗净后浸泡在凉开水杯内,每天至少清洁舌头和口腔黏膜一次,并按摩牙龈,我会帮助您的,好吗	健康教育		1. 人文关怀 2. 应变能力
	整理用物 将用物放回原处,整理床单位	用物依据《消毒技术规范》和《医疗废物管理条例》做相应处理			
	洗手记录 洗手,记录清洁义齿的时间及有无异常				
	操作结束	报告操作完毕			
评价	**操作** 查对无误,操作规范熟练、安全有效,符合标准预防,记录及时准确				
	沟通 仪态大方,关爱患者,评估解释准确,治疗性沟通有效,健康宣教到位,满足患者需求				
	防护 安全防护意识强,无意外				
	时间 5分钟				

13 协助患者剃须

案 例

张××,男,84岁,因脑梗死长期卧床。护士小李为其剃须。

思维导图

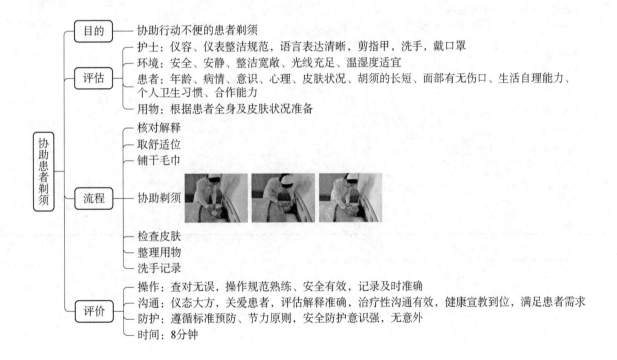

协助患者剃须

目的 —— 协助行动不便的患者剃须

评估
—— 护士:仪容、仪表整洁规范,语言表达清晰,剪指甲,洗手,戴口罩
—— 环境:安全、安静、整洁宽敞、光线充足、温湿度适宜
—— 患者:年龄、病情、意识、心理、皮肤状况、胡须的长短、面部有无伤口、生活自理能力、个人卫生习惯、合作能力
—— 用物:根据患者全身及皮肤状况准备

流程
—— 核对解释
—— 取舒适位
—— 铺干毛巾
—— 协助剃须
—— 检查皮肤
—— 整理用物
—— 洗手记录

评价
—— 操作:查对无误、操作规范熟练、安全有效、记录及时准确
—— 沟通:仪态大方,关爱患者,评估解释准确,治疗性沟通有效,健康宣教到位,满足患者需求
—— 防护:遵循标准预防、节力原则,安全防护意识强,无意外
—— 时间:8分钟

操作标准

项目	步骤	沟通	操作要点	评分要点	考点
目的	协助患者剃须,增加舒适,预防和减少感染的发生	报告操作开始,护士自我介绍、报告操作项目名称			
评估	**护士** 仪容、仪表整洁规范,语言表达清晰,剪指甲,洗手,戴口罩	报告评估结果:护士仪表整洁规范,洗手、戴口罩;患者知晓并愿意配合操作;环境整洁、明亮;用物齐全完好	全面评估、检查用物	1. 规定时间内完成备物,物品准备齐全,放置合理 2. 符合护士仪表 3. 评估患者情况准确 4. 严格掌握适应证、禁忌证	1. 严格查对 2. 评估水平
	环境 安全、安静、整洁宽敞、光线充足、温湿度适宜				
	患者 年龄、病情、意识、心理、皮肤状况、胡须的长短、面部有无伤口、生活自理能力、个人卫生习惯、合作能力				
	用物 剃须刀、污物袋、干毛巾 1 块、温湿毛巾 1 块、肥皂水/滑石粉/剃须膏				
流程	**核对解释** 携用物至床旁,核对告知患者操作目的及注意事项	您好,请告诉我您的床号、姓名,一会儿我协助您剃须,好吗	1. 密切观察患者病情,发现异常及时处理 2. 与患者沟通,了解其感受及需求	与患者沟通流畅,了解其感受及需求	1. 工作的条理性 2. 安全意识 3. 人文关怀 4. 病情观察能力 5. 护理过程安全 6. 护患沟通能力
	安置体位 协助患者取合适体位				
	铺干毛巾 铺干毛巾于患者颈部			患者舒适	
	协助剃须 用温湿毛巾软化胡须;局部酌情涂肥皂水/滑石粉/剃须膏;绷紧皮肤,顺着毛发生长的方向操作	您好,如果有不舒服及时告知我			
	检查皮肤 检查胡须是否剃干净,有无皮肤损伤			皮肤无损伤	
	整理用物 用湿毛巾擦净皮肤,撤去毛巾,帮助患者采取合适体位,病床周围物品有序摆放	用物:依据《消毒技术规范》和《医疗废物管理条例》做相应处理			
	洗手记录 与患者做好沟通及相关宣教,洗手,必要时记录				
	操作结束	报告操作完毕			
评价	**操作** 查对无误,操作规范熟练、安全有效,记录及时准确				
	沟通 仪态大方,关爱患者,评估解释准确,治疗性沟通有效,健康宣教到位,满足患者需求				
	防护 遵循标准预防、节力原则,安全防护意识强,无意外				
	时间 8 分钟				

14 床上洗发

1. 素质目标:充分认识洗发可预防感染的重要性,培养护士工作中标准预防、节力、安全的意识。
2. 能力目标:具备当机立断做出决策,采取适当的措施解决问题的能力。
3. 知识目标:掌握床上洗发的流程、方法、注意事项。
4. 思政目标:建立爱伤观念,养成慎独的习惯,用同理心为患者提供帮助。

案 例

刘××,70 岁,因脑梗死后行动不便,长期卧床生活不能自理。护士小李为患者在床上洗发。

思维导图

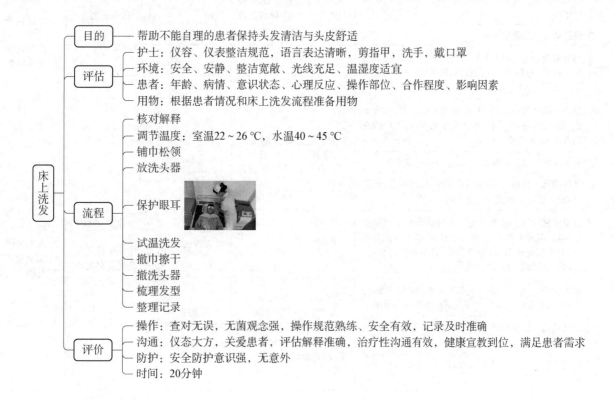

目的 —— 帮助不能自理的患者保持头发清洁与头皮舒适

评估
- 护士:仪容、仪表整洁规范,语言表达清晰,剪指甲,洗手,戴口罩
- 环境:安全、安静、整洁宽敞、光线充足、温湿度适宜
- 患者:年龄、病情、意识状态、心理反应、操作部位、合作程度、影响因素
- 用物:根据患者情况和床上洗发流程准备用物

床上洗发

流程
- 核对解释
- 调节温度:室温22~26 ℃,水温40~45 ℃
- 铺巾松领
- 放洗头器
- 保护眼耳
- 试温洗发
- 撤巾擦干
- 撤洗头器
- 梳理发型
- 整理记录

评价
- 操作:查对无误,无菌观念强,操作规范熟练、安全有效,记录及时准确
- 沟通:仪态大方,关爱患者,评估解释准确,治疗性沟通有效,健康宣教到位,满足患者需求
- 防护:安全防护意识强,无意外
- 时间:20分钟

操作标准

项目	步 骤	沟 通	操作要点	评分要点	考 点
目的	1. 除去污秽和脱落的头皮碎屑,使头发清洁、整齐、舒适 2. 按摩头皮,增进头部血液循环,促进头发的生长与代谢 3. 维护患者自尊、自信,建立良好的护患关系	报告操作开始,护士自我介绍、报告操作项目名称			
评估	护士 仪容、仪表整洁规范,语言表达清晰,剪指甲,洗手,戴口罩				
	环境 安全、安静、整洁宽敞、光线充足、温湿度适宜				
	患者 年龄、病情、意识状态、心理反应、自理能力、合作程度、头发的卫生状况、头发长短及有无头皮损伤、患者的清洁习惯及要求	报告评估结果:护士着装整洁,已修剪指甲、洗手、戴口罩;患者病情平稳,已知晓操作并愿意配合;环境整洁、明亮;洗发设施齐全完好,水温适宜	评估、检查用物	1. 规定时间内完成备物 2. 物品准备齐全 3. 物品放置合理 4. 符合护士仪表	1. 用物是否齐全 2. 严格查对 3. 是否评估病情、意识、自理能力
	用物 1. 治疗车上层:执行单、速干手消毒液、水壶(内盛40～45℃热水或按患者习惯调制)、水温计、小桶、浴巾、毛巾两块、橡胶单2块、纱布2块(或眼罩)、棉球2个、梳子、洗发液、别针、电吹风、马蹄形橡胶垫或洗头车 2. 治疗车下层:污水桶、医用废物收集袋、生活废物收集袋 3. 必要时备:屏风、便盆等				
流程	核对解释 备齐用物携至床旁,向患者解释以取得合作	您好,为了使您更舒适,现在给您洗头,这样的体位舒适吗? 那我们开始了	体位	保护措施得当	1. 工作的条理性 2. 爱伤观念 3. 动作轻柔
	安置体位 患者取仰卧位				
	调节温度 室温调节在22～26℃,水温调节在40～45℃,根据季节关开窗,必要时使用屏风,按需要给予便盆,放平床头,移开床旁桌、椅		测温	温度适宜	
	铺巾松领 将橡胶单、大毛巾铺于枕头上,患者仰卧,松开领口向内反折,移枕头于肩下,将毛巾围在患者颈部,并用别针固定	您好,现在要给您洗头了,室温如何? 水温可以吗? 有什么不舒服请告诉我	放洗头器	1. 动作轻、稳、节力 2. 保证患者安全 3. 重视人文关怀	1. 动作熟练度 2. 人文关怀 3. 安全防护意识
	放洗头器 放置马蹄形槽、脸盆与叩杯或洗头车				
	保护眼耳 梳理头发,用棉球塞双耳,用纱布(或眼罩)遮盖患者双眼或嘱咐患者闭上双眼		保护眼耳		
	试温洗发 洗发过程中先用少许热水放于患者头部试温,询问患者感觉,确定水温后,将头发充分湿透,用指腹揉搓头发,按摩头皮,直至洗净为止,同时防止污水溅入眼、耳内		洗发方法		
	撤巾擦干 洗发毕,解下颈部毛巾包住轻揉头发,擦干,用热毛巾擦干面部,取下眼部纱布及耳内棉球	您好,头发已为您洗好,半小时内不要打开门窗,防止受凉感冒,如果有何需要,请及时告诉我	患者感觉舒适,头发清洁,无头屑,无气味		
	撤洗头器 撤去洗头器,将肩下枕头移至头部,协助平卧				
	梳理发型 用梳子梳顺头发,散开,必要时可用电吹风吹干头发				
	整理记录 撤去枕头上的小橡胶单和大毛巾,协助患者取舒适卧位,整理床单位,清理用物,洗手,记录	用物依据《消毒技术规范》和《医疗废物管理条例》做相应处理	整理记录	1. 患者取舒适体位 2. 整理床单位:保持床单位整洁干燥 3. 洗手、记录	1. 人文关怀 2. 应变能力
	操作结束	报告操作完毕			

（续表）

项目	步　骤	沟　通	操作要点	评分要点	考　点
评价	**操作**　查对无误,操作规范熟练、安全有效,记录及时准确				
	沟通　仪态大方,关爱患者,评估解释准确,治疗性沟通有效,健康宣教到位,满足患者需求				
	防护　安全防护意识强,无意外				
	时间　20分钟				

15 足部护理

· 学习目标 ·

1. 素质目标:培养不怕苦、不怕累、不怕脏的职业责任感。
2. 能力目标:具备为患者正确实施足部护理及恰当地进行健康教育的能力。
3. 知识目标:掌握足部护理的要点和注意事项。
4. 思政目标:引导学生树立医者仁心、敬佑生命的职业价值。

案 例

李××,男,78岁,因摔伤导致卧床。护士小王为其进行足部护理。

思维导图

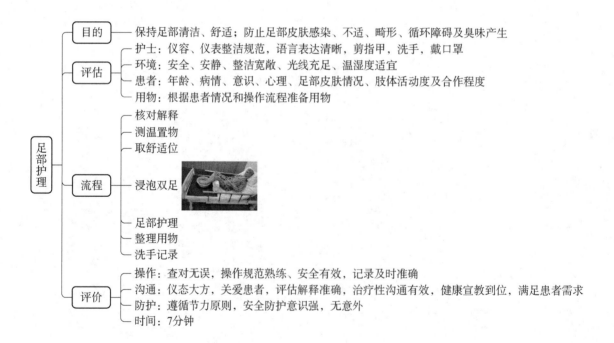

```
         ┌─ 目的 ─── 保持足部清洁、舒适;防止足部皮肤感染、不适、畸形、循环障碍及臭味产生
         │          ┌─ 护士:仪容、仪表整洁规范,语言表达清晰,剪指甲,洗手,戴口罩
         │          ├─ 环境:安全、安静、整洁宽敞、光线充足、温湿度适宜
         ├─ 评估 ──┤─ 患者:年龄、病情、意识、心理、足部皮肤情况、肢体活动度及合作程度
         │          └─ 用物:根据患者情况和操作流程准备用物
         │          ┌─ 核对解释
         │          ├─ 测温置物
  足部   │          ├─ 取舒适位
  护理 ──┤          │
         ├─ 流程 ──┤─ 浸泡双足
         │          │
         │          ├─ 足部护理
         │          ├─ 整理用物
         │          └─ 洗手记录
         │          ┌─ 操作:查对无误,操作规范熟练、安全有效,记录及时准确
         │          ├─ 沟通:仪态大方,关爱患者,评估解释准确,治疗性沟通有效,健康宣教到位,满足患者需求
         └─ 评价 ──┤─ 防护:遵循节力原则,安全防护意识强,无意外
                    └─ 时间:7分钟
```

操作标准

项目	步 骤	沟 通	操作要点	评分要点	考 点
目的	保持足部清洁、舒适;防止足部皮肤感染、不适、畸形、循环障碍及臭味产生	报告操作开始,护士自我介绍,报告操作项目名称			
评估	**护士** 仪容、仪表整洁规范,语言表达清晰,剪指甲,洗手,戴口罩	报告评估结果:护士仪表整洁规范,洗手、戴口罩;患者知晓并愿意配合操作;环境整洁、明亮;用物齐全完好	评估、检查用物	1. 规定时间内完成备物 2. 用物准备齐全,在有效期内 3. 用物放置合理 4. 符合护士仪表	1. 用物是否齐全 2. 是否评估病情、意识、自理能力 3. 严格查对
评估	**环境** 安全、安静、整洁宽敞、光线充足、温湿度适宜				
评估	**患者** 年龄、病情、意识、心理、足部皮肤情况、肢体活动度及合作程度				
评估	**用物** 毛巾、香皂、润肤品、按摩膏、指甲剪、洗脚盆、水壶、水温计				
流程	**核对解释** 携用物至床旁,核对床号、姓名,向患者解释,取得合作,关好门窗,房间温度适宜	您好,请告诉我您的床号、姓名,一会儿我协助您护理下双脚,好吗	核对解释	与患者沟通流畅,了解其感受及需求	1. 人文关怀 2. 安全防护意识
流程	**测温置物** 盆内盛温水 43～46℃,将用物放于易取、稳妥处	您好,您这样坐着还舒服吗?现在开始泡脚,水温不烫,您有任何不适及时告诉我	测量水温	水温合适	
流程	**取舒适位** 病情允许的情况下,协助患者舒适地坐在椅子上;若病情不允许,两腿垂于床前		体位	安全、舒适	
流程	**浸泡双足** 将毛巾置于温水盆中,协助患者将双足浸泡于盆内 3～5 分钟		浸泡	时间适宜	
流程	**足部护理** 肥皂涂抹足部,轻轻揉搓后用温水洗净擦干,必要时修剪指甲,涂擦护肤霜,协助患者穿上干净袜子	您好,我帮您护理下双脚,平常也要多注意保养足部皮肤	若有异常及时给予护理	患者足部清洁无干裂	1. 工作的条理性 2. 护患沟通能力 3. 病情观察能力 4. 护理过程安全
流程	**整理用物** 整理床单元及处理用物,协助患者取舒适体位	依据《消毒技术规范》和《医疗废物管理条例》做相应处理			
流程	**洗手记录** 洗手,记录足部皮肤、循环及活动情况				
流程	操作结束	报告操作完毕			
评价	**操作** 查对无误,操作规范熟练、安全有效,记录及时准确				
评价	**沟通** 仪态大方,关爱患者,评估解释准确,治疗性沟通有效,健康宣教到位,满足患者需求				
评价	**防护** 遵循节力原则,安全防护意识强,无意外				
评价	**时间** 7 分钟				

16　指/趾甲护理

案　例

王××,男,36岁。因"上消化道出血"入院治疗。入院后医嘱:一级护理,禁食,胃肠减压,给予输血、补液治疗。患者神志清醒,病情稳定,指/趾甲过长。护士小李查房时协助患者进行指/趾甲护理。

思维导图

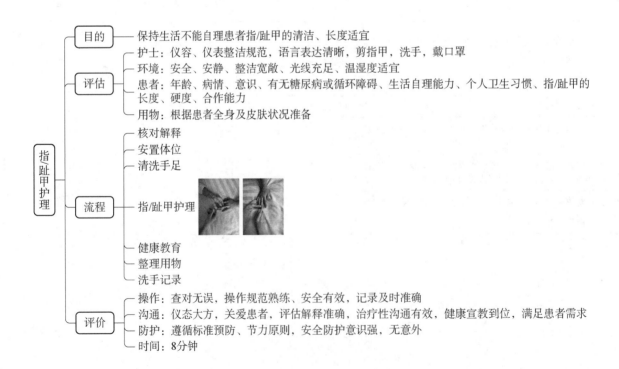

指/趾甲护理
- 目的　——保持生活不能自理患者指/趾甲的清洁、长度适宜
- 评估
  - 护士:仪容、仪表整洁规范,语言表达清晰,剪指甲,洗手,戴口罩
  - 环境:安全、安静、整洁宽敞、光线充足、温湿度适宜
  - 患者:年龄、病情、意识、有无糖尿病或循环障碍、生活自理能力、个人卫生习惯、指/趾甲的长度、硬度、合作能力
  - 用物:根据患者全身及皮肤状况准备
- 流程
  - 核对解释
  - 安置体位
  - 清洗手足
  - 指/趾甲护理
  - 健康教育
  - 整理用物
  - 洗手记录
- 评价
  - 操作:查对无误,操作规范熟练、安全有效,记录及时准确
  - 沟通:仪态大方,关爱患者,评估解释准确,治疗性沟通有效,健康宣教到位,满足患者需求
  - 防护:遵循标准预防、节力原则,安全防护意识强,无意外
  - 时间:8分钟

操作标准

项目	步 骤	沟 通	操作要点	评分要点	考 点
目的	保持生活不能自理患者指/趾甲的清洁、长度适宜	报告操作开始，护士自我介绍、报告操作项目名称			
评估	**护士** 仪容、仪表整洁规范，语言表达清晰，剪指甲，洗手，戴口罩	报告评估结果：护士仪表整洁规范，洗手、戴口罩；患者知晓并愿意配合操作；环境整洁、明亮；用物齐全完好	评估、检查用物	1. 规定时间内完成备物 2. 用物准备齐全 3. 用物放置合理 4. 符合护士仪表	1. 用物是否齐全 2. 是否评估病情、意识、自理能力
	环境 安全、安静、整洁宽敞、光线充足、温湿度适宜				
	患者 年龄、病情、意识、有无糖尿病或循环障碍、生活自理能力、个人卫生习惯、指/趾甲的长度、硬度、合作能力				
	用物 1. 治疗车上层：指甲刀、橡胶单、脸盆、足盆、40~42℃的温水、毛巾、速干手消毒液，必要时备指甲刷、护手油 2. 治疗车下层：医用废物收集袋、生活废物收集袋				
流程	**核对解释** 携用物至床旁，核对，告知患者操作目的及注意事项	您好，请告诉我您的床号、姓名，为了您更加舒适，给您修剪一下指/趾甲，好吗	核对解释	核对准确，沟通有效	沟通能力
	安置体位 帮助患者取合适的体位		体位	便于操作	
	清洗手足 脸盆内倒温水，清洗双手，用毛巾擦干；足盆内倒温水，清洗双足，用毛巾擦干	我来协助您清洗双手和双脚，您有不舒服及时告诉我	指/趾甲过硬者，可先在温水中浸泡10~15分钟	水温合适	1. 动作熟练度 2. 人文关怀 3. 安全防护意识
	指/趾甲护理 嘱/协助患者指/趾甲朝上，下铺纸巾，小心修剪指/趾甲，护士左手握住患者一只手的手指(脚趾)，右手持指甲刀(弧形)修剪指甲达适宜长度；平行锉平指/趾甲的毛边，用指甲锉逐一修理，锉平指甲边缘		指/趾甲朝上，不易损伤，指甲锉应与指/趾甲平行	护理方法正确	
	健康教育 观察有无损伤甲床及周围皮肤；与患者做好沟通及相关宣教	您好，指/趾甲已经护理好了，您平常要注意及时修剪，保持卫生清洁	及时与患者沟通，了解其感受及需求	观察及时，健康宣教易于接受	
	整理用物 清理用物，整理床单位，病床周围物品有序摆放	用物依据《消毒技术规范》和《医疗废物管理条例》做相应处理			
	洗手记录 洗手，记录甲床颜色、有无损伤				
	操作结束	报告操作完毕			
评价	**操作** 查对无误，操作规范熟练、安全有效，记录及时准确				
	沟通 仪态大方，关爱患者，评估解释准确，治疗性沟通有效，健康宣教到位，满足患者需求				
	防护 遵循标准预防、节力原则，安全防护意识强，无意外				
	时间 8分钟				

17 清醒患者口腔护理

•学习目标•

1. 素质目标:培养职业责任感、护患沟通能力。
2. 能力目标:具备正确为患者实施口腔护理,以及恰当地进行健康教育的能力。
3. 知识目标:说出口腔护理的目的,掌握口腔护理的流程、注意事项。
4. 思政目标:建立爱伤观念,养成慎独的习惯与同理心为患者提供帮助。

案 例

王××,40岁,因"慢性支气管炎急性发作"入院。入院后精神差,口唇干裂,食欲不振,遵医嘱给予口腔护理每日2次。

思维导图

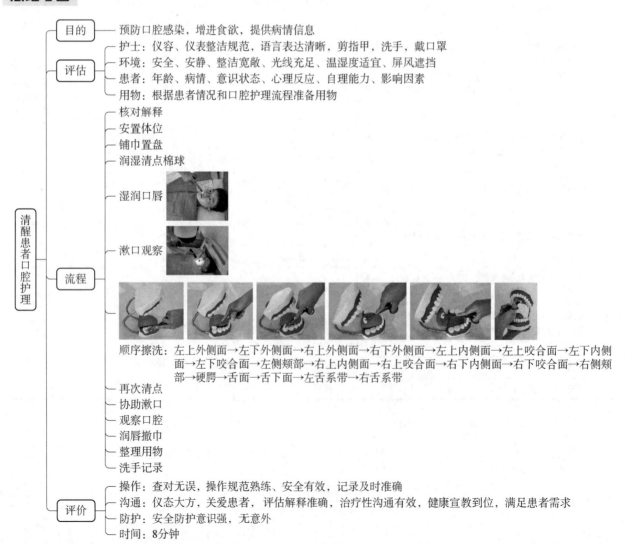

目的 —— 预防口腔感染,增进食欲,提供病情信息

评估
—— 护士:仪容、仪表整洁规范,语言表达清晰,剪指甲,洗手,戴口罩
—— 环境:安全、安静、整洁宽敞、光线充足、温湿度适宜、屏风遮挡
—— 患者:年龄、病情、意识状态、心理反应、自理能力、影响因素
—— 用物:根据患者情况和口腔护理流程准备用物

清醒患者口腔护理

流程
—— 核对解释
—— 安置体位
—— 铺巾置盘
—— 润湿清点棉球
—— 湿润口唇
—— 漱口观察
—— 顺序擦洗:左上外侧面→左下外侧面→右上外侧面→右下外侧面→左上内侧面→左上咬合面→左下内侧面→左下咬合面→左侧颊部→右上内侧面→右上咬合面→右下内侧面→右下咬合面→右侧颊部→硬腭→舌面→舌下面→左舌系带→右舌系带
—— 再次清点
—— 协助漱口
—— 观察口腔
—— 润唇撤巾
—— 整理用物
—— 洗手记录

评价
—— 操作:查对无误、操作规范熟练、安全有效、记录及时准确
—— 沟通:仪态大方,关爱患者,评估解释准确,治疗性沟通有效,健康宣教到位,满足患者需求
—— 防护:安全防护意识强,无意外
—— 时间:8分钟

操作标准

项目	步　骤	沟　通	操作要点	评分要点	考　点
目的	保持口腔清洁、湿润,预防口腔感染等并发症;去除口臭、口垢,促进舒适,增进食欲,观察口腔内变化提供病情信息	报告操作开始,护士自我介绍、报告操作项目名称			
评估	**护士**　仪容、仪表整洁规范,语言表达清晰,剪指甲,洗手,戴口罩				1. 用物是否齐全,严格查对 2. 是否评估病情、意识、自理能力
	环境　安全、安静、整洁宽敞、光线充足、温湿度适宜、屏风遮挡	报告评估结果:护士着装整洁,已修剪指甲、洗手、戴口罩;患者病情平稳,已知晓操作并愿意配合;环境整洁、明亮;用物齐全完好、水温适宜	评估、检查用物	1. 规定时间内完成备物 2. 用物准备齐全,在有效期内 3. 用物放置合理 4. 符合护士仪表	
	患者　年龄、病情、意识状态、心理反应、自理能力、合作能力、口腔卫生状况				
	用物 1. 治疗车上层:治疗盘内置口护包1个(内有棉球、压舌板、镊子1把、血管钳1把、治疗巾1块、手套、方盘或弯盘)、速干手消毒剂、手电筒1个,必要时备开口器、舌钳、液状石蜡或润唇膏、口腔外用药,患者自备小毛巾 2. 治疗车下层:污物桶、医用废物收集袋、生活废物收集袋				
流程	**核对解释**　携带用物至床旁,核对床号、姓名,向患者解释,取得合作		正确核对		
	安置体位　移枕,协助患者取侧卧位或头偏向护士侧	您好,为了使您更舒适,我现在给您做口腔护理,请做好准备,这样的体位舒适吗	体位		1. 人文关怀 2. 应变能力
	铺巾置盘　打开口护包,铺治疗巾于患者颌下,弯盘置患者口角旁				
	润湿清点棉球　倒漱口液,备好口护棉球(注意棉球干湿度适宜),清点棉球		润湿、清点	棉球干湿度适宜	
	湿润口唇　用血管钳夹棉球擦拭上下口唇		点式擦洗		
	漱口观察　协助漱口(昏迷患者严禁漱口),如有活动义齿应取下,用手电筒观察口腔有无充血、溃疡		漱口、观察	昏迷患者禁止漱口	
	顺序擦洗 1. 外侧面:嘱患者咬合上下齿,用压舌板轻轻撑开左侧颊部,用血管钳夹棉球纵向擦洗左上外侧面、左下外侧面,由白齿擦洗至门齿,同法擦洗右上外侧面、右下外侧面 2. 内侧面、咬合面、颊部:嘱患者张开上下齿,擦洗牙齿左上内侧面、左上咬合面、左下内侧面、左下咬合面,弧形擦洗左侧颊部,同法擦洗右外侧面 3. 硬腭、舌面、舌系带、口腔底:"Z"字形擦洗硬腭、舌面,由内向外擦洗舌系带两侧,由内向外擦洗口腔底部	您好,现在给您清洗,有什么不舒服请告诉我	擦洗力量适度;棉球不可重复使用;避免钳端触及牙齿、黏膜及牙龈,勿触及咽部,以免引起恶心	1. 棉球包裹止血钳尖端 2. 旋转擦洗咬合面	1. 动作熟练度 2. 人文关怀 3. 安全防护意识
	再次清点　擦洗完毕,再次清点棉球数量		防止棉球遗留口腔	数量正确	
	协助漱口　协助患者再次漱口(昏迷患者严禁漱口)				
	观察口腔　再次评估口腔状况,确定口腔清洁是否有效(有义齿者,协助其佩戴)		维持口腔清爽	观察到位	
	润唇撤巾　纱布擦净口鼻,口唇涂液状石蜡或润唇膏,有溃疡、真菌感染等,酌情涂药,撤去弯盘、治疗巾	您好,已为您口腔护理完毕,如果有任何需要帮助,请及时告诉我	防止口唇干裂		
	整理用物　弃口腔用物于医用废物收集袋内	用物依据《消毒技术规范》和《医疗废物管理条例》做相应处理			

(续表)

项目	步　骤	沟　通	操作要点	评分要点	考　点
流程	**洗手记录**　记录口腔异常情况及护理效果			记录正确	
	操作结束	报告操作完毕			
评价	**操作**　查对无误,操作规范熟练、安全有效,记录及时准确				
	沟通　仪态大方,关爱患者,评估解释准确,治疗性沟通有效,健康宣教到位,满足患者需求				
	防护　安全防护意识强,无意外				
	时间　8分钟				

18 床上擦浴

• 学习目标 •

1. 素质目标:充分认识床上擦浴预防感染的重要性,培养护士工作中标准预防、节力、安全的意识。
2. 能力目标:能顺利协助患者完成床上擦浴,具备采取适当的措施解决问题的能力。
3. 知识目标:掌握床上擦浴的流程、方法、注意事项。
4. 思政目标:建立爱伤观念,养成慎独的习惯,用同理心为患者提供帮助。

案 例

刘××,65岁,因脑梗死左侧肢体偏瘫住院5天。护士小李遵医嘱给予床上温水擦浴。

思维导图

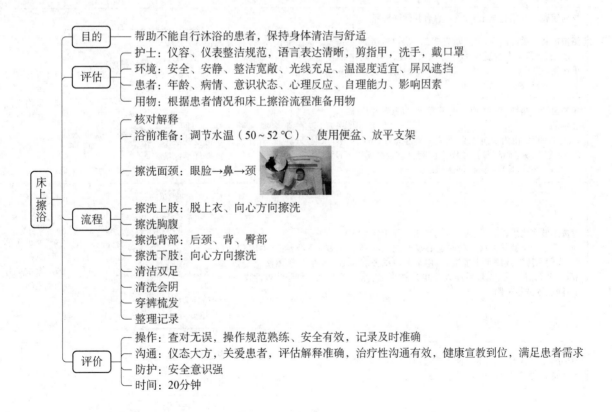

```
                    ┌─ 目的 ── 帮助不能自行沐浴的患者,保持身体清洁与舒适
                    │
                    │         ┌ 护士:仪容、仪表整洁规范,语言表达清晰,剪指甲,洗手,戴口罩
                    ├─ 评估 ──┤ 环境:安全、安静、整洁宽敞、光线充足、温湿度适宜、屏风遮挡
                    │         │ 患者:年龄、病情、意识状态、心理反应、自理能力、影响因素
                    │         └ 用物:根据患者情况和床上擦浴流程准备用物
                    │
                    │         ┌ 核对解释
                    │         │ 浴前准备:调节水温(50~52℃)、使用便盆、放平支架
                    │         │
                    │         │ 擦洗面颈:眼脸→鼻→颈
                    │         │
                    │         │ 擦洗上肢:脱上衣、向心方向擦洗
床上擦浴 ──────┤─ 流程 ──┤ 擦洗胸腹
                    │         │ 擦洗背部:后颈、背、臀部
                    │         │ 擦洗下肢:向心方向擦洗
                    │         │ 清洁双足
                    │         │ 清洗会阴
                    │         │ 穿裤梳发
                    │         └ 整理记录
                    │
                    │         ┌ 操作:查对无误、操作规范熟练、安全有效、记录及时准确
                    └─ 评价 ──┤ 沟通:仪态大方,关爱患者,评估解释准确,治疗性沟通有效,健康宣教到位,满足患者需求
                              │ 防护:安全意识强
                              └ 时间:20分钟
```

操作标准

项目	步　骤	沟　通	操作要点	评分要点	考　点
目的	1. 去除污垢,保持皮肤清洁,使患者舒适,满足患者需要 2. 促进皮肤血液循环,增强其排泄功能,预防皮肤感染及压疮等并发症 3. 观察全身皮肤有无异常,提供疾病信息 4. 活动肢体,使肌肉放松,防止关节僵硬和肌肉挛缩等并发症,保持良好的精神状态	报告操作开始,护士自我介绍、报告操作项目名称			
评估	**护士** 仪容、仪表整洁规范,语言表达清晰,剪指甲,洗手,戴口罩 **环境** 安全、安静、整洁宽敞、光线充足、温湿度适宜、屏风遮挡 **患者** 年龄、病情、意识状态、心理反应、自理能力、皮肤完整性、有无引流管、伤口、合作能力、患者的清洁习惯及要求 **用物** 1. 治疗车上层:执行单、速干手消毒剂、水壶(内盛50～52℃热水或按患者习惯调制)、脸盆、水温计、浴巾 1 条、毛巾 2 块、橡胶单 2 块、浴皂或沐浴露、指甲刀、梳子、清洁衣裤 2. 治疗车下层:便盆及便盆巾、污水桶、医用废物收集袋、生活废物收集袋 3. 必要时备:屏风、记录本、50%酒精等	报告评估结果:护士着装整洁,已修剪指甲、洗手;患者病情平稳,已知晓操作并愿意配合;环境整洁、明亮;床上擦浴用物齐全完好,水温适宜	评估、检查用物	1. 规定时间内完成备物 2. 用物准备齐全 3. 用物放置合理 4. 符合护士仪表	1. 用物是否齐全,严格查对 2. 是否评估病情、意识、自理能力
流　程	**核对解释** 携用物至床旁,核对患者并做好解释 **浴前准备** 关好门窗,室温调节至 22～26 ℃,用屏风遮挡患者,按需给便盆,放平床头及床尾支架,放下床挡,松开床尾盖被,将脸盆放于床尾椅上,倒入热水 2/3 满,测试水温	您好,为了使您更舒适,现在给您床上擦浴,这样的体位舒适吗? 那我们开始了	测温、防受凉保护患者自尊方便操作	保护措施得当	1. 工作的条理性 2. 爱伤观念 3. 动作轻柔
	擦洗面颈 将微湿小毛巾叠成手套状,为患者洗脸及颈部 1. 擦洗眼部:由内眦向外眦,洗完一侧再洗另一侧 2. 擦洗脸、鼻、颈部:擦洗顺序为前额、颊部、鼻翼、人中、下颌、耳后、颈部,同法擦洗另一侧	您好,现在要给您洗脸了,水温可以吗? 有什么不舒服请告诉我	耳廓、耳后及颈部皮肤皱褶处要仔细擦洗	浴皂水不能进入眼内	
	擦洗上肢 为患者脱下上衣,铺浴巾于一侧手臂下面。毛巾呈手套状由远心端向近心端擦洗一侧上肢,先用涂沐浴液的毛巾擦洗,再用湿毛巾拭去浴液,直至无浴液为止,最后用大浴巾边按摩,边擦干;同法擦洗另一侧	您好,已经给您关闭门窗,现在给您擦洗上身,有什么不舒服请告诉我	1. 脱衣服顺序:先脱近侧、后脱远侧,如有外伤,先脱健肢、后脱患肢 2. 擦洗顺序:远心端向近心端		1. 保护患者隐私 2. 擦洗顺序正确
	擦洗胸腹 换水,将大毛巾铺于胸腹部,先擦胸部,再擦腹部,腹部以脐为中心,顺结肠走向擦洗		注意脐部和女性乳房下部的清洁	1. 动作轻、稳、节力 2. 保证患者安全 3. 重视人文关怀	1. 动作熟练度 2. 人文关怀 3. 安全防护意识
	擦洗背部 翻身侧卧,依次擦后颈、背部、臀部,观察背部受压情况,更换清洁上衣,协助患者平卧	您好,我观察下您的背部,您要多多翻身,防止压疮	必要时,擦洗后用 50% 酒精按摩受压周围部位		

（续表）

项目	步骤	沟通	操作要点	评分要点	考点
流程	**擦洗下肢** 换水并调好水温,脱下患者裤子并用毛巾覆盖腿部,将浴巾铺于擦洗部位下面,露出近侧下肢,依次擦洗踝部、小腿、膝部、大腿、腹股沟、髋部,洗净后彻底擦干,同法擦洗另一侧		注意擦净腹股沟 擦洗顺序:远心端向近心端		
	清洁双足 将盆移于患者足下,盆下先铺好浴巾,患者屈膝,将双脚同时或先后移入盆内清洗足部及趾部,洗毕擦干,取走足盆				
	清洗会阴 换水、盆(专用水盆)和毛巾,协助患者清洗会阴部,不能自行清洗者,由护士完成		保护患者隐私		
	穿裤梳发 换上清洁裤子,根据需要修剪指(趾)甲,协助梳理头发	您好,已为您洗好,半小时内不要打开门窗,防止受凉感冒。如果有何需要和帮助,请及时告诉我	患者感受	1. 患者取舒适体位 2. 整理床单位:保持床单位整洁干燥 3. 洗手、记录	1. 人文关怀 2. 应变能力
	整理记录 整理床单位,清理用物,洗手,记录		整理记录		
	操作结束	报告操作完毕,用物依据《消毒技术规范》和《医疗废物管理条例》做相应处理			
评价	**操作** 查对无误,操作规范熟练、安全有效,记录及时准确				隐私保护、无着凉
	沟通 仪态大方,关爱患者,评估解释准确,治疗性沟通有效,健康宣教到位,满足患者需求				
	防护 安全防护意识强,无意外				
	时间 20分钟				

19 酒精擦浴

1. 素质目标:提高基础护理能力,充分认识预防并发症的重要意义。
2. 能力目标:培养细致观察病情和及时发现问题,并正确采取护理措施的能力。
3. 知识目标:掌握酒精拭浴的方法和注意事项。
4. 思政目标:培养关爱患者、爱岗敬业的职业素养。

案 例

张××,男,67岁,因肺炎住院,测体温39.4℃。护士小李遵医嘱给予酒精擦浴降温。

思维导图

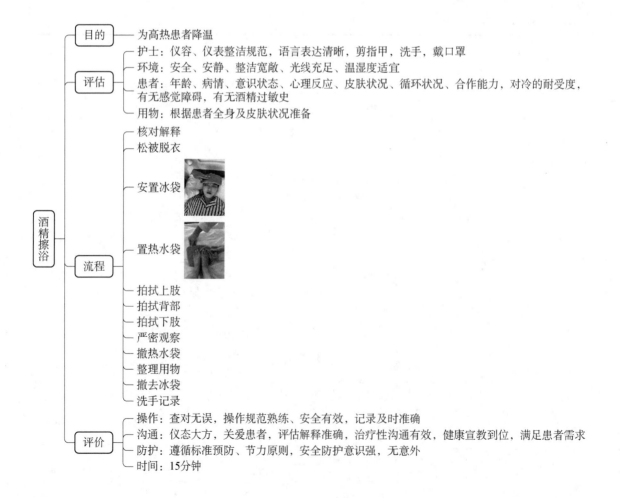

目的 —— 为高热患者降温

评估 ——
护士:仪容、仪表整洁规范,语言表达清晰,剪指甲,洗手,戴口罩
环境:安全、安静、整洁宽敞、光线充足、温湿度适宜
患者:年龄、病情、意识状态、心理反应、皮肤状况、循环状况、合作能力,对冷的耐受度,有无感觉障碍,有无酒精过敏史
用物:根据患者全身及皮肤状况准备

酒精擦浴

流程 ——
核对解释
松被脱衣
安置冰袋
置热水袋
拍拭上肢
拍拭背部
拍拭下肢
严密观察
撤热水袋
整理用物
撤去冰袋
洗手记录

评价 ——
操作:查对无误,操作规范熟练、安全有效,记录及时准确
沟通:仪态大方,关爱患者,评估解释准确,治疗性沟通有效,健康宣教到位,满足患者需求
防护:遵循标准预防、节力原则,安全防护意识强,无意外
时间:15分钟

操作标准

项目	步　骤	沟　通	操作要点	评分要点	考　点
目的	为高热患者降温	报告操作开始,护士自我介绍、报告操作项目名称			
评估	**护士**　仪容、仪表整洁规范,语言表达清晰,剪指甲,洗手,戴口罩	报告评估结果:护士仪表整洁规范,洗手、戴口罩;患者知晓并愿意配合操作;环境整洁、明亮;用物齐全完好	评估,保护患者隐私,室温24～26℃;检查用物	1. 规定时间内完成备物 2. 用物准备齐全 3. 用物放置合理 4. 符合护士仪表	1. 用物是否齐全 2. 严格查对 3. 是否评估病情、意识、自理能力
评估	**环境**　安全、安静、整洁宽敞、光线充足、温湿度适宜				
评估	**患者**　年龄、病情、意识状态、心理反应、皮肤状况、循环状况、合作能力,对冷的耐受度,有无感觉障碍,有无酒精过敏史				
评估	**用物** 1. 治疗车上层:治疗盘内置25%～30%酒精200～300 ml(32～34℃)、治疗碗、小毛巾2块、浴巾1条、备好的冰袋及套、热水袋及套、清洁衣裤1套、速干手消毒剂、屏风、体温计、记录本 2. 治疗车下层:医用废物收集袋、生活废物收集袋、脸盆				
流程	**核对解释**　携用物至床旁,核对,告知患者操作目的及注意事项		核对解释		1. 护士的精明、灵活 2. 工作的条理性
流程	**松被脱衣**　关闭门窗,用屏风或者拉帘遮挡,松开床尾盖被,将浴巾的一部分铺于患者身下,协助患者脱去上衣,置治疗车下层,暴露右上肢,将浴巾的另一部分遮盖暴露的右上肢	您好,请告诉我您的床号、姓名,您体温较高,现在我协助您拭浴,这样可以降低体温,好吗	暴露拭浴部位	1. 便于操作 2. 保护隐私	
流程	**安置冰袋**　置冰袋于头部		置冰袋	知晓置冰袋的目的	
流程	**置热水袋**　热水袋置于足底		置热水袋	知晓置热水袋的目的	
流程	**拍拭上肢**　小毛巾置入酒精碗内浸湿,拧至半干,包缠于手掌呈手套式拍拭,顺序:侧颈部→肩→上臂外侧→前臂外侧→手背→侧胸→腋窝→上臂内侧→肘窝→前臂内侧→手掌;用浴巾擦干皮肤,撤去浴巾;同法拍拭对侧上肢	您好,现在给您拭浴,如果有不舒服及时告诉我,好吗	拍拭上肢	操作过程中,如出现面色苍白、寒战、呼吸异常等时应立即停止拭浴,并及时通知医生给予处理	1. 动作熟练度 2. 人文关怀 3. 安全防护意识 4. 护理过程安全
流程	**拍拭背部**　协助患者取右侧卧位,露出背部,将浴巾铺于背下;顺序:肩部→背部→臀部;用浴巾擦干,更换清洁上衣,协助患者平卧		拍拭背部	禁止拍拭胸前区、腹部、后颈部、足底,以免引起不良反应	
流程	**拍拭下肢**　脱裤子,置治疗车下层,垫浴巾于身下,拍拭患者左下肢,顺序:髋部→下肢外侧→足背,腹股沟→下肢内侧→内踝,臀下沟→下肢后侧→腘窝→足跟;同法拍拭右下肢;协助患者更换裤子		拍拭下肢	新生儿及血液病患者,禁止用酒精擦拭	
流程	**严密观察**　观察局部皮肤及患者反应,倾听患者主诉	您好,已经拭浴完毕,30分钟后给您测体温。您先休息,如有需要您请按呼叫器			1. 护患沟通能力 2. 体现人文关怀
流程	**撤热水袋**　拭浴毕,取出热水袋		撤热水袋	防止患者受凉	
流程	**整理用物**　整理床铺,撤去屏风或者拉帘,协助患者取舒适体位	用物依据《消毒技术规范》和《医疗废物管理条例》做相应处理			
流程	**撤去冰袋**　拭浴后30分钟测体温,若体温降至39℃以下,取下冰袋		撤冰袋		
流程	**洗手记录**　洗手,记录拭浴前后体温、拭浴过程中患者反应、拭浴效果				
流程	操作结束	报告操作完毕			

（续表）

项目	步　骤	沟　通	操作要点	评分要点	考　点
评 价	**操作**　查对无误,操作规范熟练、安全有效,记录及时准确				
	沟通　仪态大方,关爱患者,评估解释准确,治疗性沟通有效,健康宣教到位,满足患者需求				
	防护　遵循标准预防、节力原则,安全防护意识强,无意外				
	时间　15 分钟				

20 床上使用尿壶

● 学习目标 ●

1. 素质目标:充分认识床上使用尿壶的重要意义,培养不怕脏、不怕累的职业素养。
2. 能力目标:能顺利协助患者在床上使用尿壶。
3. 知识目标:掌握床上使用尿壶的注意事项。
4. 思政目标:引导学生树立"以患者为中心"的护理理念。

案 例

王××,男,75岁,因右胫腓骨骨折入院第3天。护士小李协助其在床上使用尿壶。

思维导图

床上使用尿壶

- 目的 —— 协助卧床的患者使用尿壶,满足其基本需求
- 评估
  - 护士:仪容、仪表整洁规范,语言表达清晰,剪指甲,洗手,戴口罩
  - 环境:安全、安静、整洁宽敞、光线充足、温湿度适宜
  - 患者:年龄、病情、体重、意识状态、心理反应、自理能力、活动情况、合作能力,以及有无引流管、伤口和大小便失禁
  - 用物:根据患者全身和皮肤状况,以及操作流程准备用物
- 流程
  - 核对解释
  - 关闭门窗
  - 协助平卧
  - 铺巾脱裤
  - 放置尿壶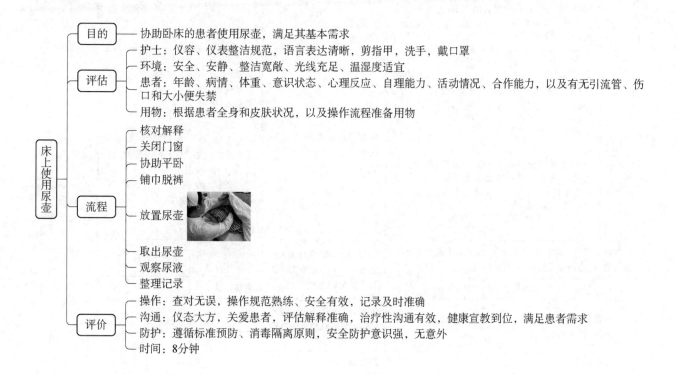
  - 取出尿壶
  - 观察尿液
  - 整理记录
- 评价
  - 操作:查对无误,操作规范熟练、安全有效,记录及时准确
  - 沟通:仪态大方,关爱患者,评估解释准确,治疗性沟通有效,健康宣教到位,满足患者需求
  - 防护:遵循标准预防、消毒隔离原则,安全防护意识强,无意外
  - 时间:8分钟

操作标准

项目	步　骤	沟　通	操作要点	评分要点	考　点
目的	协助卧床的患者使用尿壶,满足其基本需求	报告操作开始,护士自我介绍,报告操作项目名称	评估、检查用物		
评估	**护士** 仪容、仪表整洁规范、语言表达清晰,剪指甲,洗手,戴口罩	报告评估结果:护士仪表整洁规范,洗手、戴口罩;患者知晓并愿意配合操作;环境整洁、明亮;用物齐全完好	评估,保护患者隐私,室温22~26℃;检查用物	1. 规定时间内完成备物 2. 用物准备齐全 3. 用物放置合理 4. 符合护士仪表	1. 用物是否齐全,严格查对 2. 是否评估病情、意识、自理能力
	环境 安全、安静、整洁宽敞、光线充足、温湿度适宜				
	患者 年龄、病情、体重、意识状态、心理反应、自理能力、活动情况、合作能力,以及有无引流管、伤口和大小便失禁				
	用物 1. 治疗车上层:尿壶(男、女)、一次性手套、卫生纸、治疗巾或护理垫、速干手消毒剂、屏风,必要时备温水、毛巾 2. 治疗车下层:医用废物收集袋、生活废物收集袋				
流程	**核对解释** 携用物至床旁,核对,告知患者操作目的及注意事项	您好,请告诉我您的床号、姓名,一会儿我协助您使用尿壶,好吗	核对解释	与患者沟通流畅,了解其感受及需求	1. 动作熟练度 2. 人文关怀 3. 安全防护意识
	关闭门窗 室温调节至22~26℃,拉上窗帘或使用屏风遮挡		保护隐私		
	协助平卧 协助患者取仰卧位,将盖被掀开放于对侧		协助患者平卧		
	铺巾脱裤 护士一手托住患者的臀部,另一手将治疗巾垫于患者腰及臀下,脱裤至膝关节,适度暴露会阴部				
	放置尿壶 男性:取侧卧位,膝盖并拢,面向护士,将阴茎插入尿壶的接尿口,用手握住壶把固定。阴茎不易插入者,护士应戴一次性手套将其插入	您好,我来协助您放置尿壶	男性患者为避免尿壶与阴囊接触,在阴囊上垫两层手纸	暴露适度、避免着凉、保护隐私	1. 工作的条理性 2. 安全意识 3. 人文关怀
	女性:取仰卧位,屈膝双脚稍微分开,护士单手拿尿壶,尿壶的开口边缘紧挨阴部,尿壶稳定地支撑在床上,为防止尿液飞溅,在会阴上部盖上卫生纸		女性患者,将卫生纸折成4层盖于会阴部,协助/嘱患者压住卫生纸,防止尿液溅出		
	取出尿壶 确认患者排尿完毕,用卫生纸擦干净尿道口;协助患者穿好裤子,盖好被子	您好,我帮您取出尿壶,您这样躺着还舒服吗?有需要及时按呼叫器	女性患者注意擦拭方向	尊重患者	
	观察尿液 观察尿液的色、量、性状、气味		观察尿液		
	整理记录 整理床单位、撤去屏风,清洗尿壶,开窗通风,洗手,记录	依据《消毒技术规范》和《医疗废物管理条例》做相应处理			
	操作结束	报告操作完毕			
评价	**操作** 查对无误,操作规范熟练、安全有效,记录及时准确				
	沟通 仪态大方,关爱患者,评估解释准确,治疗性沟通有效,健康宣教到位,满足患者需求				
	防护 遵循标准预防、消毒隔离原则,安全防护意识强,无意外				
	时间 8分钟				

21　人工诱导排尿法

> **·学习目标·**
>
> 　　1. 素质目标:充分认识帮助患者养成规律排尿习惯的重要性,培养"以患者为中心"人文关怀的职业素质。
> 　　2. 能力目标:能帮助尿潴留患者采用有效方法排尿的能力。
> 　　3. 知识目标:掌握尿潴留的概念及护理措施。
> 　　4. 思政目标:建立爱伤观念,引导学生树立医者仁心,养成不怕脏、不怕苦的职业素养,用同理心为患者提供帮助。

案　例

　　王××,女,48 岁,腰椎术后出现尿潴留。护士小李遵医嘱进行人工诱导排尿。

思维导图

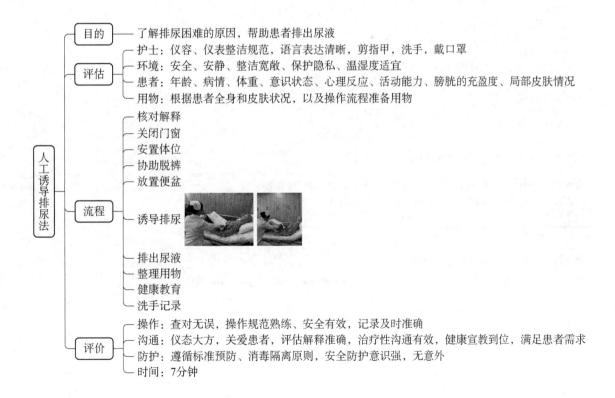

目的 —— 了解排尿困难的原因,帮助患者排出尿液

评估
- 护士:仪容、仪表整洁规范,语言表达清晰,剪指甲,洗手,戴口罩
- 环境:安全、安静、整洁宽敞、保护隐私、温湿度适宜
- 患者:年龄、病情、体重、意识状态、心理反应、活动能力、膀胱的充盈度、局部皮肤情况
- 用物:根据患者全身和皮肤状况,以及操作流程准备用物

人工诱导排尿法

流程
- 核对解释
- 关闭门窗
- 安置体位
- 协助脱裤
- 放置便盆
- 诱导排尿
- 排出尿液
- 整理用物
- 健康教育
- 洗手记录

评价
- 操作:查对无误,操作规范熟练、安全有效,记录及时准确
- 沟通:仪态大方,关爱患者,评估解释准确,治疗性沟通有效,健康宣教到位,满足患者需求
- 防护:遵循标准预防、消毒隔离原则,安全防护意识强,无意外
- 时间:7分钟

操作标准

项目	步 骤	沟 通	操作要点	评分要点	考 点
目的	了解排尿困难的原因,帮助患者排出尿液	报告操作开始,护士自我介绍、报告操作项目名称			
评估	**护士** 仪容、仪表整洁规范,语言表达清晰,剪指甲,洗手,戴口罩	报告评估结果:护士仪表整洁规范,洗手、戴口罩;患者知晓并愿意配合操作;环境整洁、明亮;用物齐全完好	评估,保护患者隐私,室温22~26℃;检查用物	1. 规定时间内完成备物 2. 用物准备齐全 3. 用物放置合理 4. 符合护士仪表	1. 用物是否齐全,严格查对 2. 是否评估病情、意识、自理能力
	环境 安全、安静、整洁宽敞,保护隐私,温湿度适宜				
	患者 年龄、病情、体重、意识状态、心理反应、活动能力、膀胱的充盈度、局部皮肤情况				
	用物 1. 治疗车上层:尿壶或便盆、一次性尿垫、卫生纸、清洁的衣裤、热水袋、温开水、量杯 2 个、大毛巾,必要时备屏风 2. 治疗车下层:医用废物收集袋、生活废物收集袋				
流程	**核对解释** 携用物至床旁,核对,告知患者操作目的及注意事项	您好,请告诉我您的床号、姓名,一会儿我协助您排尿,请您不要紧张,好吗	核对 2 个以上查对点	与患者沟通流畅,了解其感受及需求	1. 工作的条理性 2. 安全意识 3. 人文关怀
	关闭门窗 必要时用屏风遮挡		屏风遮挡	隐私保护得当	
	安置体位 将床头摇高呈坐位,枕头置于枕后,协助患者抬臀部,将一次性尿垫置于臀下			体位舒适	
	协助脱裤 松开被尾,双手伸入盖被内,协助患者将裤子脱至膝下				
	放置便盆 将便盆或尿壶置于床尾,女性将便盆置于臀下,男性将尿壶置于双腿内侧尿道口处	您好,如果有不舒服及时告诉我,好吗	放置便盆	便盆、尿壶光滑,无破损,不可擦伤患者皮肤	
	诱导排尿 1. 热敷腹部:如不能排尿,应用热水袋热敷(按照热水袋的使用准备),放置于耻骨联合上方的膀胱部位,询问患者温度是否适宜 2. 听流水声:放置热水袋期间,可用 2 个杯子在患者面前交替倒水,或打开水管让患者听流水声 3. 冲洗会阴:取下热水袋后放置一旁,一手顺时针轻轻按摩下腹部,另一手用杯中温水冲洗会阴部		热敷腹部;听流水声;冲洗会阴	双手过凉,不可触及患者的皮肤	1. 病情观察能力 2. 护理过程安全 3. 沟通能力 4. 对异常情况的处置能力
	排出尿液 排尿后,卫生纸擦拭会阴部			衣服或被服污染,及时更换	
	整理用物 协助患者抬臀,撤去便盆或尿壶、更换一次性尿垫,将床摇平,穿好裤子,帮助患者采取合适体位	用物依据《消毒技术规范》和《医疗废物管理条例》做相应处理	整理		
	健康教育 与患者做好沟通及相关宣教	您好,平常您要多饮水,训练膀胱功能,定时使用便器,进行盆底肌肉锻炼,我会协助您的	健康教育		
	洗手记录				
	操作结束	报告操作完毕			
评价	**操作** 查对无误,操作规范熟练、安全有效,记录及时准确				
	沟通 仪态大方,关爱患者,评估解释准确,治疗性沟通有效,健康宣教到位,满足患者需求				
	防护 遵循标准预防、消毒隔离原则,安全防护意识强,无意外				
	时间 7 分钟				

22 床上使用便盆

• 学习目标 •

1. 素质目标:充分认识帮助患者养成规律排便习惯的重要性,培养共情能力。
2. 能力目标:能帮助卧床患者使用便器排便。
3. 知识目标:掌握影响排便的环境因素和应用的便器种类。
4. 思政目标:建立爱伤观念,养成不怕脏、不怕苦的职业素养,用同理心为患者提供帮助。

案 例

李××,女,27岁,腹部手术后2天。护士小李遵医嘱给予床上使用便盆排便。

思维导图

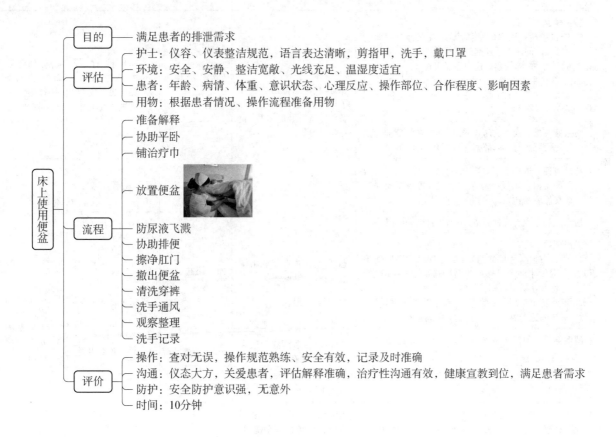

目的 —— 满足患者的排泄需求

评估 —— 护士:仪容、仪表整洁规范,语言表达清晰,剪指甲,洗手,戴口罩
—— 环境:安全、安静、整洁宽敞,光线充足、温湿度适宜
—— 患者:年龄、病情、体重、意识状态、心理反应、操作部位、合作程度、影响因素
—— 用物:根据患者情况、操作流程准备用物

床上使用便盆

流程 —— 准备解释
—— 协助平卧
—— 铺治疗巾
—— 放置便盆
—— 防尿液飞溅
—— 协助排便
—— 擦净肛门
—— 撤出便盆
—— 清洗穿裤
—— 洗手通风
—— 观察整理
—— 洗手记录

评价 —— 操作:查对无误,操作规范熟练、安全有效,记录及时准确
—— 沟通:仪态大方,关爱患者,评估解释准确,治疗性沟通有效,健康宣教到位,满足患者需求
—— 防护:安全防护意识强,无意外
—— 时间:10分钟

操作标准

项目	步　骤	沟　通	操作要点	评分要点	考　点
目的	对于运动功能减退不能下床活动,或者由于疾病治疗原因卧床的患者在床上使用便盆大小便,满足患者的排泄需求	报告操作开始,护士自我介绍,报告操作项目名称			
评估	**护士**　仪容、仪表整洁规范,语言表达清晰,剪指甲,洗手,戴口罩 **环境**　安全、安静、整洁宽敞、光线充足、温湿度适宜、屏风遮挡 **患者**　年龄、病情、意识状态、心理反应、自理能力、合作能力、体重,以及有无引流管、伤口和大小便失禁 **用物** 1. 治疗车上层:便盆(加温后或加垫子)、卫生纸、一次性治疗巾或护理垫、屏风、一次性手套,必要时备脸盆、毛巾 2. 治疗车下层:医用废物收集袋、生活废物收集袋	报告评估结果:护士仪表整洁规范,洗手、戴口罩;患者病情平稳,已知晓操作并愿意配合;环境整洁、明亮;用物齐全完好	评估:检查便器,表面有无破损、裂痕	1. 规定时间内完成备物 2. 用物准备齐全 3. 用物放置合理 4. 符合护士仪表	1. 用物是否齐全 2. 严格查对 3. 是否评估病情、意识、自理能力
流 程	**准备解释**　携用物至床旁,便盆上盖便盆巾;向患者解释操作目的及注意事项,以取得合作 **协助平卧**　关闭门窗、遮挡屏风,协助患者脱裤、屈膝,适度暴露会阴部 **铺治疗巾**　戴手套,臀下铺治疗巾或护理垫	您好,便盆已经给您准备好,给您遮挡好屏风,现在我来帮助您,好吗	1. 密切观察患者病情,发现异常及时处理 2. 与患者沟通,了解其感受及需求	重视患者的心理	
	放置便盆 1. 能自主抬高臀部的患者:嘱患者双脚蹬床面抬高臀部,同时一手托起患者腰骶部,另一手将便盆放于臀下,便盆阔边向患者头部 2. 不能自主抬高臀部的患者:先助其侧卧,放妥便盆后,一手扶住便盆,另一手协助患者恢复平卧位 **防尿液飞溅**　女性为防止尿液飞溅,在阴部盖上卫生纸;男性放上尿壶,膝盖并拢,盖上毛巾被 **协助排便**　遮挡患者,嘱患者排便,询问患者是否需要护士留在床旁协助;如不需要,将手纸及呼叫器放在患者手边,暂离病室,等待呼唤	您好,我帮您把便盆放好了,您需要我协助吗? 您有任何需要及时叫我,我在门口等您	放置便盆 防尿液飞溅	1. 动作轻、稳、节力 2. 保证患者安全 3. 重视人文关怀 维护患者自尊	1. 爱伤观念 2. 工作的条理性 3. 同理心
	擦净肛门　患者排便完毕,协助患者擦净肛门 **撤出便盆** 1. 能自主抬高臀部的患者:嘱患者双脚蹬床面抬高臀部,同时一手托起患者腰骶部,另一手轻轻地将便盆撤出,盖上便盆巾 2. 不能自主抬高臀部的患者:一手扶住便盆,另一手帮助患者侧卧,撤出便盆,盖上便盆巾 **清洗穿裤**　用温水清洗肛门、擦干,协助患者穿好裤子 **洗手通风**　协助患者洗手,安置舒适卧位,撤去屏风或拉开隔帘,开窗通风	您好,现在我帮您取出便盆,这样会舒服一些 您好,已为您清洗干净穿好裤子,现在打开窗户,粪便正常。如果有任何需要帮助,请及时告诉我	撤出便盆 清洗 通风	1. 患者取舒适体位 2. 整理床单位:保持床单位整洁、干燥	1. 动作熟练度 2. 人文关怀 3. 安全防护意识
	观察整理　观察粪便性状,倾倒污秽,清洗便盆	用物依据《消毒技术规范》和《医疗废物管理条例》做相应处理			
	洗手记录　洗手,做记录以协助诊断和治疗	记录排便次数、量、颜色	记录及时全面		
	操作结束	报告操作完毕			

（续表）

项目	步　骤	沟　通	操作要点	评分要点	考　点
评价	**操作**　查对无误,操作规范熟练、安全有效,记录及时准确				
	沟通　仪态大方,关爱患者,评估解释准确,治疗性沟通有效,健康宣教到位,满足患者需求				
	防护　安全防护意识强,无意外				
	时间　10 分钟				

23 会阴护理

● **学习目标** ●

1. 素质目标:重视会阴护理的重要性,培养学生共情能力和病情判断能力。
2. 能力目标:能帮助卧床患者进行会阴护理。
3. 知识目标:掌握男、女患者会阴护理的操作流程。
4. 思政目标:引导学生深刻领会南丁格尔精神,理解慎独精神及爱伤观念。

案 例

张××,女,65 岁,尿失禁,自觉会阴部发痒难受。

高××,男,63 岁,胃癌术后。患者精神差,极度消瘦,卧床不起。近几天气温较高,患者自觉会阴部不适。

思维导图

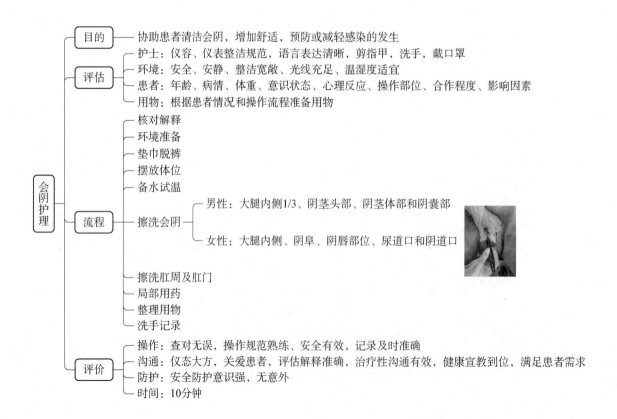

目的 —— 协助患者清洁会阴,增加舒适,预防或减轻感染的发生

评估
- 护士:仪容、仪表整洁规范,语言表达清晰,剪指甲,洗手,戴口罩
- 环境:安全、安静、整洁宽敞、光线充足、温湿度适宜
- 患者:年龄、病情、体重、意识状态、心理反应、操作部位、合作程度、影响因素
- 用物:根据患者情况和操作流程准备用物

会阴护理

流程
- 核对解释
- 环境准备
- 垫巾脱裤
- 摆放体位
- 备水试温
- 擦洗会阴
  - 男性:大腿内侧1/3、阴茎头部、阴茎体部和阴囊部
  - 女性:大腿内侧、阴阜、阴唇部位、尿道口和阴道口
- 擦洗肛周及肛门
- 局部用药
- 整理用物
- 洗手记录

评价
- 操作:查对无误,操作规范熟练、安全有效,记录及时准确
- 沟通:仪态大方,关爱患者,评估解释准确,治疗性沟通有效,健康宣教到位,满足患者需求
- 防护:安全防护意识强,无意外
- 时间:10分钟

操作标准

项目	步　骤	沟　通	操作要点	评分要点	考　点
目的	协助患者清洁会阴,增加舒适,预防或减轻感染的发生	报告操作开始,护士自我介绍、报告操作项目名称			
评估	**护士**　仪容、仪表整洁规范,语言表达清晰,剪指甲,洗手,戴口罩	报告评估结果:护士符合仪表规范,已修剪指甲;患者病情平稳,已知晓操作并愿意配合;环境整洁、明亮;用物齐全完好、水温适宜	评估,室温22~26℃;检查用物	1. 规定时间内完成备物 2. 用物准备齐全,在有效期内 3. 用物放置合理 4. 符合护士仪表	1. 用物是否齐全 2. 严格查对 3. 是否评估病情、意识、自理能力
评估	**环境**　安全、安静、整洁宽敞、光线充足、温湿度适宜、屏风遮挡				
评估	**患者**　年龄、病情、意识状态、心理反应、活动能力、会阴部情况、有无大小便失禁及留置尿管、合作能力				
评估	**用物** 1. 治疗车上层:治疗盘内备清洁棉球、无菌溶液、大量杯、镊子、一次性手套、治疗巾、毛巾、浴巾、浴毯、卫生纸、速干手消毒剂、水壶(内盛温水,以不超过40℃为宜) 2. 治疗车下层:便盆及便盆巾、医用废物收集袋、生活废物收集袋 3. 床单元备:便盆、屏风				
流程	**核对解释**　携用物至床旁,核对信息,确认患者,告知患者操作目的及注意事项		确认患者		1. 爱伤观念 2. 工作的条理性
流程	**环境准备**　关好门窗,调节室温22~26℃,用屏风遮挡患者	您好,为了使您更舒适,我现在给您做会阴护理,请做好准备,这样的体位舒适吗?那我们开始了	保护患者隐私	1. 正确核对 2. 保护措施得当	
流程	**垫巾脱裤**　臀部垫治疗巾,协助患者脱对侧裤腿,盖在近侧腿部,对侧腿用盖被遮盖		防受凉		
流程	**摆放体位**　协助患者取屈膝仰卧位,两腿外展		体位	充分暴露会阴区	
流程	**备水试温**　测试水温,适度暴露会阴部,戴手套,放置便盆至臀下		测温	水温合适	
流程	**擦洗会阴** 1. 男性 (1) 擦洗大腿内侧1/3:由外向内擦洗至阴囊边缘 (2) 擦洗阴茎头部:轻轻提起阴茎,手持纱布将包皮后推露出冠状沟,由尿道口向外环形擦洗阴茎头部。更换毛巾,反复擦洗,直至擦净 (3) 擦洗阴茎体部:沿阴茎体由上向下擦洗,特别注意阴茎下皮肤 (4) 擦洗阴囊部:擦洗阴囊及阴囊下皮肤皱褶处 2. 女性 (1) 擦洗大腿内侧:由外向内擦洗至大阴唇边缘 (2) 擦洗阴阜:由上到下,由对侧到近侧 (3) 擦洗阴唇部位:由上到下,由对侧到近侧 (4) 擦洗尿道口和阴道口:分开阴唇,暴露尿道口和阴道口,由上到下从会阴部向肛门方向轻轻擦洗各个部位,彻底擦净阴唇、阴蒂、阴道口周围部分	您好,已经给您关闭门窗,现在给您擦洗会阴,有什么不舒服请告诉我	1. 擦洗方向为从污染最小部位至污染最大部位 2. 擦洗顺序为:由上到下,由对侧到近侧	1. 擦洗顺序正确 2. 擦洗力量柔和、适度 3. 每擦一次,更换毛巾的不同部位	1. 标准预防 2. 消毒隔离 3. 安全原则 4. 动作熟练度
流程	**冲洗**　臀下铺治疗巾,置便盆于患者臀下,护士一手持装有温水的大量杯,一手持夹有棉球的大镊子,边冲水,边擦洗会阴部。会阴部冲洗至肛门部		为女性进行会阴冲洗		
流程	**擦洗肛周及肛门**　撤去便盆,协助患者取侧卧位,擦洗肛周及肛门部位,冲洗后将会阴部彻底擦干		护理肛门	自我防护	1. 人文关怀 2. 安全防护意识
流程	**局部用药**　大、小便失禁者,可在肛门和会阴部位涂凡士林或氧化锌软膏	您好,已为您护理完毕,如果有任何需要帮助,请及时告诉我	保护皮肤		

（续表）

项　目	步　骤	沟　通	操作要点	评分要点	考　点
流 程	**整理用物**　脱手套，撤去治疗巾	用物依据《消毒技术规范》和《医疗废物管理条例》做相应处理			
	洗手记录　协助患者穿好衣裤，取舒适卧位，洗手记录		执行时间及护理效果	患者舒适	
	操作结束	报告操作完毕		如果患者有传染性疾病，应先消毒后洗手	
评 价	**操作**　查对无误，无菌观念强，操作规范熟练、安全有效，记录及时准确				
	沟通　仪态大方，关爱患者，评估解释准确，治疗性沟通有效，健康宣教到位，满足患者需求				
	防护　安全防护意识强，无意外				
	时间　10 分钟				

（续表）

24 更换尿布法

学习目标

1. 素质目标:充分认识患者及时更换尿布的重要性,提高护士的责任感。
2. 能力目标:能为患者更换尿布,培养卫生保健的能力。
3. 知识目标:掌握更换尿布的流程和注意事项。
4. 思政目标:建立爱伤观念,养成慎独习惯,用同理心为患者提供帮助。

案 例

王××,女,76岁。因"脑梗死"入院治疗,现病情稳定。护士小李为患者给予更换尿布。

思维导图

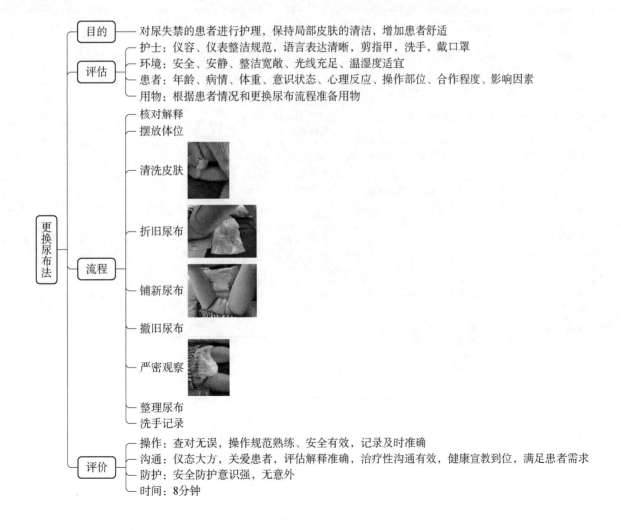

- 更换尿布法
  - 目的 —— 对尿失禁的患者进行护理,保持局部皮肤的清洁,增加患者舒适
  - 评估
    - 护士:仪容、仪表整洁规范,语言表达清晰,剪指甲,洗手,戴口罩
    - 环境:安全、安静、整洁宽敞、光线充足、温湿度适宜
    - 患者:年龄、病情、体重、意识状态、心理反应、操作部位、合作程度、影响因素
    - 用物:根据患者情况和更换尿布流程准备用物
  - 流程
    - 核对解释
    - 摆放体位
    - 清洗皮肤
    - 折旧尿布
    - 铺新尿布
    - 撤旧尿布
    - 严密观察
    - 整理尿布
    - 洗手记录
  - 评价
    - 操作:查对无误,操作规范熟练、安全有效,记录及时准确
    - 沟通:仪态大方,关爱患者,评估解释准确,治疗性沟通有效,健康宣教到位,满足患者需求
    - 防护:安全防护意识强,无意外
    - 时间:8分钟

操作标准

项目	步骤	沟通	操作要点	评分要点	考点
目的	对尿失禁患者进行护理,保持局部皮肤的清洁,增加患者舒适感	报告操作开始,护士自我介绍、报告操作项目名称			
评估	**护士** 仪容、仪表整洁规范,语言表达清晰,剪指甲,洗手,戴口罩	报告评估结果:护士仪表整洁规范,已修剪指甲;患者病情平稳,已知晓操作并愿意配合;环境整洁、明亮;用物齐全完好	评估、检查用物	1. 规定时间内完成备物 2. 用物准备齐全 3. 用物放置合理 4. 符合护士仪表	1. 用物是否齐全 2. 严格查对 3. 是否评估病情、意识、自理能力
评估	**环境** 安全、安静、整洁宽敞、光线充足、温湿度适宜、屏风遮挡				
评估	**患者** 年龄、病情、意识状态、心理反应、自理能力、活动、体重、有无引流管、排泄情况				
评估	**用物** 冲洗壶(盛 40～42℃温水)、毛巾、纸尿裤、小尿垫、一次性手套、会阴清洗液				
流程	**核对解释** 携用物至床旁,核对患者,做好解释	您好,现在到我们更换尿布的时间了,待会我过来给您更换一下,顺便检查一下臀部皮肤情况,好吗	核对	核对正确	
流程	**摆放体位** 关闭门窗、遮挡屏风,协助患者左侧卧位		清洗皮肤		
流程	**清洗皮肤** 用温热毛巾擦拭右侧臀部和会阴部皮肤			清洗顺序正确	
流程	**折旧尿布** 将污染的一次性尿布向内折叠,塞于患者身下	您好,现在温湿度适宜,屏风已经给您遮挡,不会暴露您的隐私,我先帮您解下尿布	污染面向内折叠	正确区分污染面、清洁面	1. 爱伤观念 2. 工作的条理性
流程	**铺新尿布** 将干净的护理垫一侧卷起塞于患者身下,另一侧向自己一侧拉开				
流程	**撤旧尿布** 协助患者翻身至右侧卧位,撤下一次性尿布,放入污物桶,擦拭左侧臀部及会阴部皮肤	您好,现在我协助您翻身,现在我帮您擦洗一下臀部	护患沟通	了解患者感受及需求	1. 动作熟练度 2. 人文关怀 3. 安全防护意识
流程	**严密观察** 观察患者臀部及会阴部皮肤情况	您的臀部皮肤情况挺好的,咱们平时也可以在床上多翻翻身	避免发生尿布疹	观察到位	
流程	**整理尿布** 将清洁尿布另一侧拉平,协助患者翻转身体至平卧位,拉平清洁尿布	现在纸尿裤已经给您换好了,您还有什么需要吗		询问需求	
流程	**洗手记录** 更换尿布的时间、臀部及会阴部皮肤情况				
流程	操作结束	报告操作完毕,用物依据《消毒技术规范》和《医疗废物管理条例》做相应处理		对于尿失禁患者,要勤观察患者排尿情况,及时更换尿布	
评价	**操作** 查对无误,操作规范熟练、安全有效,记录及时准确				
评价	**沟通** 仪态大方,关爱患者,评估解释准确,治疗性沟通有效,健康宣教到位,满足患者需求				
评价	**防护** 安全防护意识强,无意外				
评价	**时间** 8 分钟				

25 留置尿管护理

• 学习目标 •

1. 素质目标:培养"以患者为中心"的服务理念,了解并遵从护士职业素养。
2. 能力目标:能独立开展留置尿管护理,提高观察能力和决策能力。
3. 知识目标:掌握留置尿管护理的操作流程及评价标准。
4. 思政目标:引导学生深刻领会南丁格尔精神,理解慎独精神及爱伤观念。

案 例

张××,男,60岁,胃癌术后1天,遵医嘱给予留置尿管护理。

刘××,女,35岁,子宫切除术后2天,为预防泌尿系感染,护士小李遵医嘱给予其留置尿管的护理。

思维导图

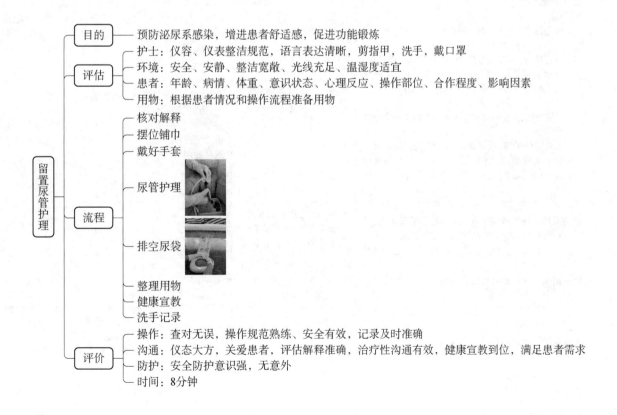

- 目的 —— 预防泌尿系感染,增进患者舒适感,促进功能锻炼
- 评估
  - 护士:仪容、仪表整洁规范,语言表达清晰,剪指甲,洗手,戴口罩
  - 环境:安全、安静、整洁宽敞、光线充足、温湿度适宜
  - 患者:年龄、病情、体重、意识状态、心理反应、操作部位、合作程度、影响因素
  - 用物:根据患者情况和操作流程准备用物
- 留置尿管护理
- 流程
  - 核对解释
  - 摆位铺巾
  - 戴好手套
  - 尿管护理
  - 排空尿袋
  - 整理用物
  - 健康宣教
  - 洗手记录
- 评价
  - 操作:查对无误,操作规范熟练、安全有效,记录及时准确
  - 沟通:仪态大方,关爱患者,评估解释准确,治疗性沟通有效,健康宣教到位,满足患者需求
  - 防护:安全防护意识强,无意外
  - 时间:8分钟

操作标准

项目	步骤	沟通	操作要点	评分要点	考点
目的	对留置尿管的患者进行护理,预防泌尿系感染,增进患者舒适感,促进功能锻炼	报告操作开始,护士自我介绍、报告操作项目名称			
评估	**护士** 仪容、仪表整洁规范,语言表达清晰,剪指甲,洗手,戴口罩	报告评估结果:护士符合仪表规范,已修剪指甲;患者病情平稳,已知晓操作并愿意配合;环境整洁、明亮;用物齐全完好	评估、检查用物	1. 规定时间内完成备物 2. 用物准备齐全,在有效期内 3. 用物放置合理 4. 符合护士仪表	1. 用物是否齐全 2. 严格查对 3. 是否评估病情、意识、局部情况
	环境 安全、安静、整洁宽敞、光线充足、温湿度适宜、屏风遮挡				
	患者 年龄、病情、意识状态、心理反应、活动能力、尿道口是否清洁、尿管留置时间、尿管是否通畅、膀胱功能,有无尿频、尿急、腹痛等症状				
	用物 1. 治疗车上层:执行单、速干手消毒剂、无菌弯盘内置镊子2把、消毒液棉球数个、纱布1块、无菌手套、治疗巾、毛巾、脸盆(盛40~42℃温水) 2. 治疗车下层:医用废物收集袋、生活废物收集袋 3. 床单元备:便盆,必要时备屏风				
流程	**核对解释** 携用物至床旁,核对,告知患者操作目的及注意事项	您好,为了预防泌尿系感染,使您更舒适,我现在给您做尿管护理,请做好准备,这样的体位舒适吗	核对	患者能够理解并配合	1. 人文关怀 2. 应变能力 3. 动作熟练度
	摆位铺巾 用屏风遮挡患者,适度暴露会阴部,操作部位下铺治疗巾		体位	隐私保护到位	
	戴好手套 洗手,戴手套		防护		
	尿管护理 1. 男性 (1)外阴擦洗:擦洗双侧大腿内侧→腹股沟→阴阜→阴茎→阴囊 (2)留置尿管护理:放弯盘,一手固定尿管,另一只手夹取棉球,擦洗尿管近尿道口处,用棉球依次擦洗尿道口-龟头-冠状沟-尿道口 2. 女性 (1)外阴擦洗:擦洗双侧大腿内侧→腹股沟→阴阜→大阴唇 (2)留置尿管护理:放弯盘,一手固定尿管,另一只手夹取棉球,擦洗尿管近尿道口处,用棉球依次擦洗尿道口→小阴唇→大小阴唇间→尿道口	您好,现在给您护理,有什么不舒服请告诉我	妥善固定尿管及尿袋,尿袋的高度不能高于膀胱,及时排放尿液,协助长期留置尿管的患者进行膀胱功能训练	护理方法正确	
	排空尿袋 放出尿袋中的尿液,观察尿液颜色、性状、量、透明度、气味等,必要时测量并记录	您好,已为您护理完毕,您要多喝水,如果有任何需要帮助,请及时告诉我	观察记录		
	整理用物 帮助患者采取合适体位,撤去屏风	用物依据《消毒技术规范》和《医疗废物管理条例》做相应处理			1. 人文关怀 2. 安全防护意识
	健康宣教 整理用物,与患者做好沟通及相关宣教			能针对性、正确地进行健康指导,随时注意收集患者资料	
	洗手记录			记录内容完整、正确	
	操作结束	报告操作完毕			

（续表）

项　目	步　骤	沟　通	操作要点	评分要点	考　点
评价	**操作**　查对无误,无菌观念强,操作规范熟练、安全有效,记录及时准确				
	沟通　仪态大方,关爱患者,评估解释准确,治疗性沟通有效,健康宣教到位,满足患者需求				
	防护　安全防护意识强,无意外				
	时间　8分钟				

26 皮肤压力性损伤的预防及护理

学习目标

1. 素质目标:培养基础护理服务能力,充分认识预防并发症的重要意义。
2. 能力目标:具备评估全面、积极预防、观察到位、发现及时、处置措施正确的能力。
3. 知识目标:知道皮肤压力性损伤的分级、常见的发生部位,掌握正确处理损伤部位及正确更换卧位的方法。
4. 思政目标:培养关爱患者、爱岗敬业的职业素养。

案 例

王××,男,38岁,入院诊断为"右胫腓骨骨折,右足第2~4跖骨骨折"。为预防患者受压部位的皮肤发生压力性损伤,护士小李遵医嘱给予皮肤保护。

思维导图

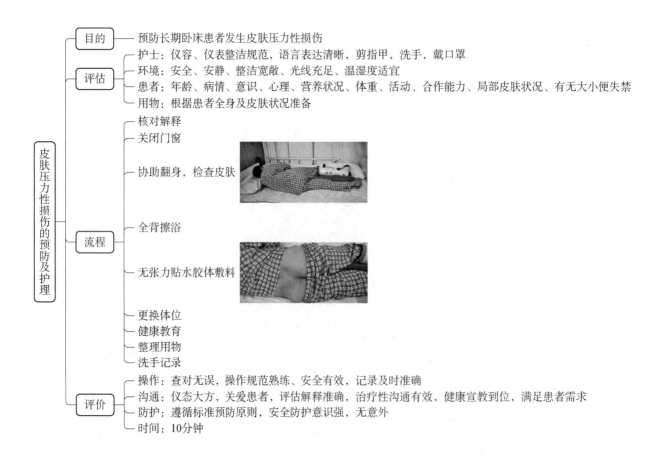

皮肤压力性损伤的预防及护理

- **目的** —— 预防长期卧床患者发生皮肤压力性损伤
- **评估**
  - 护士:仪容、仪表整洁规范,语言表达清晰,剪指甲,洗手,戴口罩
  - 环境:安全、安静、整洁宽敞、光线充足、温湿度适宜
  - 患者:年龄、病情、意识、心理、营养状况、体重、活动、合作能力、局部皮肤状况、有无大小便失禁
  - 用物:根据患者全身及皮肤状况准备
- **流程**
  - 核对解释
  - 关闭门窗
  - 协助翻身,检查皮肤
  - 全背擦浴
  - 无张力贴水胶体敷料
  - 更换体位
  - 健康教育
  - 整理用物
  - 洗手记录
- **评价**
  - 操作:查对无误、操作规范熟练、安全有效,记录及时准确
  - 沟通:仪态大方,关爱患者,评估解释准确,治疗性沟通有效,健康宣教到位,满足患者需求
  - 防护:遵循标准预防原则,安全防护意识强,无意外
  - 时间:10分钟

操作标准

项目	步　骤	沟　通	操作要点	评分要点	考　点
目的	预防卧床患者受压皮肤发生压力性损伤	报告操作开始,护士自我介绍,报告操作项目名称			
评估	**护士**　仪容、仪表整洁规范,语言表达清晰,剪指甲,洗手,戴口罩 **环境**　安全、安静、整洁宽敞、光线充足、温湿度适宜 **患者**　年龄、病情、体重、活动、合作能力、患肢血运观察等 **用物** 1. 治疗车上层:执行单、速干手消毒剂、预防皮肤压力性损伤护理用品(如水胶体敷料、泡沫敷料等)、翻身记录卡、治疗碗、0.9%氯化钠注射液10 ml 2支、棉签1包、脸盆(内盛52~54℃温水)、毛巾、浴巾1条,按需准备海绵垫、软枕 2. 治疗车下层:医用废物收集袋、生活废物收集袋 3. 床单元备:脸盆、毛巾、屏风	报告评估结果:护士仪表整洁规范,洗手、戴口罩;患者知晓并愿意配合操作;环境整洁、明亮;用物齐全完好	评估、检查用物	1. 规定时间内完成备物 2. 用物准备齐全 3. 用物放置合理 4. 符合护士仪表	1. 用物是否齐全,严格查对 2. 是否评估病情、意识、自理能力
流程	**核对解释**　携用物至床旁,核对,告知患者操作目的及注意事项			核对解释		1. 动作熟练度 2. 人文关怀 3. 安全防护意识
	关闭门窗　调节室温至24~26℃,拉上窗帘,屏风遮挡	您好,现在准备协助您翻身、擦浴。更换位使您感到舒适,也可以预防压力性损伤		1. 与患者沟通流畅,了解其感受及需求 2. 保护患者隐私	
	左侧卧位　支起左侧床挡,协助患者取左侧卧位,右腿支具固定,放于抬高垫上,背向护士,身体靠近床沿,将浴巾的一部分铺于患者身下,脱去上衣,暴露全背		协助患者翻身,动作轻柔		
	检查皮肤 1. 检查患者受压部位皮肤 2. 压力性损伤易发部位:枕部、耳廓、肩胛部、肘部、骶尾部、髋部、膝关节内外侧、内外踝、足跟等处	预防措施:卧气垫床、受压部位皮肤保持干燥,避免潮湿、摩擦及排泄物的刺激	1. 检查受压部位皮肤 2. 体位管理	1. 掌握好发部位,做好预防 2. 变换体位减少受压时间及强度	
	擦洗背部　盆内倒温水,用温水毛巾依次擦洗患者颈部、肩部、背部及臀部、骶尾部,擦洗2遍,擦干身体后撤去浴巾、穿上衣	您好,擦浴中有不舒服及时告知	全身擦浴	暴露适度、避免着凉、保护隐私	
	水胶体敷料局部减压　将0.9%氯化钠溶液倒入治疗碗内,棉签蘸取,擦拭骶尾部皮肤2遍,待干,将水胶体敷料贴于骶尾部皮肤	水胶体敷料贴于受压处皮肤可有效保护局部皮肤	水胶体敷料无张力粘贴		
	足跟部保护　足踝部可衬垫棉垫悬空足跟部减压;如足跟部疼痛,也可采取水胶体敷料减压保护	口述			
	取仰卧位　协助患者整理衣裤,取仰卧位,患肢放于抬高垫上,盖好被子,支起右侧床挡	勤翻身,一般每2小时翻身1次,必要时每30分钟1次,建立床头翻身记录卡,翻身时避免拖、拉等粗暴动作	更换卧位	1. 受压部位管理得当 2. 保持功能位	1. 工作的条理性 2. 安全意识 3. 人文关怀 4. 护患沟通
	健康教育　患者存在营养风险、营养不足时,可请营养师会诊给出治疗方案,做好沟通及相关宣教	增加抵抗力、预防压力性损伤	健康教育	营养支持	
	整理用物　整理床单位、撤去屏风	用物依据《消毒技术规范》和《医疗废物管理条例》做相应处理			
	洗手记录　洗手,记录翻身卡				
	操作结束	报告操作完毕			

(续表)

项目	步 骤	沟 通	操作要点	评分要点	考 点
评 价	**操作** 查对无误,操作规范熟练、安全有效,记录及时准确				
	沟通 仪态大方,关爱患者,评估解释准确,治疗性沟通有效,健康宣教到位,满足患者需求				
	防护 遵循标准预防、节力原则,安全防护意识强,无意外				
	时间 10 分钟				

27 轴线翻身法（使用翻身单）

学习目标

1. 素质目标：充分认识轴线翻身的重要意义，提高基本护理操作能力
2. 能力目标：完成病情的全面评估、重视沟通取得配合
3. 知识目标：掌握轴线翻身的目的、注意事项、操作手法，应用操作熟练、安全、节力
4. 思政目标：培养同理心、爱心和团队合作意识

案 例

刘××，男，55岁，诊断为"腰4椎体骨折伴脱位"行"腰椎后路椎管减压复位内固定术后"第1日。护士交接班时轴线翻身交接患者皮肤情况。

思维导图

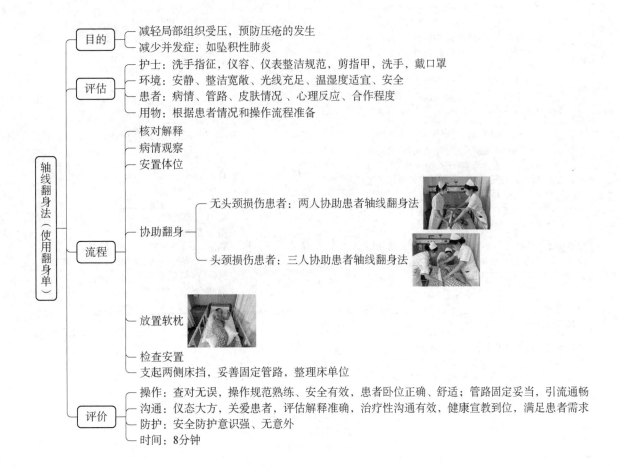

目的
— 减轻局部组织受压，预防压疮的发生
— 减少并发症：如坠积性肺炎

评估
— 护士：洗手指征，仪容、仪表整洁规范，剪指甲，洗手，戴口罩
— 环境：安静、整洁宽敞、光线充足、温湿度适宜、安全
— 患者：病情、管路、皮肤情况、心理反应、合作程度
— 用物：根据患者情况和操作流程准备

流程
— 核对解释
— 病情观察
— 安置体位
— 协助翻身
　— 无头颈损伤患者：两人协助患者轴线翻身法
　— 头颈损伤患者：三人协助患者轴线翻身法
— 放置软枕
— 检查安置
— 支起两侧床挡，妥善固定管路，整理床单位

轴线翻身法（使用翻身单）

评价
— 操作：查对无误，操作规范熟练、安全有效，患者卧位正确、舒适；管路固定妥当，引流通畅
— 沟通：仪态大方，关爱患者，评估解释准确，治疗性沟通有效，健康宣教到位，满足患者需求
— 防护：安全防护意识强、无意外
— 时间：8分钟

操作标准

项目	步骤	沟通	操作要点	评分要点	考点
目的	更换体位、减轻局部组织受压、增进舒适;减少并发症,如坠积性肺炎、压疮等;满足治疗护理的需要,如背部护理、更换床单	报告操作开始,护士自我介绍,报告操作项目名称		叙述目的全面	
评估	**护士** 仪容、仪表整洁规范,语言表达清晰,剪指甲,洗手,戴口罩	报告评估结果:患者病情平稳,意识清楚,生命体征平稳,患者自理能力受限,无法翻身,伤口敷料干燥无渗出,管路通畅固定妥;患者愿意配合;操作环境安静,整洁;用物准备齐全;护士着装整洁,已修剪指甲	评估、检查用物	1. 在规定时间内完成备物 2. 用物准备齐全 3. 用物放置合理 4. 符合护士仪表 5. 评估准确	1. 评估的全面性 2. 轴线翻身的注意事项
	环境 安全、安静、整洁宽敞、光线充足、温湿度适宜				
	患者 年龄、病情、意识状态、生命体征、自理能力、损伤部位、伤口和管路情况、皮肤情况、心理反应、合作程度、有无治疗或进餐				
	用物 执行单、软枕 3 个、翻身记录卡、笔、表、手消毒液				
流程	操作开始				
	核对解释 携用物至床旁,查对患者、腕带信息(2个以上查对点)及翻身记录卡,告知患者,取得合作	您好,您已经平卧近 2 小时了,为了预防并发症,也使您更舒适,现在需要帮助您更换体位,请您配合。翻身时如有任何不适,请您及时告知	查对、解释	1. 保证患者安全 2. 重视人文关怀	1. 护士操作的熟练性及安全性 2. 护士动作准确性 3. 护士人文关怀 4. 护士应变能力
	病情观察 观察患者管路情况并妥善固定;观察皮肤情况,并根据需要给予相应的皮肤护理		导管或输液装置通畅		
	安置体位 患者仰卧,两臂交叉于胸前,两腿屈曲				
	协助翻身 两人协助患者轴线翻身—由平卧变换左侧卧位 放下两侧床挡 移动患者:两名护士分别站在患者左右两侧,分别抓紧近侧翻身单,同时用力将患者平移至右侧 翻身至左侧卧位:右侧护士抓紧翻身单,左侧护士双手分别置于患者肩部、髋部,两人合力协助其翻至左侧卧位 安置体位:护士将患者左侧手臂置于头侧,右侧手臂置于胸前,将软枕放于患者背部、胸前支撑身体,两膝间放一软枕	由平卧更换为左侧卧位	观察患者生命体征,生命体征不平稳者禁止翻身	1. 翻身方法正确 2. 安全防护 3. 动作轻、稳、节力 4. 动作应轻柔,协调一致,不可拖拉,以免擦伤皮肤	
	口述:如有头颈损伤患者,需 3 名护士共同完成。一名护士站在床头固定患者头部,另两名护士分别站在患者两侧,一位护士发口令,三人动作同步,使头、颈、躯干保持在同一水平进行翻身		保持脊椎平直		
	检查安置 检查并安置患者肢体各关节处于功能位置,各种管道保持通畅,观察背部皮肤,加盖被保暖,嘱患者如有不适立即告知护士	您好,您现在感觉怎么样?有需要及时按呼叫器,我也会随时过来看您的,祝您早日康复	翻身后需要用软枕垫好肢体,以维持舒适而安全的体位,保持双膝处于功能位置	管路固定妥当	
	支起两侧床挡		防坠床	安全防护	
	健康指导 向患者及家属说明更换卧位对预防并发症的重要性,教会患者及家属配合更换卧位的正确方法,确保患者安全,并叮嘱患者在翻身时有不适立即告知护士				
	整理床单位、整理用物	用物依据《消毒技术规范》和《医疗废物管理条例》做相应处理			

（续表）

项目	步　骤	沟　通	操作要点	评分要点	考　点
流程	**核对,洗手,记录**	如系危重患者,在危重护理记录单上按要求记录翻身时间	避免交叉感染,记录翻身时间和皮肤情况		
	操作结束	报告操作完毕			
评价	**操作**　查对无误,操作规范熟练、安全有效,记录及时准确,患者卧位正确、舒适;管路固定妥当,引流通畅				达到轴线翻身的效果
	沟通　仪态大方,关爱患者,评估解释准确,治疗性沟通有效,健康宣教到位,满足患者需求				
	防护　安全防护意识强、无意外				
	时间　8分钟				

28 协助患者翻身及有效咳嗽、排痰

· 学习目标 ·

1. 素质目标:具有扎实的专业知识和过硬的基础护理技能以及以人为本的人文素质。
2. 能力目标:具备观察病情变化,以及采取适当措施使患者舒适、减少或避免并发症发生的能力。
3. 知识目标:掌握翻身拍背的正确方法、目的、评估内容、注意事项及半卧位的意义。
4. 思政目标:培养关爱患者、爱岗敬业的职业素养。

案 例

李××,男,68 岁。左侧开胸术后第 2 天,肺部听诊双侧肺部可闻及大量湿啰音、痰鸣音。护士小王遵医嘱给予其翻身拍背,促进有效咳嗽、排痰。

思维导图

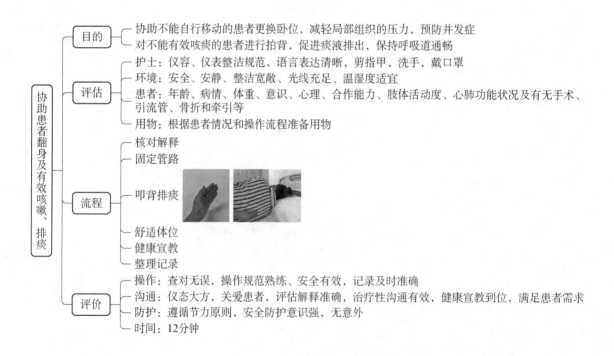

协助患者翻身及有效咳嗽、排痰

- **目的**
  - 协助不能自行移动的患者更换卧位,减轻局部组织的压力,预防并发症
  - 对不能有效咳痰的患者进行拍背,促进痰液排出,保持呼吸道通畅
- **评估**
  - 护士:仪容、仪表整洁规范,语言表达清晰,剪指甲,洗手,戴口罩
  - 环境:安全、安静、整洁宽敞、光线充足、温湿度适宜
  - 患者:年龄、病情、体重、意识、心理、合作能力、肢体活动度、心肺功能状况及有无手术、引流管、骨折和牵引等
  - 用物:根据患者情况和操作流程准备用物
- **流程**
  - 核对解释
  - 固定管路
  - 叩背排痰
  - 舒适体位
  - 健康宣教
  - 整理记录
- **评价**
  - 操作:查对无误,操作规范熟练、安全有效,记录及时准确
  - 沟通:仪态大方,关爱患者,评估解释准确,治疗性沟通有效,健康宣教到位,满足患者需求
  - 防护:遵循节力原则,安全防护意识强,无意外
  - 时间:12分钟

操作标准

项目	步　骤	沟　通	操作要点	评分要点	考　点
目的	协助不能自行移动的患者更换卧位,减轻局部组织的压力,预防并发症。对不能有效咳痰的患者进行拍背,促进痰液排出,保持呼吸道通畅	报告操作开始,护士自我介绍、报告操作项目名称			
评估	**护士**　仪容、仪表整洁规范,语言表达清晰,剪指甲,洗手,戴口罩	报告评估结果:护士仪表整洁规范,洗手、戴口罩;患者知晓并愿意配合操作,已进行肺部听诊,明确病变部位,无操作禁忌证;病室环境空气新鲜、室温适宜;用物齐全完好	1. 根据评估结果决定患者翻身的频次、体位、方式,选择合适的皮肤减压用具 2. 有咳血、气胸、肋骨骨折、肺水肿、低血压等,禁止背部叩击	1. 规定时间内完成备物 2. 物品准备齐全 3. 物品放置合理 4. 符合护士仪表 5. 评估患者病情准确	1. 严格查对 2. 评估水平
	环境　安全、安静、整洁宽敞、光线充足、温湿度适宜				
	患者　年龄、病情、体重、意识、心理、合作能力、肢体活动度、心肺功能状况,以及有无手术、引流管、骨折和牵引等				
	用物　听诊器、软枕、翻身卡、爽身粉,必要时备皮肤减压用具				
流程	操作开始	您好,最近您痰液有点多,我来帮您翻身拍背,促进排痰,好吗	术后患者先检查敷料,如脱落或浸湿,先换药再翻身	1. 密切观察患者病情,发现异常及时处理 2. 与患者沟通了解患者感受及需求 3. 避免拖拉患者,保护局部皮肤,正确使用床档 4. 翻身后患者体位应符合病情需要,适当使用皮肤减压用具	1. 病情观察能力 2. 对异常情况的处置能力 3. 动作节力 4. 护理过程安全 5. 沟通能力 6. 拍背排痰效果
	核对解释　携用物至床旁,核对				
	固定管路　固定床脚刹车,妥善处置各种管路,拉起对侧床档				
	协助翻身　嘱/协助患者将两手在胸前交叉	您好,我先协助您翻身,如果有不舒服及时告诉我,好吗	翻身过程中随时观察病情变化		
	将枕头移至计划取体位的一侧				
	两位护士将双臂分别放在肩部和腰部				
	将患者的上半身移至一侧				
	两位护士双臂分别放在患者腰部和膝下				
	将患者的下半身移至一侧				
	协助患者屈膝				
	两位护士两手分别扶住肩部、腰部、臀部、膝部,将患者翻身至另一侧				
	观察患者皮肤情况,必要时涂爽身粉				
	叩背排痰　给予患者叩背,从下至上、从外至内,背部从第10肋间隙、胸部从第6肋间隙开始向上叩击至肩部,力度适宜	您好,现在我来协助您叩背,您用力咳嗽,用腹部的力量咳出痰液	叩背原则		
	嘱患者深吸一口气,屏气,用腹部力量咳出		示范有效咳嗽的方法		
	观察痰液的色、量、性状		询问患者感受,痰液是否咳出		
	听诊肺部呼吸音,评估叩背效果		告知患者排痰效果		
	舒适体位　背部、腰部、两膝间、踝部使用软枕,协助患者取舒适卧位	您好,我来协助您躺好,您先休息,有需要您按呼叫器	如有导管或伤口再次检查,妥善处理,防止受压		
	健康宣教　与患者做好沟通及相关宣教,必要时使用床档		病情许可嘱患者平时多饮水,进行有效咳嗽排痰		

（续表）

项目	步　骤	沟　通	操作要点	评分要点	考　点
流程	**整理记录**　整理床旁用物,病床周围物品摆放有序,洗手,填写翻身卡做记录	用物依据《消毒技术规范》和《医疗废物管理条例》做相应处理	记录翻身时间、皮肤状况及叩背效果、痰液性状		
	操作结束	报告操作完毕			
评价	**操作**　查对无误,操作规范熟练、安全有效,记录及时准确				
	沟通　仪态大方,关爱患者,评估解释准确,治疗性沟通有效,健康宣教到位,满足患者需求				
	防护　遵循节力原则,安全防护意识强,无意外				
	时间　12分钟				

（续表）

29 协助患者床上移动（移向床头）

学习目标

1. 素质目标：培养动作敏捷、不怕苦、不怕累的职业责任感。
2. 能力目标：具备正确观察患者病情，并解决临床问题的能力。
3. 知识目标：掌握为卧床患者进行床上移动的方法。
4. 思政目标：树立"以患者为中心"的护理理念。

案例

赵××，女，70岁，长期卧床。护士小李协助其在床上移动（移向床头）。

思维导图

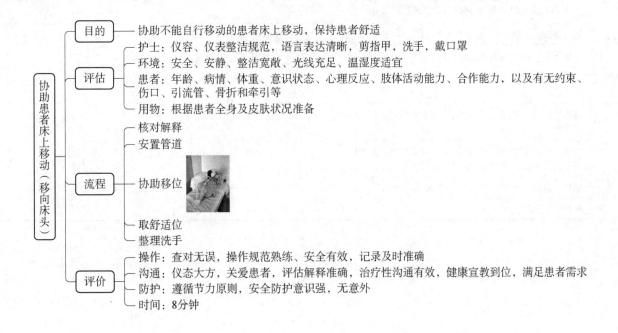

协助患者床上移动（移向床头）

- **目的**：协助不能自行移动的患者床上移动，保持患者舒适
- **评估**：
  - 护士：仪容、仪表整洁规范，语言表达清晰，剪指甲，洗手，戴口罩
  - 环境：安全、安静、整洁宽敞、光线充足、温湿度适宜
  - 患者：年龄、病情、体重、意识状态、心理反应、肢体活动能力、合作能力，以及有无约束、伤口、引流管、骨折和牵引等
  - 用物：根据患者全身及皮肤状况准备
- **流程**：
  - 核对解释
  - 安置管道
  - 协助移位
  - 取舒适位
  - 整理洗手
- **评价**：
  - 操作：查对无误，操作规范熟练、安全有效，记录及时准确
  - 沟通：仪态大方，关爱患者，评估解释准确，治疗性沟通有效，健康宣教到位，满足患者需求
  - 防护：遵循节力原则，安全防护意识强，无意外
  - 时间：8分钟

操作标准

项目	步　骤	沟　通	操作要点	评分要点	考　点
目的	协助不能自行移动的患者床上移动,保持患者舒适	报告操作开始,护士自我介绍、报告操作项目名称			
评估	**护士**　仪容、仪表整洁规范,语言表达清晰,剪指甲,洗手,戴口罩	报告评估结果:护士仪表整洁规范,洗手、戴口罩;患者知晓并愿意配合操作;环境整洁、明亮;用物齐全完好	评估、检查用物	1. 规定时间内完成备物 2. 用物准备齐全 3. 用物放置合理 4. 符合护士仪表	1. 用物是否齐全 2. 严格查对 3. 是否评估病情、意识、自理能力
	环境　安全、安静、整洁宽敞、光线充足、温湿度适宜				
	患者　年龄、病情、体重、意识状态、心理反应、肢体活动能力、合作能力,以及有无约束、伤口、引流管、骨折和牵引等				
	用物　视情况准备软枕				
流程	**核对解释**　携用物至床旁,核对,告知患者操作目的及注意事项	您好,请告诉我您的床号、姓名,一会儿我协助您移向床头,好吗	正确核对	建立安全感,取得配合	1. 工作的条理性 2. 安全意识 3. 人文关怀 4. 病情观察能力 5. 护理过程安全 6. 护患沟通能力
	安置管道　固定床闸、妥善处理各种管道,根据病情放平床头支架,将枕头横立于床头		保持导管通畅	翻身时先检查导管	
	协助移位 1. 一人协助:嘱患者仰卧屈膝,双手握住床头栏杆双脚蹬床面,移向床头(适用于患者能活动时) 2. 两人协助:两人分别站在床的两侧,交叉托住患者颈肩部和臀部,同时行动,协调地将患者抬起,移向床头(适用于患者不能活动时);或者两人同侧,一人托住患者颈、肩部及腰部,另一人托住患者臀部及腘窝,同时抬起患者移向床头		患者的头部应予以托持;注意节力原则	1. 密切观察患者病情,发现异常及时处理 2. 与患者沟通,了解其感受及需求	
	取舒适位　放回枕头,帮助患者采取合适体位	用物:依据《消毒技术规范》和《医疗废物管理条例》做相应处理	避免发生交叉感染		
	整理记录　病床周围物品摆放有序,洗手,必要时记录				
	操作结束	报告操作完毕			
评价	**操作**　查对无误,操作规范熟练、安全有效,记录及时准确				
	沟通　仪态大方,关爱患者,评估解释准确,治疗性沟通有效,健康宣教到位,满足患者需求				
	防护　遵循节力原则,安全防护意识强,无意外				
	时间　5分钟				

30 协助患者更衣

1. 素质目标:提高基础护理能力,充分认识预防并发症的重要意义。
2. 能力目标:具备评估全面、观察到位、发现及时、处置措施正确的能力。
3. 知识目标:掌握正确更换衣服的注意事项及穿脱衣服的顺序。
4. 思政目标:树立"以患者为中心"和"以人为本"的护理理念。

案 例

张××,女,84 岁,因脑梗死不能自理。护士小李协助其更衣。

思维导图

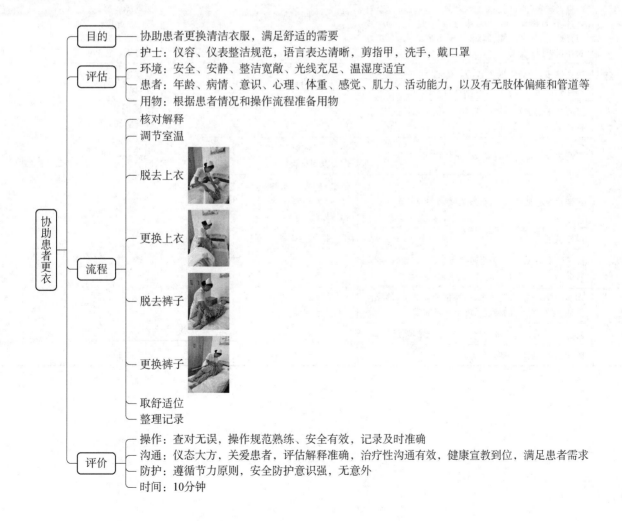

协助患者更衣

目的
协助患者更换清洁衣服,满足舒适的需要

评估
护士:仪容、仪表整洁规范,语言表达清晰,剪指甲,洗手,戴口罩
环境:安全、安静、整洁宽敞、光线充足、温湿度适宜
患者:年龄、病情、意识、心理、体重、感觉、肌力、活动能力,以及有无肢体偏瘫和管道等
用物:根据患者情况和操作流程准备用物

流程
核对解释
调节室温
脱去上衣
更换上衣
脱去裤子
更换裤子
取舒适位
整理记录

评价
操作:查对无误、操作规范熟练、安全有效,记录及时准确
沟通:仪态大方,关爱患者,评估解释准确,治疗性沟通有效,健康宣教到位,满足患者需求
防护:遵循节力原则,安全防护意识强,无意外
时间:10分钟

操作标准

项目	步 骤	沟 通	操作要点	评分要点	考 点
目 的	协助患者更换清洁衣服,满足舒适的需要	报告操作开始,护士自我介绍,报告操作项目名称	评估、检查用物		
评 估	**护士** 仪容、仪表整洁规范,语言表达清晰,剪指甲,洗手,戴口罩	报告评估结果:护士仪表整洁规范,洗手、戴口罩;患者知晓并愿意配合操作;环境整洁、明亮;用物齐全完好	评估,保护患者隐私,室温22~26℃;检查用物	1. 规定时间内完成备物 2. 用物准备齐全、在有效期内 3. 用物放置合理 4. 符合护士仪表	1. 用物是否齐全,严格查对 2. 是否评估病情、意识、自理能力
	环境 安全、安静、整洁宽敞、光线充足、温湿度适宜				
	患者 年龄、病情、意识状态、心理反应、体重、感觉、肌力、活动能力,以及有无肢体偏瘫和管道等				
	用物 清洁衣服一套、污衣袋、屏风				
流 程	**核对解释** 携用物至床旁,核对,告知患者操作目的及注意事项	您好,请告诉我您的床号、姓名,一会儿我协助您更换衣服,好吗	核对解释	与患者沟通流畅,了解其感受及需求	1. 工作的条理性 2. 人文关怀 3. 安全防护意识
	调节室温 调节室温至22~26℃,拉上窗帘或使用屏风遮挡		温度		
	脱去上衣 解开扣子,脱下近侧/健侧/不输液侧的衣袖;按照"协助患者翻身"的要求,协助患者翻身,将脏衣服塞至对侧;协助患者平卧;脱去远侧/患侧/输液侧的衣袖;脏衣服向内卷好投入污物袋内	您好,我来协助您穿上干净的衣服	脱衣顺序	脱衣方法:无肢体活动障碍时,先近侧、后远侧;一侧肢体活动障碍时,先健侧、后患侧	
	更换上衣 穿远侧/患侧/输液侧的衣袖;按照"协助患者翻身"的要求,协助患者翻身,将衣服塞至对侧;操作者移至对侧,将衣服拉平,衣服后背的中线与脊柱对齐;穿近侧/健侧/不输液侧的衣袖;扣好衣扣,整理好衣服	您好,我来协助您穿上干净的衣服	穿衣顺序	穿衣方法:无肢体活动障碍时,先远侧、后近侧;一侧肢体活动障碍时,先患侧、后健侧	
	脱去裤子 嘱/协助患者抬起臀部,将裤子脱至大腿;脱去裤腿;将脏裤卷好投入污物袋内	您好,我协助您换一下裤子,这样会很舒服、很卫生的		暴露适度、避免着凉、保护隐私	1. 动作熟练度 2. 安全意识 3. 人文关怀
	更换裤子 穿好双侧裤腿,嘱/协助患者抬起臀部,将裤子拉至腰部		更换裤子	注意保护伤口和各种管路,注意保暖,更衣可与温水擦浴、会阴护理等同时进行	
	取舒适位 帮助患者采取合适体位	您好,那您好好休息,有需要及时按铃	患者舒适		
	整理记录 整理床单位、撤去屏风	依据《消毒技术规范》和《医疗废物管理条例》做相应处理			
	操作结束	报告操作完毕			
评 价	**操作** 查对无误,操作规范熟练、安全有效,记录及时准确				
	沟通 仪态大方,关爱患者,评估解释准确,治疗性沟通有效,健康宣教到位,满足患者需求				
	防护 遵循节力原则,安全防护意识强,无意外				
	时间 10分钟				

31 协助患者坐起

1. 素质目标:培养关心、爱护、尊重患者的职业素质及团队协作意识。
2. 能力目标:具备协助患者坐起的能力。
3. 知识目标:掌握协助患者坐起的评估要点和护理方法。
4. 思政目标:培养关爱患者、爱岗敬业的职业素养。

案 例

王××,女,68岁,高血压病史5年。半个月前因脑出血,术后出现右侧肢体无力,不能站立,开步困难,并伴有右侧口角歪斜、口齿不清症状。患者认知功能良好,查体配合。现遵医嘱对其进行床上活动训练、转移训练、日常生活活动能力训练。

思维导图

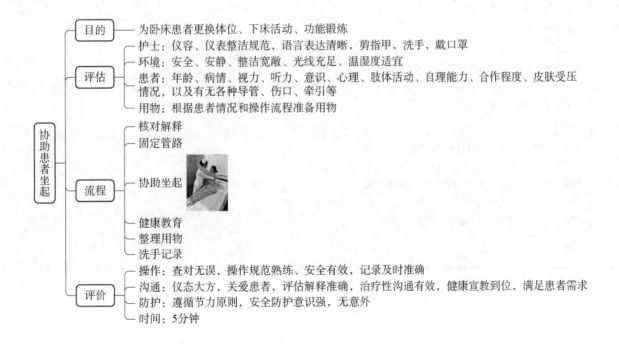

- 协助患者坐起
  - 目的 —— 为卧床患者更换体位、下床活动、功能锻炼
  - 评估
    - 护士:仪容、仪表整洁规范,语言表达清晰,剪指甲,洗手,戴口罩
    - 环境:安全、安静、整洁宽敞、光线充足、温湿度适宜
    - 患者:年龄、病情、视力、听力、意识、心理、肢体活动、自理能力、合作程度、皮肤受压情况,以及有无各种导管、伤口、牵引等
    - 用物:根据患者情况和操作流程准备用物
  - 流程
    - 核对解释
    - 固定管路
    - 协助坐起
    - 健康教育
    - 整理用物
    - 洗手记录
  - 评价
    - 操作:查对无误,操作规范熟练、安全有效,记录及时准确
    - 沟通:仪态大方,关爱患者,评估解释准确,治疗性沟通有效,健康宣教到位,满足患者需求
    - 防护:遵循节力原则,安全防护意识强,无意外
    - 时间:5分钟

操作标准

项目	步骤	沟通	操作要点	评分要点	考点
目的	为卧床患者更换体位、下床活动、功能锻炼	报告操作开始,护士自我介绍、报告操作项目名称			
评估	**护士** 仪容、仪表整洁规范,语言表达清晰,剪指甲,洗手,戴口罩	报告评估结果:护士仪表整洁规范,洗手、戴口罩;患者知晓,并愿意配合操作;环境整洁、明亮;用物齐全完好	评估、检查用物	1. 规定时间内完成备物 2. 物品准备齐全 3. 符合护士仪表	1. 护士职业要求 2. 评估水平
	环境 安全、安静、整洁宽敞、光线充足、温湿度适宜				
	患者 年龄、病情、视力、听力、意识、心理、肢体活动、自理能力、合作程度、皮肤受压情况,以及有无各种导管、伤口、牵引等				
	用物 腰带、拐杖、卫生纸、洗手用物				
流程	**核对解释** 携用物至床旁,核对床号、姓名,向患者解释,告知患者操作目的及注意事项,取得合作	您好,请告诉我您的床号、姓名,一会儿我协助您坐起来,好吗	核对解释	必要时拉帷幔,保护患者隐私	1. 人文关怀 2. 应变能力
	固定管路 妥善处理患者身上的管道及导线等		安置导管	妥善固定患者身上的各种导管及导线	
	协助坐起 协助/嘱患者的头部转向操作者	您好,您坐起时可能会有些感觉头晕,我会尽量慢慢地扶起您,您有任何不适立即告知我	摆体位	护士身体要紧贴病床,注意节力,必要时护士可根据自身身高调节床面的高度,尽量使用大的肌群,减少腰背部的负荷	1. 动作熟练度 2. 人文关怀 3. 安全防护意识
	协助/嘱患者双臂抱住操作者颈部或在胸前交叉		手位		
	操作者将一前臂从患者颈下穿过,抱住患者肩部,与另一臂形成合力				
	将/嘱患者头部枕于操作者前臂,操作者身体紧贴病床,缓慢将患者扶起		坐起		
	观察并询问患者有无头晕等不适		观察		
	健康教育 与患者做好沟通及相关宣教		健康宣教		
	整理用物 整理床铺,病床周围物品摆放有序	用物依据《消毒技术规范》和《医疗废物管理条例》做相应处理			
	洗手记录 洗手,必要时记录				
	操作结束	报告操作完毕			
评价	**操作** 查对无误,操作规范熟练、安全有效,记录及时准确				
	沟通 仪态大方,关爱患者,评估解释准确,治疗性沟通有效,健康宣教到位,满足患者需求				
	防护 遵循节力原则,安全防护意识强,无意外				
	时间 5分钟			每超时30秒减1分	

32 协助患者站立

学习目标

1. 素质目标：培养关心、爱护、尊重患者的职业素质及团队协作意识。
2. 能力目标：具备协助患者站立的能力。
3. 知识目标：掌握协助患者站立的评估要点及护理方法。
4. 思政目标：培养关爱患者、爱岗敬业的职业素养。

案 例

王××，女，68岁，高血压病史5年。半个月前因脑出血，术后出现右侧肢体无力，不能站立，开步困难，并伴有右侧口角歪斜、口齿不清症状。患者认知功能良好，查体配合。现遵医嘱对其进行床上活动训练、转移训练、日常生活活动能力训练。

思维导图

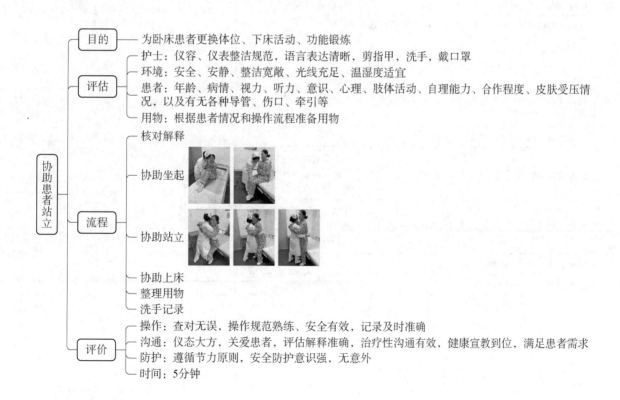

- **协助患者站立**
  - **目的**
    - 为卧床患者更换体位、下床活动、功能锻炼
  - **评估**
    - 护士：仪容、仪表整洁规范，语言表达清晰，剪指甲，洗手，戴口罩
    - 环境：安全、安静、整洁宽敞、光线充足、温湿度适宜
    - 患者：年龄、病情、视力、听力、意识、心理、肢体活动、自理能力、合作程度、皮肤受压情况，以及有无各种导管、伤口、牵引等
    - 用物：根据患者情况和操作流程准备用物
  - **流程**
    - 核对解释
    - 协助坐起
    - 协助站立
    - 协助上床
    - 整理用物
    - 洗手记录
  - **评价**
    - 操作：查对无误，操作规范熟练、安全有效，记录及时准确
    - 沟通：仪态大方，关爱患者，评估解释准确，治疗性沟通有效，健康宣教到位，满足患者需求
    - 防护：遵循节力原则，安全防护意识强，无意外
    - 时间：5分钟

操作标准

项目	步骤	沟通	操作要点	评分要点	考点
目的	为卧床患者更换体位、下床活动、功能锻炼	报告操作开始，护士自我介绍、报告操作项目名称			
评估	**护士** 仪容、仪表整洁规范，语言表达清晰，剪指甲，洗手，戴口罩	报告评估结果：护士仪表整洁规范，洗手、戴口罩；患者知晓并愿意配合操作；环境整洁、明亮；用物齐全完好	评估、检查用物	1. 规定时间内完成备物 2. 物品准备齐全 3. 符合护士仪表	1. 护士职业要求 2. 评估水平
评估	**环境** 安全、安静、整洁宽敞、光线充足、温湿度适宜				
评估	**患者** 年龄、病情、视力、听力、意识、心理、肢体活动、自理能力、合作程度、皮肤受压情况，以及有无各种导管、伤口、牵引等				
评估	**用物** 腰带、拐杖、卫生纸、洗手用物				
流程	**核对解释** 携用物至床旁，核对床号、姓名，向患者解释，告知患者操作目的及注意事项，取得合作	您好，请告诉我您的床号、姓名，一会儿我协助您在床边站立，好吗	核对解释	核对准确 沟通有效	沟通能力
流程	**协助坐起** 按照"协助患者坐起"的步骤协助患者坐起		协助坐起		
流程	协助/嘱患者双腿屈曲	您好，您若感觉头晕、腿软、出虚汗等不适，立即告诉我	安置体位	长期卧床患者初次站立时，可能会发生直立性低血压，护士要密切观察患者的反应。若患者主诉头晕、腿软、出虚汗等，要及时协助患者上床，并将患者重点交班	1. 人文关怀 2. 应变能力 3. 动作熟练度 4. 安全防护意识
流程	操作者一手扶住患者对侧肩部，一手从患者膝下穿过		正确手位		
流程	协助患者双腿下垂坐立床边，观察/询问患者有无头晕等不适		双腿下垂		
流程	为患者穿鞋				
流程	**协助站立** 协助/嘱患者双脚内收踩地，观察/询问患者有无头晕等不适		穿鞋着地		
流程	操作者两脚前后分开站立，前脚放在患者的两脚之间		脚位		
流程	嘱患者双手抱住操作者肩部，操作者半蹲，抱住患者腰部				
流程	操作者起立，协助患者站立，观察/询问患者有无头晕、腿软等不适		站立	不可钝角着地	
流程	与患者做好沟通及相关宣教				
流程	**协助上床** 协助患者上床后取合适体位	今天就锻炼到这吧，身体的康复需要循序渐进，我协助您上床休息			
流程	**整理用物** 整理床铺，病床周围物品摆放有序	用物依据《消毒技术规范》和《医疗废物管理条例》做相应处理			
流程	**洗手记录** 洗手、必要时记录				
流程	操作结束	报告操作完毕			
评价	**操作** 查对无误，操作规范熟练、安全有效，记录及时准确				
评价	**沟通** 仪态大方，关爱患者，评估解释准确，治疗性沟通有效，健康宣教到位，满足患者需求				
评价	**防护** 遵循节力原则，安全防护意识强，无意外				
评价	**时间** 5分钟			每超时30秒减1分	

33 协助患者行走

学习目标

1. 素质目标:培养关心、爱护、尊重患者的职业素质及团队协作意识。
2. 能力目标:具备协助患者行走的能力。
3. 知识目标:掌握协助患者行走的方法、注意事项。
4. 思政目标:培养关爱患者、爱岗敬业的职业素养。

案 例

王××,女,68岁,高血压病史5年。半个月前因脑出血,术后出现右侧肢体无力,不能站立,开步困难,并伴有右侧口角歪斜、口齿不清症状。患者认知功能良好,查体配合。现遵医嘱对其进行床上活动训练、转移训练、日常生活活动能力训练。

思维导图

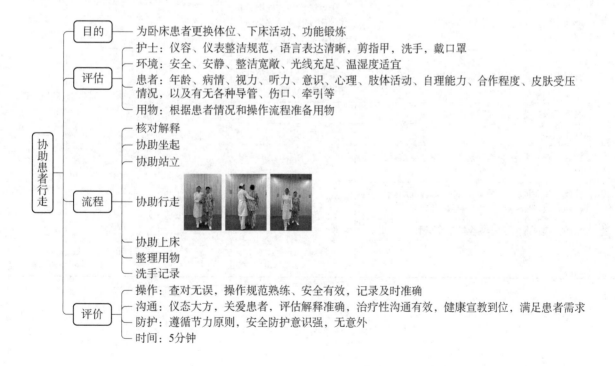

协助患者行走
- 目的 —— 为卧床患者更换体位、下床活动、功能锻炼
- 评估
  - 护士:仪容、仪表整洁规范,语言表达清晰,剪指甲,洗手,戴口罩
  - 环境:安全、安静、整洁宽敞、光线充足、温湿度适宜
  - 患者:年龄、病情、视力、听力、意识、心理、肢体活动、自理能力、合作程度、皮肤受压情况,以及有无各种导管、伤口、牵引等
  - 用物:根据患者情况和操作流程准备用物
- 流程
  - 核对解释
  - 协助坐起
  - 协助站立
  - 协助行走
  - 协助上床
  - 整理用物
  - 洗手记录
- 评价
  - 操作:查对无误,操作规范熟练、安全有效,记录及时准确
  - 沟通:仪态大方,关爱患者,评估解释准确,治疗性沟通有效,健康宣教到位,满足患者需求
  - 防护:遵循节力原则,安全防护意识强,无意外
  - 时间:5分钟

操作标准

项目	步骤	沟通	操作要点	评分要点	考点
目的	为卧床患者更换体位、下床活动、功能锻炼	报告操作开始,护士自我介绍、报告操作项目名称			
评估	**护士** 仪容、仪表整洁规范,语言表达清晰,剪指甲,洗手,戴口罩	报告评估结果:护士仪表整洁规范,洗手、戴口罩;患者知晓并愿意配合操作;环境整洁、明亮;用物齐全完好	评估、检查用物	1. 规定时间内完成备物 2. 物品准备齐全 3. 符合护士仪表	1. 护士职业要求 2. 评估水平
评估	**环境** 安全、安静、整洁宽敞、光线充足、温湿度适宜				
评估	**患者** 年龄、病情、视力、听力、意识、心理、肢体活动、自理能力、合作程度、皮肤受压情况,以及有无各种导管、伤口、牵引等				
评估	**用物** 腰带、拐杖、卫生纸、洗手用物				
流程	**核对解释** 携用物至床旁,核对床号、姓名,向患者解释,告知患者操作目的及注意事项,取得合作	您好,请告诉我您的床号、姓名,一会儿我协助您下床活动活动,好吗	核对解释		沟通能力
流程	**协助坐起** 按照"协助患者坐起"的要求协助患者坐起				
流程	**协助站立** 按照"协助患者站立"的要求协助患者站立				
流程	**协助行走** 操作者站于患者患侧	您好,我数"1、2、3"我们一起迈步,您行走时若感觉头晕、腿软、出虚汗等不适,立即告知我	保护患侧	使用拐杖者,拐杖的长短要适宜,拐杖与身体的夹角约30°为宜,角度太大则容易摔倒	1. 动作熟练度 2. 人文关怀 3. 安全防护意识
流程	操作者扶住患者的患侧上肢或腰部		手位		
流程	与患者行走频率一致行走		频率一致		
流程	观察并询问患者有无乏力等不适		观察		
流程	与患者做好沟通及相关宣教		健康宣教		
流程	**协助上床** 协助患者上床后取合适体位	今天就锻炼到这儿吧,身体的康复需要循序渐进,我协助您上床休息			
流程	**整理用物** 整理床铺,病床周围物品摆放有序	用物依据《消毒技术规范》和《医疗废物管理条例》做相应处理			防护意识
流程	**洗手记录** 洗手,必要时记录				
流程	操作结束	报告操作完毕			
评价	**操作** 查对无误,操作规范熟练、安全有效,记录及时准确				
评价	**沟通** 仪态大方,关爱患者,评估解释准确,治疗性沟通有效,健康宣教到位,满足患者需求				
评价	**防护** 遵循节力原则,安全防护意识强,无意外				
评价	**时间** 5分钟			每超时30秒减1分	

34 协助患者如厕

学习目标

1. 素质目标:充分认识帮助患者养成规律如厕的重要意义,培养吃苦耐劳的职业品质。
2. 能力目标:具备协助行走不便的患者如厕的能力。
3. 知识目标:掌握影响排便的环境因素和应用的便器种类。
4. 思政目标:培养关爱患者、爱岗敬业的职业素养。

案 例

张××,男,45岁,因行胃癌术后3天。护士小李协助患者如厕。

思维导图

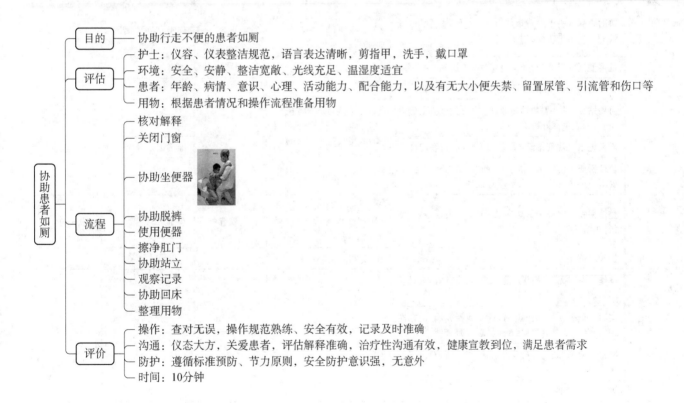

- 目的 —— 协助行走不便的患者如厕
- 评估
  - 护士:仪容、仪表整洁规范,语言表达清晰,剪指甲,洗手,戴口罩
  - 环境:安全、安静、整洁宽敞、光线充足、温湿度适宜
  - 患者:年龄、病情、意识、心理、活动能力、配合能力,以及有无大小便失禁、留置尿管、引流管和伤口等
  - 用物:根据患者情况和操作流程准备用物
- 流程
  - 核对解释
  - 关闭门窗
  - 协助坐便器
  - 协助脱裤
  - 使用便器
  - 擦净肛门
  - 协助站立
  - 观察记录
  - 协助回床
  - 整理用物
- 评价
  - 操作:查对无误,操作规范熟练、安全有效,记录及时准确
  - 沟通:仪态大方,关爱患者,评估解释准确,治疗性沟通有效,健康宣教到位,满足患者需求
  - 防护:遵循标准预防、节力原则,安全防护意识强,无意外
  - 时间:10分钟

协助患者如厕

操作标准

项目	步　骤	沟　通	操作要点	评分要点	考　点
目的	协助行走不便的患者如厕	报告操作开始,护士自我介绍,报告操作项目名称			
评估	**护士** 仪容、仪表整洁规范,语言表达清晰,剪指甲,洗手,戴口罩	报告评估结果:护士仪表整洁规范,洗手、戴口罩;患者知晓并愿意配合操作;环境整洁、明亮;用物齐全完好	评估、检查用物	1. 规定时间内完成备物 2. 用物准备齐全 3. 用物放置合理 4. 符合护士仪表	1. 用物是否齐全 2. 是否评估病情、意识、自理能力 3. 严格查对
	环境 安全、安静、整洁宽敞、光线充足、温湿度适宜				
	患者 年龄、病情、意识、心理、活动能力、配合能力,以及有无大小便失禁、留置尿管、引流管和伤口等				
	用物 卫生纸、洗手用物				
流程	**核对解释** 携用物至床旁,核对,告知患者操作目的、配合方法及注意事项	您好,请告诉我您的床号、姓名,一会儿我协助您上个厕所,好吗	核对解释	与患者沟通流畅,了解其感受及需求	1. 动作熟练度 2. 人文关怀 3. 安全防护意识
	关闭门窗 调节室温至22~26℃,拉上窗帘或使用屏风遮挡		保护隐私		
	协助坐便器 按照"协助患者坐起"的要求协助患者坐起	您好,我协助您慢慢坐起来,然后站起来,我们坐到便器上,如果有不舒服及时告诉我,好吗	协助患者坐起、站立、行走、坐在便器上	患者没有头晕	
	按照"协助患者站立"的要求协助患者站立				
	按照"协助患者行走"的要求协助患者行走				
	按照"协助患者坐轮椅"的要求协助患者坐在便器上				
	协助脱裤 护士上身抵住患者,一手扶住腋下(或腰部),另一手协助脱下裤子	您好,您扶好扶手,我在门口等您,有需要及时叫我	尊重患者	保暖、保护隐私	1. 工作的条理性 2. 安全意识 3. 人文关怀
	使用便器 患者坐在便器上,手扶于扶手上	您好,我协助您回床休息,有需要您就按呼叫器,我也会过来看您的	扶好扶手	患者放松	
	擦净肛门 排便结束后用卫生纸擦干净会阴部		顺序	无污染	
	协助站立 按照"协助患者站立"的要求协助患者站立,为患者穿好裤子				
	观察记录 观察排泄物的色、量、性状,做好记录			准确记录	
	协助回床 协助患者洗手;按照"协助患者行走"的要求协助患者行走、回床,取舒适体位				
	整理用物 整理床单位、撤去屏风、开窗通风,倾倒污秽、清洗坐便器	依据《消毒技术规范》和《医疗废物管理条例》做相应处理	有序放置	注重患者感受	防护意识
	操作结束	报告操作完毕			
评价	**操作** 查对无误,操作规范熟练、安全有效,记录及时准确				
	沟通 仪态大方,关爱患者,评估解释准确,治疗性沟通有效,健康宣教到位,满足患者需求				
	防护 遵循标准预防、节力原则,安全防护意识强,无意外				
	时间 10分钟				

35 步行器的使用

案 例

王阿姨,58 岁,急性脑卒中恢复期。医生建议日常活动时使用步行器并有人陪伴,防止摔跤等意外发生。

思维导图

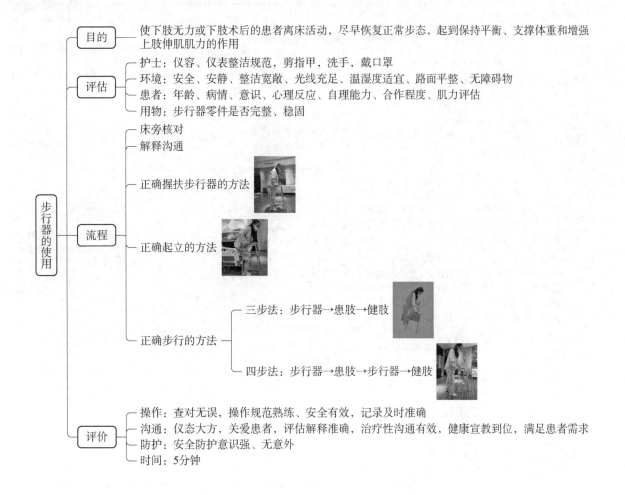

- 步行器的使用
  - 目的：使下肢无力或下肢术后的患者离床活动,尽早恢复正常步态,起到保持平衡、支撑体重和增强上肢伸肌肌力的作用
  - 评估
    - 护士：仪容、仪表整洁规范,剪指甲,洗手,戴口罩
    - 环境：安全、安静、整洁宽敞、光线充足、温湿度适宜、路面平整、无障碍物
    - 患者：年龄、病情、意识、心理反应、自理能力、合作程度、肌力评估
    - 用物：步行器零件是否完整、稳固
  - 流程
    - 床旁核对
    - 解释沟通
    - 正确握扶步行器的方法
    - 正确起立的方法
    - 正确步行的方法
      - 三步法：步行器→患肢→健肢
      - 四步法：步行器→患肢→步行器→健肢
  - 评价
    - 操作：查对无误,操作规范熟练、安全有效,记录及时准确
    - 沟通：仪态大方,关爱患者,评估解释准确,治疗性沟通有效,健康宣教到位,满足患者需求
    - 防护：安全防护意识强、无意外
    - 时间：5分钟

操作标准

项目	步骤	沟通	操作要点	评分要点	考点
目的	使下肢无力或下肢术后的患者离床活动,尽早恢复正常步态,起到保持平衡、支撑体重和增强上肢伸肌肌力的作用	报告操作开始,护士自我介绍、报告操作项目名称			
评估	**护士** 仪容、仪表整洁规范,剪指甲,洗手,戴口罩 **环境** 安全、安静、整洁宽敞,光线充足,温湿度适宜、路面平整、无障碍物 **患者** 年龄、病情、意识、心理反应、自理能力、合作程度、肌力评估 **用物** 步行器	报告评估结果:护士着装整洁,已修剪指甲、洗手;环境整洁,路面平整,无障碍物;患者知晓操作并愿意配合;操作用物已准备齐全、步行器零件完整、稳固	评估、检查用物	1. 规定时间内完成备物 2. 物品准备齐全 3. 物品放置合理 4. 符合护士仪表	1. 床挡是否拉起 2. 严格查对 3. 是否评估双上肢和双下肢肌力等级
流程	操作开始				
	床旁核对 携用物至床旁,核对 **解释沟通** 向患者解释操作目的,使用方法等,取得患者的配合	您好,您现在正处于恢复的重要阶段,一会儿我协助您进行步行器的锻炼			
	正确握扶步行器的方法 检查步行器是否完好,螺丝是否松动,支脚垫是否完好适用,高度是否合适,正确摆放步行器 放松肩膀 紧握步行器两旁的扶手 保持正立姿势	步行器已经放好,您做好准备了吗 不要着急,您先试一下,寻找一个合适的握扶姿势和位置	检查方法 保护措施得当	态度	1. 安全性检查 2. 工作的条理性
	正确起立的方法 将步行器放于正前方 一手放在步行器架子上,另一手按在椅面或床面 臀部前移,双膝微曲 重心倾向前然后起立	您刚才做得很好,现在您慢慢地借助步行器尝试站起来	保护措施	动作不要过快,给予适应期	1. 动作熟练度 2. 护士人文关怀 3. 安全防护意识
	正确坐下的方法 慢慢后移,直至双脚接触椅边 按着椅边扶稳慢慢坐下	您已经锻炼了一会儿,身体恢复需要循序渐进。现在您慢慢坐下,进行休息	保护措施		1. 人文关怀 2. 应变能力 3. 安全防护意识
	正确步行的方法 三步法:双手同时将步行器向前移动一步(25~30 cm),患肢抬高后迈出,双手臂伸直支撑身体(患肢遵医嘱决定承重力量),迈出健肢与患肢平行。重复上述步骤前进(步行器—患肢—健肢) 四步法:步行器一侧向前移动一步(25~30 cm),对侧下肢抬高后迈出,落在步行器两后腿连线水平附近;然后步行器另一侧向前移动一步,迈出另一下肢。重复上述步骤前进(步行器—患肢—步行器—健肢)	这是您第 1 次借助步行器进行康复训练,先按照四步走的方法进行行走。后期再进行三步走		1. 态度和蔼 2. 根据患者病情给予合理建议	1. 人文关怀 2. 观察、应变能力 3. 安全防护意识
	记录结果 记录训练过程及结果				
	操作结束	报告操作完毕			
评价	**操作** 查对无误,操作规范熟练、安全有效,记录及时准确 **沟通** 仪态大方,关爱患者,评估解释准确,治疗性沟通有效,健康宣教到位,满足患者需求 **防护** 安全防护意识强、无意外 **时间** 5 分钟				

36 轮椅转运法

学习目标

1. 素质目标:培养"以患者为中心"的爱伤观念及护患沟通能力。
2. 能力目标:具备正确评估患者病情和熟练使用轮椅安全运送患者的能力。
3. 知识目标:掌握轮椅转运患者的方法、目的及注意事项。
4. 思政目标:引导学生树立尊重患者、平等沟通的职业理念。

案 例

王××,女,26岁,因左小腿骨折住院。患者意识清醒,病情稳定,护士小李用轮椅推患者去做检查。

思维导图

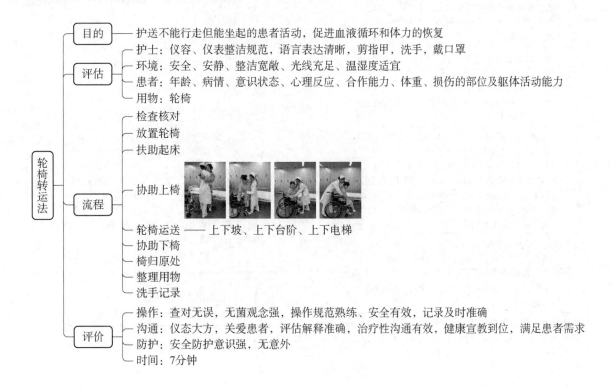

轮椅转运法

- 目的 —— 护送不能行走但能坐起的患者活动,促进血液循环和体力的恢复
- 评估
  - 护士:仪容、仪表整洁规范,语言表达清晰,剪指甲,洗手,戴口罩
  - 环境:安全、安静、整洁宽敞、光线充足、温湿度适宜
  - 患者:年龄、病情、意识状态、心理反应、合作能力、体重、损伤的部位及躯体活动能力
  - 用物:轮椅
- 流程
  - 检查核对
  - 放置轮椅
  - 扶助起床
  - 协助上椅
  - 轮椅运送 —— 上下坡、上下台阶、上下电梯
  - 协助下椅
  - 椅归原处
  - 整理用物
  - 洗手记录
- 评价
  - 操作:查对无误,无菌观念强,操作规范熟练、安全有效,记录及时准确
  - 沟通:仪态大方,关爱患者,评估解释准确,治疗性沟通有效,健康宣教到位,满足患者需求
  - 防护:安全防护意识强,无意外
  - 时间:7分钟

操作标准

项目	步骤	沟通	操作要点	评分要点	考点
目的	护送不能行走但能坐起的患者活动,促进血液循环和体力的恢复	报告操作开始,护士自我介绍、报告操作项目名称			
评估	**护士** 仪容、仪表整洁规范,语言表达清晰,剪指甲,洗手,戴口罩	报告评估结果:护士仪表整洁规范,洗手、戴口罩;患者知晓并愿意配合操作;环境宽敞、无障碍物、地面防滑;用物齐全完好	评估、检查用物	1. 规定时间内完成备物 2. 用物准备齐全 3. 用物放置合理 4. 符合护士仪表	1. 用物是否齐全 2. 严格查对 3. 是否评估病情、意识、自理能力
	环境 安全、安静、整洁宽敞、光线充足、温湿度适宜				
	患者 年龄、病情、意识状态、心理反应、合作能力、体重、损伤的部位及躯体活动能力				
	用物 轮椅、根据需要准备软枕、毛毯等				
流程	**检查核对** 检查轮椅性能,将轮椅推至患者身边;核对姓名,向患者解释,取得合作	您好,请告诉我您的姓名,一会儿我协助您坐轮椅,好吗	检查轮椅	各部件性能完好,保证安全	1. 人文关怀 2. 安全防护意识
	放置轮椅 使椅背与床尾平齐,椅面朝向床头,扳制动闸将轮椅制动,翻起脚踏板		防止轮椅滑动	便于上轮椅	
	扶助起床 扶患者坐起,两脚垂于床沿,嘱患者以手掌撑在床面上维持坐姿,协助患者穿好衣服、裤子及鞋袜	您好,我来协助您上轮椅,您有任何不适及时告诉我	方便患者下床	无眩晕和不适	
	协助上椅 嘱患者将双手置于护士肩上,护士双手环抱患者腰部,协助患者下床;护士协助患者转身,嘱患者用手扶住轮椅扶手,坐于轮椅中;翻下脚踏板,协助患者将脚置于脚踏板上;整理床单位,铺暂空床;观察患者,确定无不适后,放松制动闸,推患者至目的地		嘱患者抓紧轮椅扶手	患者舒适	
	轮椅运送 上坡:护士手握椅背把手均匀用力,两臂保持屈曲,身体前倾,平稳向上推行 下坡:采用倒退下坡的方法,护士叮嘱患者抓紧轮椅扶手,身体靠近椅背,护士握住椅背把手,缓慢倒退行走 上台阶:脚踩轮椅后侧的杠杆,抬起前轮,以两后轮为支点,使前轮翘起移上台阶,再以两前轮为支点,双手抬车带起后轮,平稳地移上台阶 下台阶:采用倒退下台阶的方法,护士叮嘱患者抓紧扶手,提起车把,缓慢地将后轮移到台阶下,再以两后轮为支点,稍稍翘起前轮,轻托轮椅至前轮移至台阶下 上电梯:护士在前,轮椅在后,即轮椅以倒退形式进入电梯,及时原地掉头并刹车制动,护士和患者均背对电梯门 下电梯:确认电梯停稳,松开刹车,仍然以倒退形式退出电梯	您好,您有任何不适及时告诉我	1. 推行过程平稳匀速 2. 叮嘱患者背向后靠,勿向前倾或自行下车 3. 避免长时间坐轮椅,防止压疮	1. 转运过程中,观察患者表现并询问感受 2. 进出门或遇到障碍物时,勿用轮椅撞门或障碍物	1. 工作的条理性 2. 安全防护意识 3. 人文关怀 4. 病情观察能力 5. 沟通能力
	协助下椅 将轮椅推至床尾,使椅背与床平齐,患者面向床头;扳制动闸将轮椅制动,翻起脚踏板;协助患者站起、转身、坐于床沿;协助患者脱鞋及保暖外衣,躺卧舒适,盖好盖被	您好,我协助您下轮椅,不着急,您扶好扶手	利用轮椅扶手、床沿等协助患者站立	防止患者摔倒	1. 工作的条理性 2. 沟通能力 3. 病情观察能力 4. 护理过程安全
	椅归原处 推轮椅回原处放置			便于其他人使用	
	整理用物 整理床单元及处理用物	用物依据《消毒技术规范》和《医疗废物管理条例》做相应处理	避免交叉感染		
	洗手记录 洗手,记录				
	操作结束	报告操作完毕			

（续表）

项目	步骤	沟通	操作要点	评分要点	考点
评价	**操作** 查对无误,操作规范熟练、安全有效,记录及时准确				
	沟通 仪态大方,关爱患者,评估解释准确,治疗性沟通有效,健康宣教到位,满足患者需求				
	防护 安全防护意识强,无意外				
	时间 7分钟				

37 平车转运法

• 学习目标 •

1. 素质目标：培养"以患者为中心"的爱伤观念及护患沟通能力。
2. 能力目标：具备正确评估患者病情及熟练使用平车安全搬运、患者的能力。
3. 知识目标：掌握平车转运法的目的及注意事项。
4. 思政目标：培养关爱患者、爱岗敬业的职业素养。

案 例

姜××，女，61岁，因交通意外事故导致下肢骨折，被救护车送入院。患者意识清醒，面色苍白，体温36.5℃，脉搏110次/min，呼吸25次/min，血压120/70 mmHg。经医生诊查，须收入院治疗。护士小李将患者用平车推入病房。

一、 平车转运法（挪动法）

思维导图

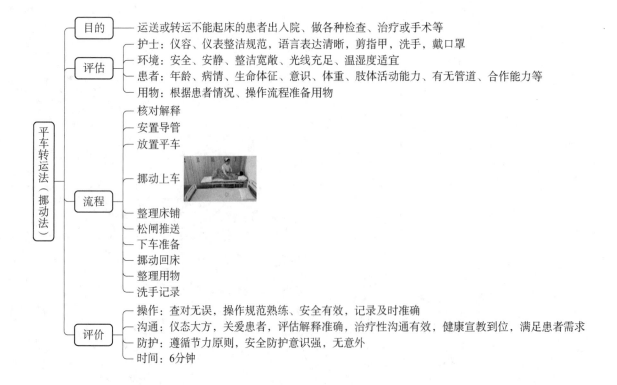

平车转运法（挪动法）

- **目的** —— 运送或转运不能起床的患者出入院、做各种检查、治疗或手术等
- **评估**
  - 护士：仪容、仪表整洁规范，语言表达清晰，剪指甲，洗手，戴口罩
  - 环境：安全、安静、整洁宽敞、光线充足、温湿度适宜
  - 患者：年龄、病情、生命体征、意识、体重、肢体活动能力、有无管道、合作能力等
  - 用物：根据患者情况、操作流程准备用物
- **流程**
  - 核对解释
  - 安置导管
  - 放置平车
  - 挪动上车
  - 整理床铺
  - 松闸推送
  - 下车准备
  - 挪动回床
  - 整理用物
  - 洗手记录
- **评价**
  - 操作：查对无误、操作规范熟练、安全有效，记录及时准确
  - 沟通：仪态大方，关爱患者，评估解释准确，治疗性沟通有效，健康宣教到位，满足患者需求
  - 防护：遵循节力原则，安全防护意识强，无意外
  - 时间：6分钟

操作标准

项目	步 骤	沟 通	操作要点	评分要点	考 点
目的	运送或转运不能起床的患者出入院,做各种检查、治疗或手术等	报告操作开始,护士自我介绍,报告操作项目名称	评估、检查用物		
评估	**护士** 仪容、仪表整洁规范,语言表达清晰,剪指甲,洗手,戴口罩	报告评估结果:护士服装整洁,已修剪指甲,洗手;环境干燥整洁、地面平坦;患者知晓操作并愿意配合;操作用物已准备齐全	评估、检查用物	1. 规定时间内完成备物 2. 物品准备齐全 3. 物品放置合理 4. 符合护士仪表	1. 安全意识 2. 严格查对
	环境 安全、安静、整洁宽敞、光线充足、温湿度适宜				
	患者 年龄、病情、生命体征、意识、体重、肢体活动能力、有无管道、合作能力等				
	用物 平车(上铺床单,按季节加铺褥垫,带被套的毛毯或棉被、枕头,两边加有防护栏,有输液架),必要时备大单、中单或木板				
流程	**核对解释** 检查平车性能,将平车推至患者床旁。核对,向患者解释目的及注意事项,取得合作,询问患者是否需要排便	您好,医生给您开了检查单,稍后我推您去做检查	检查平车正确核对有效沟通	1. 有效沟通,取得合作 2. 检查平车,安全意识强	1. 护士精明、灵活 2. 工作的条理性
	安置导管 检查患者所带导管是否通畅,有无脱落、受压或液体逆流				
	放置平车 固定车闸,移开床旁桌、椅,松开盖被,将平车与床纵向靠紧,大轮靠床头;制动车闸或抵住平车	口述:挪动法适用于病情许可、能在床上配合移动的患者			
	挪动上车 指导患者自行挪移至床边,协助患者依次移动上半身、臀部、下半身于平车上,协助患者躺舒适并用盖被围裹好,露出头部,盖被三边向内折,两侧颈部围成衣领状	您先移到床边,随后慢慢将上半身、臀部、下半身移到平车上。您这样躺着舒服吗?要调整一下吗	协助患者上平车的方法	1. 上车顺序 2. 人文关怀	
	整理床铺 整理床单元,铺暂空床,将床旁桌、椅移回原处				1. 工作的条理性 2. 安全意识 3. 人文关怀 4. 速度与协调性
	松闸推送 松平车闸,平稳地推送患者到达指定地点	您好,我现在推您去做检查			
	下车准备 检查结束回病房,移开床旁桌椅,将平车与床纵向靠紧,大轮靠床头;制动车闸或抵住平车				
	挪动回床 松开盖被,指导患者自行向床上挪移,协助患者依次移动下肢、臀部、上半身于床上,协助患者取舒适卧位,询问患者有无不适,做好沟通及相关健康指导	您不要着急,慢慢地将腿部、臀部、上身依次移至床上。您先休息,有需要随时按呼叫器	下车及上床方法	下车及上床肢体的先后顺序	
	整理用物 整理床单元,移回床旁桌、椅,将平车放回原处	用物依据《消毒技术规范》和《医疗废物管理条例》做相应处理			
	洗手记录 洗手,根据患者病情需要,观察并记录患者情况				
	操作结束	报告操作完毕			
评价	**操作** 查对无误,操作规范熟练、安全有效,记录及时准确				
	沟通 仪态大方,关爱患者,评估解释准确,治疗性沟通有效,健康宣教到位,满足患者需求				
	防护 遵循节力原则,安全防护意识强,无意外				
	时间 6分钟				

二、平车转运法（搬运法）

思维导图

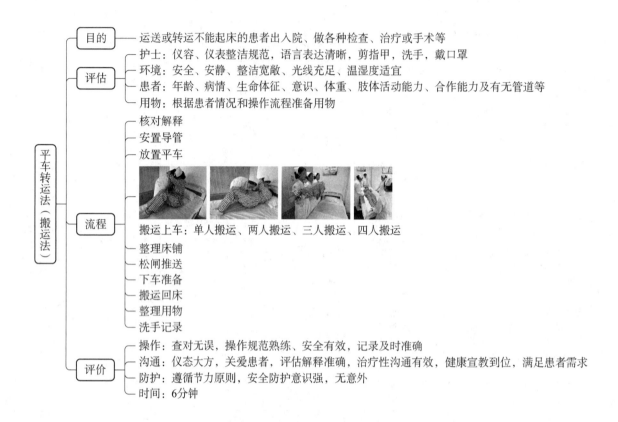

平车转运法（搬运法）

- **目的**：运送或转运不能起床的患者出入院、做各种检查、治疗或手术等
- **评估**
  - 护士：仪容、仪表整洁规范，语言表达清晰，剪指甲，洗手，戴口罩
  - 环境：安全、安静、整洁宽敞、光线充足、温湿度适宜
  - 患者：年龄、病情、生命体征、意识、体重、肢体活动能力、合作能力及有无管道等
  - 用物：根据患者情况和操作流程准备用物
- **流程**
  - 核对解释
  - 安置导管
  - 放置平车
  - 搬运上车：单人搬运、两人搬运、三人搬运、四人搬运
  - 整理床铺
  - 松闸推送
  - 下车准备
  - 搬运回床
  - 整理用物
  - 洗手记录
- **评价**
  - 操作：查对无误，操作规范熟练、安全有效，记录及时准确
  - 沟通：仪态大方，关爱患者，评估解释准确，治疗性沟通有效，健康宣教到位，满足患者需求
  - 防护：遵循节力原则，安全防护意识强，无意外
  - 时间：6分钟

操作标准

项目	步　骤	沟　通	操作要点	评分要点	考　点
目的	运送或转运不能起床的患者出入院,做各种检查、治疗或手术等	报告操作开始,护士自我介绍、报告操作项目名称			
评估	**护士** 仪容、仪表整洁规范,语言表达清晰,剪指甲,洗手,戴口罩	报告评估结果:护士服装整洁,已修剪指甲,洗手;环境干燥整洁、地面平坦;患者知晓操作并愿意配合;操作用物已准备齐全	评估、检查用物	1. 规定时间内完成备物 2. 物品准备齐全 3. 物品放置合理 4. 符合护士仪表	1. 安全意识 2. 严格查对
	环境 安全、安静、整洁宽敞、光线充足、温湿度适宜				
	患者 年龄、病情、生命体征、意识、体重、肢体活动能力、合作能力及有无管道等				
	用物 平车(上铺床单,按季节加铺褥垫,带被套的毛毯或棉被,枕头,两边加有防护栏,有输液架),必要时备大单、中单或木板				

（续表）

项目		步　骤	沟　通	操作要点	评分要点	考　点
流程		**核对解释**　检查平车性能,将平车推至患者床旁。核对,向患者解释目的及注意事项,取得合作,询问患者是否需要排便	您好,医生给您开了检查单,稍后我推您去做检查	检查平车、正确核对、有效沟通	1. 有效沟通,取得合作 2. 妥善固定患者身上的各种导管 3. 安全意识强	1. 护士精明、灵活 2. 工作的条理性
		安置导管　检查患者所带导管是否通畅,有无脱落,受压或液体逆流				
		放置平车　制动床闸,移开床旁桌椅,推平车至床尾,使平车头端与床尾呈钝角,固定车闸	口述:根据患者病情、体重,确定搬运方法			
	搬运上车	**单人搬运法**　松开盖被,协助患者穿衣并协助其移向床沿,护士靠近床沿,协助患者取仰卧屈膝位;一手从患者近侧腋下伸向对侧肩部外侧,另一手托大腿下。嘱患者双臂环绕过护士肩部,双手交叉于护士颈后握紧。护士抱起患者,转身移步至平车,将患者轻放于平车中部,协助患者躺舒适并用盖被围裹好,露出头部,盖被三边向内折,两侧颈部围成衣领状	口述:此法适用于儿科患者,上肢活动自如、体重较轻、不能自行移动的患者 您好,我先帮助您穿好衣服,然后您平躺好,并将双膝屈起来。为安全考虑,您用双手搂紧我脖颈,我将您抱至平车上	单人搬运患者上平车的方法	1. 患者的卧位 2. 搬运固定的位置 3. 动作轻柔、准确 4. 团队合作能力 5. 安全防护意识 6. 患者保暖舒适	1. 工作的条理性 2. 安全意识 3. 人文关怀
		两人搬运法　松开盖被,护士甲协助患者穿衣并协助其移向床沿,取仰卧位;护士甲、乙按身高顺序站在床的同侧,靠近床沿,协助患者将双手交叉于胸前。护士甲一手臂托患者头、颈、肩部,另一手从腰下伸至对侧并固定;护士乙一手托臀部,另一手托腘窝。由一名护士发出口令,二人同时合力抬起患者,使患者身体向护士侧倾斜,二人同时转身移步至平车,将患者轻放于平车中部。协助患者躺舒适并用盖被围裹好,露出头部,盖被三边向内折,两侧颈部围成衣领状	口述:此法适用于不能活动,体重较重的患者 您好,现在我们帮助您穿好衣服,并慢慢移向床沿,准备好了吗?我们两个一起将您抱至平车上	两人搬运患者上平车的方法		
		三人搬运法　松开盖被,护士甲协助患者穿衣并协助其移向床沿,取仰卧位;护士甲、乙、丙按身高顺序站在床的同侧,靠近床沿,协助患者将双手交叉于胸前。护士甲分别托住患者头、颈、肩背部;护士乙分别托住患者腰部和臀部;护士丙分别托住患者腘窝和小腿部。由一名护士发出口令,三人同时合力抬起患者,使患者身体向护士侧倾斜,同时转身移步至平车,将患者轻放于平车中部。协助患者躺舒适并用盖被围裹好,露出头部,盖被三边向内折,两侧颈部围成衣领状	口述:此法适用于病情较重、不能活动或体重超重的患者 您好,现在我们帮助您穿好衣服,并慢慢移向床沿。准备好了吗?我们一起将您抱至平车上	三人搬运患者上平车的方法		
		四人搬运法　松开盖被,在患者腰部、臀部下面铺大单或帆布中单;将平车与床纵向靠紧,平车大轮靠床头,制动车闸。护士甲站于床头,握紧大单头端或托住患者的头、颈、肩部;护士乙站于床尾,握紧大单尾端或托住患者的双腿;护士丙、丁分别站于病床和平车两侧,紧握大单四角。由护士甲发出口令,四人同时合力抬起患者,使患者身体向护士侧倾斜,四人同时转身移步至平车,将患者轻放于平车中部。协助患者躺舒适并用盖被围裹好,露出头部,盖被三边向内折,两侧颈部围成衣领状	口述:此法适用于颈椎、腰椎骨折或病情较重的患者,以及颅脑损伤、颌面部外伤和昏迷患者,头偏向一侧 您好,现在我们给您铺一下单子,便于稍后的搬运。您不要紧张,我们会共同配合将您移向平车上	四人搬运患者上平车的方法		
		整理床铺　铺床呈暂空床,将床旁桌椅移回原处				
		松闸推送　松平车闸,平稳地推患者到达指定地点	您好,您这样躺着舒服吗?要调整一下吗?我现在推您去做检查	推车平稳		
		下车准备　检查结束回病房,移开床旁桌椅,推平车至床尾,使平车头与床尾呈钝角;固定车闸				

（续表）

项　目	步　　骤	沟　　通	操作要点	评分要点	考　　点
流 程	**单人搬运法**　松开盖被，协助患者移向车沿，护士靠近车沿，协助患者取仰卧屈膝位，一手从患者近侧腋下伸至对侧肩部外侧，另一手托臀下。嘱患者双臂环绕过护士肩部，双手交叉于护士颈后握紧。护士抱起患者，转身移步至床旁，将患者轻放于床上，协助患者取舒适卧位，盖好盖被	现在您像刚才一样，平躺好，并将双膝屈起来，为安全考虑，您还是用双手搂紧我脖颈，我将您抱回床上。您先休息，有需要随时按呼叫器	下平车方法	1. 患者的卧位 2. 搬运固定的位置 3. 安全意识 4. 团队合作能力	1. 人文关怀 2. 安全防护意识
	两人搬运法　松开盖被，护士甲协助患者移向车沿，取仰卧位；护士甲、乙站在车的近床侧，靠近车沿，将患者双手交叉置于胸前。护士甲一手臂托患者头、颈、肩部，另一手从腰下伸至对侧并固定，护士乙一手托臀部，另一手托腘窝；由一名护士发出口令，二人同时抬起，患者身体向护士侧倾斜同时转身移步至床旁，将患者轻放于床上，协助患者取舒适卧位，盖好盖被	您好，现在我帮助您慢慢移向车沿处。您准备好了吗？现在我们两个将帮助您回到床上。您先休息，有需要随时按呼叫器			
	三人搬运法　松开盖被，护士甲协助患者移向车沿，取仰卧位；护士甲、乙、丙站在平车同侧，靠近平车；协助患者将双手交叉于胸前。护士甲分别托住患者头、颈、肩部；护士乙分别托住患者腰部和臀部；护士丙分别托住患者腘窝和小腿部。由一名护士发出口令，三人同时合力抬起患者，使患者身体向护士侧倾斜，同时转身移步至床旁，将患者轻放于床上。协助患者取舒适卧位，盖好盖被	您好，现在我们帮助您慢慢移向车沿处。您准备好了吗？现在我们将帮助您回到床上。您先休息，有需要随时按呼叫器			
	四人搬运法　松开盖被，在患者腰部、臀部下面铺帆布单或大单。将平车与床纵向靠紧；平车大轮靠床头，固定车闸。护士甲站于床头，握紧大单头端或托住患者的头、颈、肩部；护士乙站于床尾，握紧大单尾端或托住患者的双腿；护士丙、丁分别站于床和平车两侧，握紧大单四角。由护士甲发出口令，四人同时合力抬起患者，使患者身体向护士侧倾斜，四人同时转身移步至床旁，将患者轻放于床上。协助患者取舒适卧位，盖好盖被	您好，现在检查结束了，我们给您铺一下单子，便于稍后的搬运。准备好了吗？我们会共同配合将您移至床上。您先休息，有需要随时按呼叫器			
	整理用物　整理床单元，询问患者感受，并观察患者病情，检查管路有无牵拉脱出、伤口情况，有异常情况及时处理或报告责任护士。移回床旁桌、椅，将平车放回原处	用物依据《消毒技术规范》和《医疗废物管理条例》做相应处理		1. 病床周围物品有序摆放 2. 询问患者感受、有无不适及需求	
	洗手记录　洗手，根据患者病情需要，观察并记录患者情况				
	操作结束	报告操作完毕			
评 价	**操作**　查对无误，操作规范熟练、安全有效，记录及时准确				
	沟通　仪态大方，关爱患者，评估解释准确，治疗性沟通有效，健康宣教到位，满足患者需求				
	防护　遵循节力原则，安全防护意识强，无意外				
	时间　6分钟				

38 约束带的使用

学习目标

1. 素质目标:具备扎实的专业知识、过硬的基础护理技能及以人为本的人文素质。
2. 能力目标:具备根据患者病情选取适当保护具的能力,以确保患者安全。
3. 知识目标:掌握保护具使用的适应证、使用方法及注意事项。
4. 思政目标:培养关爱患者、爱岗敬业的职业素养。

案 例

王××,女,41岁,晚期妊娠,突然惊厥发作,双眼凝视,牙关紧闭,四肢抖动,全身肌张力高。测体温37.1℃,心率96次/min,呼吸28次/min,血压165/115 mmHg。遵医嘱给予使用约束带以保护患者。

思维导图

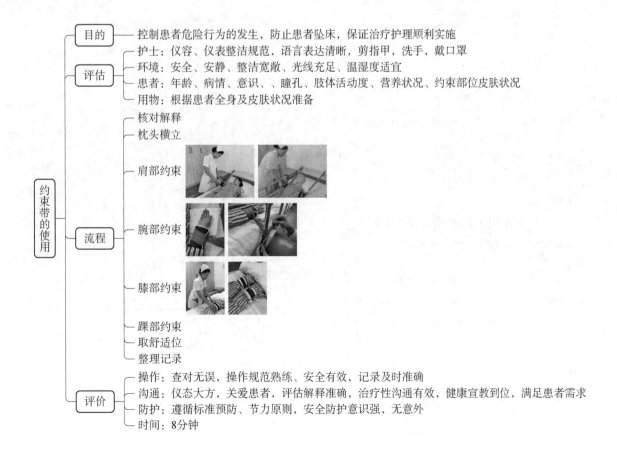

约束带的使用

- 目的:控制患者危险行为的发生,防止患者坠床,保证治疗护理顺利实施
- 评估
  - 护士:仪容、仪表整洁规范,语言表达清晰,剪指甲,洗手,戴口罩
  - 环境:安全、安静、整洁宽敞、光线充足、温湿度适宜
  - 患者:年龄、病情、意识、、瞳孔、肢体活动度、营养状况、约束部位皮肤状况
  - 用物:根据患者全身及皮肤状况准备
- 流程
  - 核对解释
  - 枕头横立
  - 肩部约束
  - 腕部约束
  - 膝部约束
  - 踝部约束
  - 取舒适位
  - 整理记录
- 评价
  - 操作:查对无误,操作规范熟练、安全有效,记录及时准确
  - 沟通:仪态大方,关爱患者,评估解释准确,治疗性沟通有效,健康宣教到位,满足患者需求
  - 防护:遵循标准预防、节力原则,安全防护意识强,无意外
  - 时间:8分钟

操作标准

项目	步骤	沟通	操作要点	评分要点	考点
目的	控制患者危险行为的发生,避免伤害他人或自伤;防止意识障碍、谵妄、躁动患者坠床;保证治疗护理顺利实施	报告操作开始,护士自我介绍,报告操作项目名称			
评估	**护士**　仪容、仪表整洁规范,语言表达清晰,剪指甲,洗手,戴口罩	报告评估结果:护士仪表整洁规范,洗手、戴口罩;患者家属已知晓并愿意配合操作;环境整洁、明亮;用物齐全完好	1. 根据评估结果决定需要使用保护具的种类和时间 2. 严格掌握保护具应用的适应证,维护患者自尊	1. 规定时间内完成备物 2. 物品准备齐全 3. 物品放置合理 4. 符合护士仪表 5. 评估患者病情全面	1. 严格查对 2. 评估水平
评估	**环境**　安全、安静、整洁宽敞、光线充足、温湿度适宜				
评估	**患者**　年龄、病情、意识、瞳孔、肢体活动度、营养状况、约束部位皮肤状况				
评估	**用物**　治疗盘内放:宽绷带、剪刀、棉垫(根据不同部位准备 6 块)、筒式约束带 1 对(用布制成宽 8 cm、长 120 cm)、膝部约束带(用布制成宽 10 cm、长 250 cm)				
流程	操作开始			根据合作程度的不同,选择不同的沟通方式给予相应的处理	
流程	(口述)高热、谵妄、昏迷、躁动等意识不清的患者易发生坠床、撞伤、抓伤而加重病情,甚至危及生命。为防止这些意外的发生,必须采取必要的保护措施,以确保患者安全	您好,请问您是王××的家属吗? 为了保证患者的安全,现在需要使用约束带,请您配合			
流程	**核对解释**　携用物至床旁,核对,解释		核对	正确核对	
流程	**枕头横立**　将一枕横于床头		枕头在头部中央	保护头部到位	
流程	**肩部约束**　将盖被退至上腹部,给患者用筒式约束带固定肩部,主要是限制其坐起	现在使用的是肩部约束带,主要是为了防止坐起	固定肩部	使用约束带时,带下应垫衬垫,固定须松紧适宜	
流程	肩部套上袖筒				
流程	腋窝衬棉垫		腋窝保证舒适		
流程	两袖筒上的细带子在胸前打结固定,盖好盖被		系于床头的带子需与肩宽相平并系牢		
流程	下面 2 条粗宽的长带系于床头			固定牢固	
流程	**腕部约束**　应用宽绷带约束主要是限制患者的肢体活动,常用于手腕部和踝部	您好,现在使用的是腕部约束带,限制肢体活动	以不脱出和不影响肢体血液循环为度	固定松紧适宜	1. 病情观察能力 2. 对异常情况的处置能力 3. 动作节力 4. 护理过程安全 5. 沟通能力 6. 体现人文关怀
流程	打好双套结,用棉垫包裹手腕				
流程	将双套结套于棉垫外稍拉紧				
流程	将带子系于床沿上		系两个结		
流程	**膝部约束**　用膝部约束带固定双膝,限制患者下肢活动	您好,现在使用的是膝部约束带,限制下肢活动	露出膝部	安全有效	
流程	移开床旁椅离床约 50 cm,松开床尾盖被并上拉,露出膝部				
流程	棉垫置两膝盖上,约束带横放在棉垫上				
流程	宽带下的两头带各缚住两侧膝关节				
流程	两头带的结打于膝关节的外侧				
流程	将宽带的两端系于床缘		系 2 个结		
流程	**踝部约束**　需要时同腕部约束法约束踝部	您好,现在使用的是踝部约束带			
流程	**取舒适位**　根据病情协助患者取合适体位;盖好盖被,移回床旁椅		肢体处于功能位置		

（续表）

项目	步 骤	沟 通	操作要点	评分要点	考 点
流 程	**整理记录** 再次核对，清理用物；洗手，将治疗盘送回处置室；记录使用保护具的原因、时间，每次观察结果，相应的护理措施，解除约束的时间	用物依据《消毒技术规范》和《医疗废物管理条例》做相应处理	记录内容客观、准确、及时、完整	注意观察受约束部位的血液循环，约15分钟1次；定时松解，约2小时1次	
	为防止患者抓伤、拔管、抓敷料等，可戴约束手套；对有可能坠床的患者，可使用床挡；对肢体怕压、烧伤的患者，可用支被架支起盖被	口述		保护具只能短期使用，用时使肢体处于功能位置，并协助患者翻身，保证患者安全、舒适	
	操作结束	报告操作完毕			
评 价	**操作** 查对无误，操作规范熟练、安全有效，记录及时准确				
	沟通 仪态大方，关爱患者，评估解释准确，治疗性沟通有效，健康宣教到位，满足患者需求				
	防护 遵循标准预防、节力原则，安全防护意识强，无意外				
	时间 8分钟				

39 冰袋或冰囊、冰帽的使用

案 例

刘××,女,34 岁,因"急性肺炎"入院。测体温 39.5 ℃,脉搏 108 次/min,呼吸 21 次/min,血压 110/70 mmHg。护士小李遵医嘱给予冰袋降温、减轻患者的不适。

思维导图

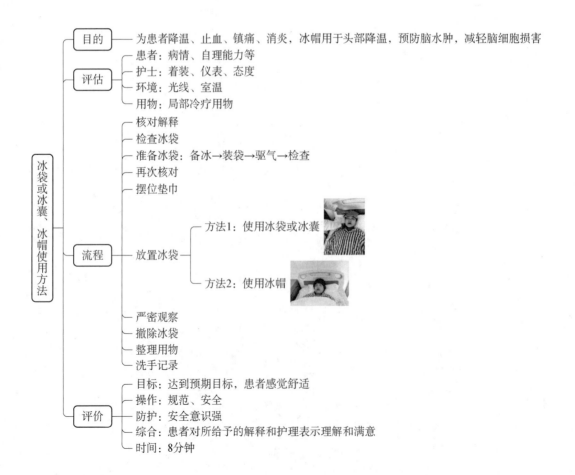

- 目的——为患者降温、止血、镇痛、消炎,冰帽用于头部降温,预防脑水肿,减轻脑细胞损害
- 评估
  - 患者:病情、自理能力等
  - 护士:着装、仪表、态度
  - 环境:光线、室温
  - 用物:局部冷疗用物
- 流程
  - 核对解释
  - 检查冰袋
  - 准备冰袋:备冰→装袋→驱气→检查
  - 再次核对
  - 摆位垫巾
  - 放置冰袋
    - 方法1:使用冰袋或冰囊
    - 方法2:使用冰帽
  - 严密观察
  - 撤除冰袋
  - 整理用物
  - 洗手记录
- 评价
  - 目标:达到预期目标,患者感觉舒适
  - 操作:规范、安全
  - 防护:安全意识强
  - 综合:患者对所给予的解释和护理表示理解和满意
  - 时间:8分钟

冰袋或冰囊、冰帽使用方法

操作标准

项目	步骤	沟通	操作要点	评分要点	考点
目的	为患者降温,减轻不适。冰帽用于头部降温,预防脑水肿,减轻脑细胞损害	报告操作开始,护士自我介绍、报告操作项目名称			
评估	**护士** 仪容、仪表整洁规范,语言表达清晰,剪指甲,洗手,戴口罩	报告评估结果:护士仪表整洁规范,洗手、戴口罩;患者知晓并愿意配合操作;环境整洁、明亮;用物齐全完好	评估、检查用物	1. 规定时间内完成备物 2. 用物准备齐全 3. 用物放置合理 4. 符合护士仪表	1. 用物是否齐全 2. 严格查对 3. 是否评估病情、意识、自理能力
评估	**环境** 安全、安静、整洁宽敞、光线充足、温湿度适宜、屏风遮挡				
评估	**患者** 年龄、病情、意识状态、心理反应、自理能力、合作能力、营养状况、感觉功能、循环排泄				
评估	**用物** 1. 治疗车上层:执行单、手消毒液、治疗盘内置:冰袋、冰囊或冰帽及布套、冰块约1 kg、木槌、帆布袋、漏勺、小毛巾、治疗巾、海绵垫、不脱脂棉球、小垫枕、凡士林纱布、肛表 2. 治疗车下层:水桶、面盆、冷水、医用废物收集袋、生活废物收集袋 3. 必要时:备屏风、体温计、记录本等				
流程	**检查冰袋** 检查冰袋或冰囊有无破损,夹子能否夹紧;检查冰帽有无破损		检查冰袋、冰帽		
流程	**准备冰袋** 1. 备冰:将冰块装入帆布袋内,用木槌砸成小块倒入面盆内,用冷水冲去棱角 2. 装袋:将小冰块装入冰囊或冰囊1/2～2/3满;将小冰块装入冰帽内 3. 驱气:夹紧开口端 4. 检查:擦干冰袋或冰囊外面,检查无漏水,装入布套内;擦干冰帽外面,检查无漏水	您好,为了给您降温减轻不适,要给您使用冰袋。我现在准备冰袋	准备冰袋	准备冰袋的方法	动作熟练度
流程	**核对解释** 携用物至床旁,核对床号、姓名,向患者解释,取得合作		正确核对	两个核对点	
流程	**摆位垫巾** 为患者去枕,在患处铺治疗巾		核对	操作中查对	
流程	**放置冰袋** 1. 方法1:使用冰袋或冰囊。将冰袋或冰囊置于患者前额、头顶、颈部、腋下、腹股沟等部位 2. 方法2:使用冰帽。头部置于冰帽中,后颈部、双耳外侧与冰帽接触的部位垫海绵垫,两耳塞不脱脂棉球,两眼盖凡士林纱布,将小垫枕垫于患者肩下,排水管放水桶内	您好,这样的体位舒适吗?那我们开始了	放置冰袋	放置方法	1. 动作熟练度 2. 人文关怀 3. 安全防护意识
流程	**严密观察** 观察局部皮肤及患者反应,倾听患者主诉,使用冰帽每30分钟测量1次生命体征并记录,肛温维持在33℃左右	您现在感觉怎么样?如果有任何不适要及时告知我,好吗	观察	人文关怀	
流程	**撤除冰袋** 30分钟后撤除冰袋、冰囊或冰帽;去冰袋外布套,放于治疗车下层;冰袋内的水倒入盆中,将所用的冰袋、冰囊或冰帽倒挂晾干,充气后拧紧塞子,妥善保存		冰袋保存方法	1. 患者取舒适体位 2. 整理床单位:保持床单位整洁干燥	1. 人文关怀 2. 应变能力
流程	**整理用物** 协助患者取舒适卧位,整理床单位,整理用物,分类处理	用物依据《消毒技术规范》和《医疗废物管理条例》做相应处理			
流程	**洗手记录** 用冷部位、时间、效果、反应及降温后体温值		正确记录	记录方法正确	
流程	操作结束	报告操作完毕			

（续表）

项目	步　骤	沟　通	操作要点	评分要点	考　点
评价	**操作**　查对无误，操作规范熟练、安全有效，记录及时准确				
	沟通　仪态大方，关爱患者，评估解释准确，治疗性沟通有效，健康宣教到位，满足患者需求				
	防护　安全防护意识强，无意外				
	时间　8分钟				

40 热水袋的使用

· 学习目标 ·

1. 素质目标：培养"以患者为中心"的人文关怀职业素质。
2. 能力目标：具备正确评估患者病情变化并采取适当措施使其舒适的能力。
3. 知识目标：掌握热疗法的目的、禁忌证、注意事项，以及正确使用热水袋的方法。
4. 思政目标：树立安全意识和风险意识。

案 例

李××，女，52岁，腰椎间盘突出症1个月余，使用热水袋缓解疼痛。

思维导图

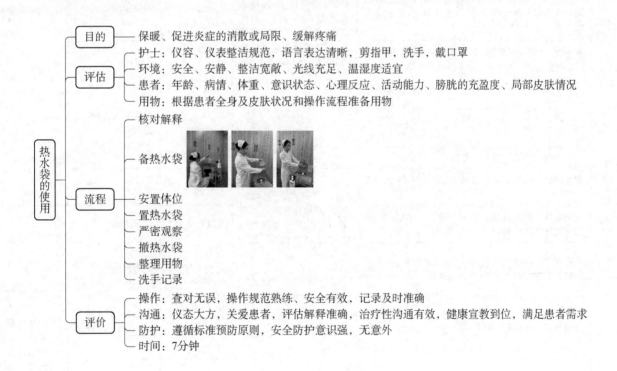

- 目的 —— 保暖、促进炎症的消散或局限、缓解疼痛
- 评估
  - 护士：仪容、仪表整洁规范，语言表达清晰，剪指甲，洗手，戴口罩
  - 环境：安全、安静、整洁宽敞、光线充足、温湿度适宜
  - 患者：年龄、病情、体重、意识状态、心理反应、活动能力、膀胱的充盈度、局部皮肤情况
  - 用物：根据患者全身及皮肤状况和操作流程准备用物
- 流程
  - 核对解释
  - 备热水袋
  - 安置体位
  - 置热水袋
  - 严密观察
  - 撤热水袋
  - 整理用物
  - 洗手记录
- 评价
  - 操作：查对无误，操作规范熟练、安全有效，记录及时准确
  - 沟通：仪态大方，关爱患者，评估解释准确，治疗性沟通有效，健康宣教到位，满足患者需求
  - 防护：遵循标准预防原则，安全防护意识强，无意外
  - 时间：7分钟

热水袋的使用

操作标准

项目	步骤	沟通	操作要点	评分要点	考点
目的	保暖,使体温维持在正常水平;促进炎症的消散或局限;缓解疼痛,增加舒适感	报告操作开始,护士自我介绍、报告操作项目名称			
评估	**护士** 仪容、仪表整洁规范,语言表达清晰,剪指甲,洗手,戴口罩	报告评估结果:护士仪表整洁规范,洗手、戴口罩;患者知晓并愿意配合操作;环境整洁、明亮;用物齐全完好	全面评估、检查用物	1. 规定时间内完成备物,物品准备齐全,放置合理 2. 符合护士仪表 3. 评估准确 4. 严格掌握适应证、禁忌证	1. 严格查对 2. 评估水平
	环境 安全、安静、整洁宽敞、光线充足、温湿度适宜				
	患者 年龄、病情、体重、意识状态、心理反应、活动能力、膀胱的充盈度、局部皮肤情况				
	用物 热水袋、水温计、水壶(盛装温水)、大量杯、热水袋套、小毛巾、水温计				
流程	**核对解释** 携用物至床旁,核对患者并做好解释	您好,请告诉我您的床号、姓名,一会儿我协助您使用热水袋缓解疼痛,好吗	正确核对	与患者沟通流畅,了解其感受及需求	
	备热水袋 检查:热水袋有无破损,向袋内充气,盖紧、挤压	口述:清醒合作者,热水袋水温 60～70 ℃,循环不良、老人、昏迷、婴幼儿、感觉迟钝者应谨慎使用,水温<50 ℃	无漏水		工作的条理性
	测温:大量杯中倒入少量冷水,然后兑入热水,调节并用水温计测量水温至 60～70 ℃			水温准确	
	灌袋:放平热水袋,去塞,左手提热水袋口边缘,右手将调节好温度的热水灌入热水袋,边灌边提高热水袋口端,使水不溢出,热水灌入袋中 1/2～2/3 满为止			动作条理	
	驱气:将热水袋口端逐渐放平,排出袋内空气,拧紧塞子,用小毛巾擦干热水袋外壁				
	无漏水:将热水袋进行适当的挤压,观察热水袋有无渗水或漏水,然后再倒提热水袋,轻轻抖动几次,检查是否漏水,装入套中,把带子系好			检查热水袋有无漏水	
	加套 将热水袋装入布套				
	安置体位 协助患者取舒适、安全体位,注意对患者保暖	您好,我给您放好热水袋了,我会 15 分钟巡视 1 次,如果有感觉不舒服及时告诉我	体位正确	患者安全、舒适	
	置热水袋 将热水袋置于相应位置,袋口朝外,根据目的选择用热时间		放置热水袋	位置正确	
	严密观察 用热水袋期间,观察患者的体温、末梢循环及局部皮肤颜色,倾听患者主诉		向患者/家属交代注意事项	无烫伤发生	1. 病情观察能力 2. 护理过程安全 3. 护患沟通能力 4. 对异常情况的处置能力
	撤热水袋 按时取下热水袋		用于治疗不超过 30 分钟,用于保暖可持续	注意热水袋有无漏水,布套潮湿及时更换	
	整理用物 整理床单位,安置患者,使其体位舒适;拉好床挡,注意患者的安全;倒空热水袋,将其倒挂、晾干,向袋内吹气后,旋紧塞子;热水袋布袋清洁,放在阴凉干燥处备用	用物依据《消毒技术规范》和《医疗废物管理条例》做相应处理	出现皮肤潮红、疼痛,停止使用,并在局部涂凡士林以保护皮肤	严密观察患者使用热水袋的效果,注意有无不良反应	
	洗手记录 记录使用部位、开始时间、停止时间、使用效果、患者反应	必要时床边交接班			
	操作结束	报告操作完毕			

（续表）

项目	步 骤	沟 通	操作要点	评分要点	考 点
评 价	**操作** 查对无误，操作规范熟练、安全有效，记录及时准确				
	沟通 仪态大方，关爱患者，评估解释准确，治疗性沟通有效，健康宣教到位，满足患者需求				
	防护 遵循标准预防原则，安全防护意识强，无意外				
	时间 7分钟				

第二篇

基础护理技术

41 无菌技术基本操作

学习目标

1. 素质目标:培养职业认知、具备慎独的护理工作作风。
2. 能力目标:能够正确完成无菌技术操作,掌握无菌技术的基本原则。
3. 知识目标:掌握无菌操作的基本原则与相关概念。
4. 思政目标:建立无菌操作的职业态度。

案 例

急诊科 1 床,刘××,男,30 岁。因左小腿外伤,遵医嘱给予伤口冲洗。护士小李在治疗室准备操作用物。

思维导图

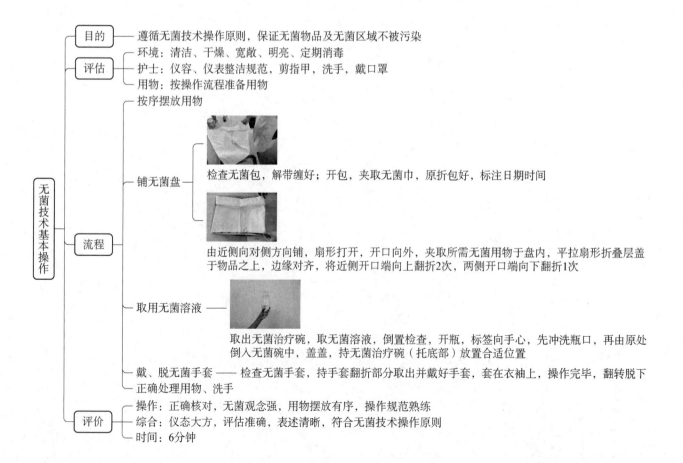

操作标准

项 目	步 骤	沟 通	操作要点	评分要点	考 点
目的	遵循无菌技术操作原则,能正确完成各项无菌技术操作,保证无菌物品及无菌区域不被污染	报告操作开始,护士自我介绍、报告操作项目名称和目的			
评估	**环境** 清洁、干燥、宽敞、明亮、定期消毒				1. 评估环境 2. 擦拭操作台 3. 正确规范洗手
	护士 仪容、仪表整洁规范,剪指甲,洗手、戴口罩		规范七步洗手法	正确检查	
	用物 1. 治疗车上层:执行单、速干手消毒剂、治疗盘内置无菌治疗巾包、无菌罐内放置无菌持物钳、无菌储槽内放置无菌治疗碗、无菌溶液、无菌纱布罐、一次性无菌手套、75%酒精、棉签、弯盘、启瓶器、剪刀、笔、纸、表 2. 治疗车下层:医用废物收集袋、生活废物收集袋、回收液体袋	报告评估内容、用物准备情况	评估无菌用物		
流程	按序摆放用物,并逐一查对无菌用物灭菌日期				
	检查并打开无菌包,用无菌持物钳夹取无菌巾放于治疗盘内	口述:包内所剩物品24小时内有效	1. 包内用物未用完,应按原折包好,注明开包日期与时间 2. 取用持物钳,钳端保持闭合向下,不触及容器口缘及外壁	标注日期	使用无菌持物钳方法
	用双手分别捏住无菌巾一边外面两角,轻轻打开,由近侧向对侧方向铺于治疗盘上,上面一层在远端成扇形折叠开口边向外,暴露无菌区		手和任何物品不可触及无菌容器盖内面及边缘	未跨越无菌区域	开包方法
	打开无菌纱布罐盖,其内面向上置于桌面上,或内面向下拿在手中				使用无菌罐方法
	持无菌钳夹取所需物品(无菌纱布)后立即盖严,将物品放入无菌盘内		物品要放在中央,放置有序		
	平拉扇形折叠层盖于物品之上,边缘对齐,将近侧开口端向上翻折2次,两侧开口端向下翻折1次	口述:铺盘4小时内有效	注明铺盘时间		
	用持物钳从无菌储槽内取出无菌治疗碗,放置在操作台上		正确夹取治疗碗	无碰撞	使用无菌储槽法
	取无菌溶液,检查并核对瓶签上的药名、浓度、剂量和有效期;瓶盖有无松动;瓶身有无破损及漏气;将溶液瓶倒立摇动,静置片刻,检查液体质量,开启瓶盖。手掌紧贴溶液瓶瓶签,旋转倒少许溶液冲洗瓶口(倒入弯盘内),由冲洗处倒取所需溶液至治疗碗,记录开瓶日期和时间,托起无菌碗,放置合适位置		完毕后立即盖好瓶盖,已开启的溶液可保存24小时,换药碗时应托其底部,不可触及容器的内面及边缘	液体流出	打开无菌溶液法
	检查一次性无菌手套的包装是否潮湿破损,灭菌时间、号码,是否潮湿破损		检查无菌手套包装方法		检查无菌手套法
	将外包装袋撕开,分成左右两片,向下翻转以左手捏住,右手取出手套内包装;按左右手指示打开内包装,左右手捏住手套反折边暴露无菌手套,右手取出手套(两拇指相对,同时从袋内取出),戴好手套,将手套翻转处套在工作服衣袖外面		1. 戴手套时双手不得低于腰部,高于肩部 2. 已带好的手套不可触及翻转部分及内面	手套无污染	1. 双手位置 2. 戴手套方法 3. 脱手套方法

(续表)

项目	步　骤	沟　通	操作要点	评分要点	考　点
流程	双手对合交叉检查是否漏气,并调整手套位置				
	操作完毕,用戴手套手捏住另一手套的外面翻转脱下,已脱下手套的手指插入另一手套口内,将其翻转脱下		脱手套时区分清洁区与污染区		
	整理用物,垃圾分类处理,洗手	报告操作完毕	用物依据《消毒技术规范》和《医疗废物管理条例》做相应处理		
评价	**操作**　正确核对,无菌观念强,用物摆放有序,操作规范熟练				
	综合　仪态大方,评估准确,表述清晰,符合无菌技术操作原则				
	时间　6分钟				

42 生命体征的测量

案 例

护士小李遵医嘱为新入院患者进行生命体征测量。

思维导图

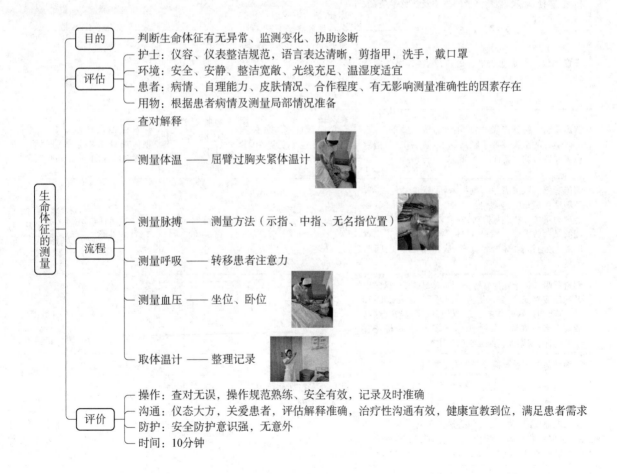

目的 —— 判断生命体征有无异常、监测变化、协助诊断

评估
- 护士:仪容、仪表整洁规范,语言表达清晰,剪指甲,洗手,戴口罩
- 环境:安全、安静、整洁宽敞、光线充足、温湿度适宜
- 患者:病情、自理能力、皮肤情况、合作程度、有无影响测量准确性的因素存在
- 用物:根据患者病情及测量局部情况准备

生命体征的测量

流程
- 查对解释
- 测量体温 —— 屈臂过胸夹紧体温计
- 测量脉搏 —— 测量方法(示指、中指、无名指位置)
- 测量呼吸 —— 转移患者注意力
- 测量血压 —— 坐位、卧位
- 取体温计 —— 整理记录

评价
- 操作:查对无误、操作规范熟练、安全有效、记录及时准确
- 沟通:仪态大方、关爱患者、评估解释准确、治疗性沟通有效、健康宣教到位、满足患者需求
- 防护:安全防护意识强,无意外
- 时间:10分钟

操作标准

项目	步　骤	沟　通	操作要点	评分要点	考　点
目　的	1. 判断体温、脉搏、呼吸、血压有无异常。 2. 监测体温、脉搏、呼吸、血压变化,间接了解心脏、呼吸、循环系统的功能状况。 3. 协助诊断,为预防、治疗、康复和护理提供依据。	报告操作开始,护士自我介绍、报告操作项目名称			
评　估	**护士**　仪容、仪表整洁规范,语言表达清晰,剪指甲,洗手,戴口罩 **环境**　安全、安静、整洁宽敞、光线充足、温湿度适宜 **患者**　年龄、病情、意识状态、生命体征、自理能力、皮肤情况、心理反应、合作程度、有无影响测量准确性的因素存在 **用物** 1. 治疗车上层:治疗盘、清洁盒内置已消毒的体温计、血压计、听诊器、消毒纱布、弯盘、秒表、笔、记录单、速干手消毒剂、通知单。若测肛温,另备润滑油、棉签、卫生纸 2. 治疗车下层:盛有消毒液的容器、医用废物收集袋、生活废物收集袋	报告评估结果:护士着装整洁,已剪指甲、洗手;环境安全、整洁、明亮;患者知晓操作并愿意配合;操作用物已准备齐全	1. 检查体温计有无破损,并将体温计刻度甩在35℃以下 2. 检查血压计及听诊器	1. 规定时间内完成备物 2. 物品准备齐全,在有效期内 3. 物品放置合理 4. 符合护士仪表	评估全面
流　程	**核对解释**　携用物至患者床旁,查对;向患者介绍体温、脉搏、呼吸、血压测量的方法及注意事项,取得患者配合	您好,请告诉我床号和姓名? 我现在给您进行生命体征测量,包含体温、脉搏、呼吸、血压。请您配合我,好吗			核对正确
	安置体位　协助患者取仰卧位或坐位,保持舒适卧位		根据患者情况选择测量部位,如腋温、口温或肛温		体位正确
	测量体温　解开患者衣服,用纱布擦干腋下汗液;将体温计的水银端放于腋窝深处,紧贴皮肤,指导患者屈臂过胸夹紧体温计;测量10分钟	请您屈臂过胸夹紧体温计,保持这个姿势10分钟	测腋温计时10分钟,测口温或肛温计时3分钟	注意保护隐私检视体温计水银是否在35℃以下	是否擦汗液选择合适时间
	测量脉搏　取患者另一侧手臂,手臂自然伸展,置于舒适位置;护士将示指、中指、无名指的指端,以适度力量按在桡动脉搏动处;看表计时30秒,将所测的脉搏数乘以2,默记;口述:异常脉搏、危重患者应测1分钟;脉搏短绌患者,应由2名护士同时测量	请您手臂自然伸直	测量时间达到30秒	1. 手臂选择错误 2. 计数准确	测量部位(桡动脉)选择
	测量呼吸　护士在诊脉后仍保持诊脉手势,观察患者胸部或腹部,一起一伏为一次呼吸;看表计时30秒,将所测的呼吸数乘以2,默记;口述:异常脉搏、危重患者应测量1分钟;呼吸微弱患者,用棉花置于鼻孔前,观察棉花纤维吹动的次数		测量时间达到30秒	一起一伏为一次呼吸	计数准确
	正确记录　记录脉搏及呼吸测量数值			记录正确	
	测量血压　脱下一侧衣袖或将衣袖上卷,露出一侧上臂,肘部伸直并外展,掌心平放向上	我现在要给您测量血压,请保持平静	衣袖不影响动脉血流	手臂放置位置	血压计放置位置没有根据体位变化
	测血压时,肱动脉应与心脏处于同一水平。仰卧位,肱动脉平腋中线,口述:如坐位时平第4肋软骨,卧位时平腋中线		血压计放置位置	卧位时平腋中线	
	平稳放置血压计,开启水银槽开关				

（续表）

项目		步　骤	沟　通	操作要点	评分要点	考　点
流 程	测 量 血 压	驱尽袖袋内空气，将袖袋平整的缠于上臂中部，袖袋下缘距肘窝 2～3 cm，松紧以能插入一指为宜				
		将听诊器胸件置于肱动脉搏动最明显处，轻轻加压固定听诊器胸件				
		一手固定，另一手关闭输气球阀门，均匀充气至肱动脉搏动音消失，再升高 20～30 mmHg	测量过程中会有紧缩感，请您放松	缓慢、匀速	充气过快、过猛	充气标准
		渐松阀门，缓慢放气，以每秒 2～5 mmHg 的速度慢慢下降			放气过快	放气速度
		当听诊器听到第一声搏动音时，汞柱所指刻度为收缩压；当搏动突然变弱或消失，汞柱所指刻度为舒张压		视线与汞柱上端保持水平		方法正确
		测量结束，取下袖带，排尽袖带内空气，卷好袖带，将袖带与输气球放于盒内				
		将血压计右倾 45°，待管内水银全部流入槽中，关闭水银槽开关，盖好盒盖		右倾血压计	右倾 45° 血压计关闭	关闭正确
	取体温计　口述：10 分钟到，取出体温计，纱布擦拭，正确读数，将体温计置于盛有消毒液的容器中，告知患者测量结果			擦拭体温计并消毒浸泡		读法正确
	再次核对　再次核对患者信息			2 个以上查对点		查对正确
	整理取位　整理床单位，取舒适体位		感谢配合，告知患者体温、脉搏、呼吸、血压测量结果	用物依据《消毒技术规范》和《医疗废物管理条例》做相应处理		
	洗手记录　洗手，记录测量的体温、脉搏、呼吸、血压数值			正确洗手	正确书写	正确读数
	操作结束		报告操作完毕			
评 价	**操作**　查对无误，操作规范熟练、安全有效，测量结果准确，记录及时正确					
	沟通　仪态大方，关爱患者，评估解释准确，治疗性沟通有效，健康宣教到位，满足患者需求					
	防护　安全防护意识强，无意外					
	时间　10 分钟					

43 穿、脱防护服

学习目标

1. 素质目标:具有隔离防护观念和自我保护意识,树立严谨、细致的工作作风。
2. 能力目标:独立完成正确穿、脱防护服。
3. 知识目标:掌握穿、脱防护服的方法与注意事项。
4. 思政目标:树立安全防护意识和爱伤观念。

案 例

护士小李准备进入新冠肺炎隔离病房开展护理工作,现穿、脱防护服。

思维导图

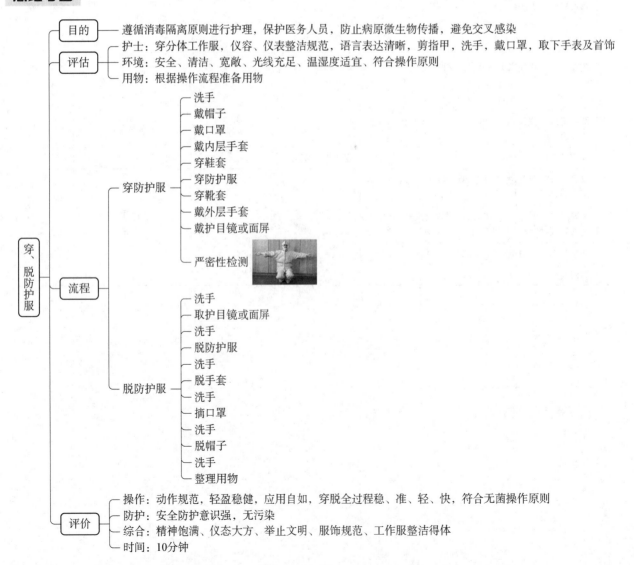

- 目的：遵循消毒隔离原则进行护理,保护医务人员,防止病原微生物传播,避免交叉感染
- 评估
  - 护士:穿分体工作服,仪容、仪表整洁规范,语言表达清晰,剪指甲,洗手,戴口罩,取下手表及首饰
  - 环境:安全、清洁、宽敞、光线充足、温湿度适宜、符合操作原则
  - 用物:根据操作流程准备用物
- 流程
  - 穿防护服
    - 洗手
    - 戴帽子
    - 戴口罩
    - 戴内层手套
    - 穿鞋套
    - 穿防护服
    - 穿靴套
    - 戴外层手套
    - 戴护目镜或面屏
    - 严密性检测
  - 脱防护服
    - 洗手
    - 取护目镜或面屏
    - 洗手
    - 脱防护服
    - 洗手
    - 脱手套
    - 洗手
    - 摘口罩
    - 洗手
    - 脱帽子
    - 洗手
    - 整理用物
- 评价
  - 操作:动作规范,轻盈稳健,应用自如,穿脱全过程稳、准、轻、快,符合无菌操作原则
  - 防护:安全防护意识强,无污染
  - 综合:精神饱满、仪态大方、举止文明、服饰规范、工作服整洁得体
  - 时间:10分钟

操作标准

项目	步　骤	沟　通	操作要点	评分要点	考　点
目的	遵循消毒隔离原则进行护理,保护医务人员,防止病原微生物传播,避免交叉感染	报告操作开始,护士自我介绍、报告操作项目名称			
评估	**护士**　穿分体工作服、仪容、仪表整洁规范,语言表达清晰,剪指甲,洗手,戴口罩,取下手表及首饰	报告评估结果:护士仪表整洁规范,洗手、戴口罩;环境整洁、明亮;用物齐全完好		1. 符合护士仪表 2. 正确准备用物 3. 用物齐全 4. 环境分区正确	安全性检查
	环境　安全、清洁、宽敞、光线充足、温湿度适宜、符合操作原则				
	用物 1. 治疗车上层:速干手消毒剂、一次性防护服、医用防护KN95口罩、一次性帽子、鞋套或靴套、一次性手套、护目镜(面屏),必要时备漱口液、鼻喷剂 2. 治疗车下层:医用废物收集袋、生活废物收集袋、医用回收容器				
流 程	**穿防护服**				
	洗手　按照七步洗手法进行手部清洁		洗手到位	洗手正确	洗手方法
	戴帽子　取出帽子,区分前后,展开,将帽子由前额向头后枕部罩于头部,将头发全部塞入,整理前后碎发,使帽子全部遮盖头发		避免头发露出		
	戴口罩　戴KN95口罩:打开包装,检查口罩系带长度和松紧性,区分口罩的内、外、上、下		1. 进行口罩适合性及密闭性检查 2. 正确区分口罩 3. 注意避免系带压迫耳朵 4. 双手不触碰面部任何部位	1. 口罩无漏气 2. 减少呼吸道暴露时间	口罩气密性测试
	展开口罩,一手托住口罩外侧面,内面紧贴口鼻面部;另一手拉下系带置于颈后双耳下,再拉上系带至头顶部				
	将口罩褶皱拉开,使其完全覆盖口鼻和下颌;双手示指、中指沿鼻夹塑形,使口罩与面部紧密贴合;快速呼气2次进行气密性测试,检查无气体从口罩边缘溢出				
	戴内层手套　检查手套有效期、有无破损、是否漏气,戴内层手套,手套完全包裹住工作服袖口	选择大小合适的手套并严查手套破损情况	手套如破损应及时更换		袖口完全包裹
	穿鞋套　穿内层一次性鞋套				
	穿防护服　检查防护服有效期、号码、有无破损、拉链是否完好	选择大小合适的防护服、穿前检查完整性	避免接触地面		1. 使用中防护服如破损,应及时更换 2. 防护服完全覆盖住工作服、帽子
	将防护服帽子、衣袖拿在手中;顺序由下至上,先穿下衣,再穿上衣,戴防护帽,拉链拉至顶部,锁住拉链,撕开封条,粘贴紧密		锁住拉链		
	穿靴套　检查靴套有无破损,如防护服是连脚的,可根据环境选择穿				
	戴外层手套　检查手套有效期、有无破损、是否漏气,戴外层手套,手套完全包裹住防护服袖口		手套如破损应及时更换		袖口完全包裹
	戴护目镜或防护面屏　打开包装,检查护目镜(面屏)系带长度和松紧性,根据头围大小调整系带松紧度,一手托住护目镜(面屏),另一只手拉系带于头顶部	护目镜(面屏)的使用,根据不同的防护级别和院感要求进行选择	方法正确	松紧适宜	皮肤黏膜完全被防护用品遮盖
	调整位置使护目镜(面屏)上缘压住防护服帽子下缘,护目镜下缘压住KN95口罩上缘,确保皮肤黏膜完全被防护用品遮盖				

（续表）

项目	步　骤		沟　通	操作要点	评分要点	考　点
流　　程	严密性检测	下蹲检查防护服的延展性,同伴或是对镜检查防护服是否穿戴完整,有无暴露	检查防护用品穿戴的整体舒适性和严密性	检查严密性	无漏气	穿戴完毕,整洁、无暴露
	进入污染区					
	脱防护服					
	洗手	取速干手消毒剂,按七步洗手法消毒外层手套		洗手方法正确	动作正确	消毒到位
	取护目镜或面屏	双手拿护目镜(面屏)耳侧,取下,面屏放入医用废物收集袋内,护目镜置于指定医用回收容器				
	洗手	取速干手消毒剂,按七步洗手法消毒外层手套			正确消毒洗手	1. 脱防护服全程避免抖动,内面在外 2. 不能多于3分钟
	脱防护服	撕开密封粘贴带,拉开拉链至底部,一手拎起领角,一手向上提拉帽子,使帽子脱离头部		手勿触及面部或内层防护服		
		抓住领口外侧将防护服污染面向内轻轻包裹卷起脱下,防护服向外边脱边卷至腰部,脱至袖口将外层手套翻转一起脱下				
		继续边脱边卷,脱至腿部将靴套一同脱下,手持防护服内面,侧身屏气放入医用废物收集袋内,严格防污染		手只可触及防护服内侧面		
	洗手	取速干手消毒剂,按七步洗手法消毒内层手套				
	脱手套	脱下内层手套;脱手套时,防止手套外面触及操作者的身体任何部位,已脱手套的手不可触及戴手套的手及手套的外面				
	洗手	取速干手消毒剂,按七步洗手法消毒手				
	摘口罩	双手拎住耳侧系带将KN95口罩取下,手勿触及口罩,同时闭目屏气,放入医用废物收集袋内		手勿触及口罩	闭目屏气	动作快,减少呼吸道暴露时间
	洗手	取速干手消毒剂,按七步洗手法消毒手				
	脱帽子	一只手将帽子从头顶取下,放入医用废物收集袋内				
	洗手	取速干手消毒剂,按七步洗手法消毒手				
	戴口罩	戴医用外科口罩				更换口罩
	整理用物	正确处理用物	用物依据《消毒技术规范》和《医疗废物管理条例》做相应处理			
	操作结束		报告操作完毕			
评　价	**操作**　动作规范,轻盈稳健,应用自如,穿脱全程稳、准、轻、快,无菌观念强					
	防护　安全防护意识强,无污染					
	综合　精神饱满、仪态大方、举止文明、服饰规范、工作服整洁得体安全					
	时间　10分钟					

44 穿、脱手术衣

· 学习目标 ·

1. 素质目标：培养无菌观念的形成，增强慎独精神及团队协作精神。
2. 能力目标：具备正确穿、脱手术衣及应急处理突发问题的能力。
3. 知识目标：掌握穿、脱手术衣的操作标准及注意事项，熟记无菌手术衣的无菌范围。
4. 思政目标：树立安全防护意识和爱伤观念。

案 例

护士小王今天是洗手护士需上台配合手术，现进行穿、脱手术衣操作。

思维导图

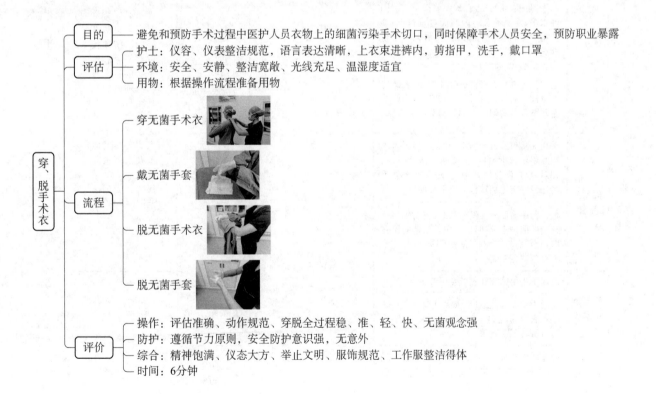

穿、脱手术衣

目的 —— 避免和预防手术过程中医护人员衣物上的细菌污染手术切口，同时保障手术人员安全，预防职业暴露

评估 —— 护士：仪容、仪表整洁规范，语言表达清晰，上衣束进裤内，剪指甲，洗手，戴口罩
—— 环境：安全、安静、整洁宽敞、光线充足、温湿度适宜
—— 用物：根据操作流程准备用物

流程 —— 穿无菌手术衣
—— 戴无菌手套
—— 脱无菌手术衣
—— 脱无菌手套

评价 —— 操作：评估准确、动作规范、穿脱全过程稳、准、轻、快、无菌观念强
—— 防护：遵循节力原则，安全防护意识强，无意外
—— 综合：精神饱满、仪态大方、举止文明、服饰规范、工作服整洁得体
—— 时间：6分钟

操作标准

项目	步 骤	沟 通	操作要点	评分要点	考 点
目的	避免和预防手术过程中医护人员衣物上的细菌污染手术切口,同时保障手术人员安全,预防职业暴露	报告操作开始,护士自我介绍、报告操作项目名称			
评估	**护士** 仪容、仪表整洁规范,语言表达清晰,上衣束进裤内,剪指甲,洗手,戴口罩	报告评估结果:护士仪表整洁规范,洗手、戴口罩;环境整洁、明亮;用物齐全完好,均在有效期内	1. 温度 21~25 ℃、湿度 40%~60% 2. 正确检查无菌物品 3. 器械车远离回风口	1. 规定时间内完成备物 2. 物品准备齐全、尺寸大小合适,在有效期内 3. 物品放置合理 4. 符合护士仪表 5. 遵循无菌操作原则	1. 院内感染预防 2. 严格查对 3. 评估水平 4. 无菌观念
评估	**环境** 安全、安静、整洁、宽敞、光线充足,手术间温湿度适宜				
评估	**用物** 器械车、无菌手术衣包(第一层包布内置无菌持物钳,第二层包布外置 3M 灭菌指示卡、无菌手套,内置手术衣)、速干手消毒剂				
流程	双手手心相对,置于胸前,双臂在腰以上	口述:已经完成外科手消毒	双手手指向上	双手位置正确	
流程	**穿无菌手术衣** 将无菌手术衣包放置于器械车中央,用手打开第一层包布;打开无菌持物钳,注明开罐时间;用无菌持物钳打开第二层包并夹出 3M 灭菌指示卡查看变色情况,双人确认灭菌合格;用持物钳夹持无菌手套至无菌手术衣包的第二层包布内			1. 无菌手术衣不可触及非无菌区域,如有质疑立即更换 2. 有破损的无菌衣或可疑污染时立即更换 3. 穿无菌手术衣人员必须戴好手套方可解开腰间活结或接取腰带,未戴手套的手不可拉衣袖或触及其他部位 4. 无菌手术衣的无菌区范围为肩以下、腰以上及两侧腋前线之间,双手保持在无菌区范围内	1. 动作准确性 2. 工作的条理性 3. 应变能力 4. 无菌观念
流程	拿取无菌手术衣,选择较宽敞处站立,面向无菌台,手提衣领,抖开,使无菌手术衣的另一端下垂		拿取手术衣方法正确,未触及手术衣内面		
流程	两手提住衣领两角,衣袖向前举至与肩同齐水平,使手术衣的内侧面对着自己,顺势将双手和前臂伸入衣袖内,并向前平行伸展				
流程	巡回护士在穿衣者背后捏住衣领内面,协助将袖口后拉,并系好领口的一对系带及左侧背部与右侧腋下的一对系带		巡回护士向后拉衣领时,不可触及手术衣外面		
流程	**戴无菌手套** 采用无接触式戴无菌手套:穿无菌手术衣后双手不露出袖口,指端朝向前臂,拇指相对,反折面与袖口平齐,隔衣袖抓住手套边缘并将之翻转包裹双手及袖口				
流程	戴无菌手套后解开腰间活结,将右侧腰带递给巡回护士,巡回护士用无菌持物钳夹取,旋转后与左侧腰带系于胸前,使手术衣右侧遮盖左侧				
流程	**脱无菌手术衣** 巡回护士协助解开衣领及后背系带				
流程	先脱手术衣,自己双手依次分别抓住对侧手术衣肩部,自上向下拉下手术衣,使手套口翻转于手腕部		注意先后顺序	确保不污染双手及衣裤	1. 无菌观念 2. 防护意识 3. 技术熟练度
流程	**脱无菌手套** 脱无菌手套时,一手插入另一手手套的翻转部,扯下手套;已脱掉手套的手捏住另一手手套的内侧面,扯下手套		双手勿触及手套外侧面		
流程	洗手		七步洗手法		
流程	整理用物	用物依据《消毒技术规范》和《医疗废物管理条例》做相应处理			
流程	操作结束	报告操作完毕			

（续表）

项目	步 骤	沟 通	操作要点	评分要点	考 点
评 价	**操作** 评估准确、动作规范、穿脱全过程稳、准、轻、快、无菌观念强				
	防护 安全防护意识强，无污染				
	综合 精神饱满、仪态大方、举止文明、服饰规范、工作服整洁得体				
	时间 6分钟				

45 穿脱使用过的隔离衣

• 学习目标 •

1. 素质目标:形成安全防护意识及培养生命至上、慎独的职业品质。
2. 能力目标:具备正确穿、脱隔离衣及应急处理突发问题的能力。
3. 知识目标:掌握隔离技术概念及穿、脱隔离衣的操作标准及注意事项。
4. 思政目标:树立安全防护意识和爱伤观念。

案 例

刘××,女,50岁,入院诊断"全身50% Ⅲ度烧伤",需采取保护性隔离措施。护士在护理该患者前后需穿脱隔离衣。

思维导图

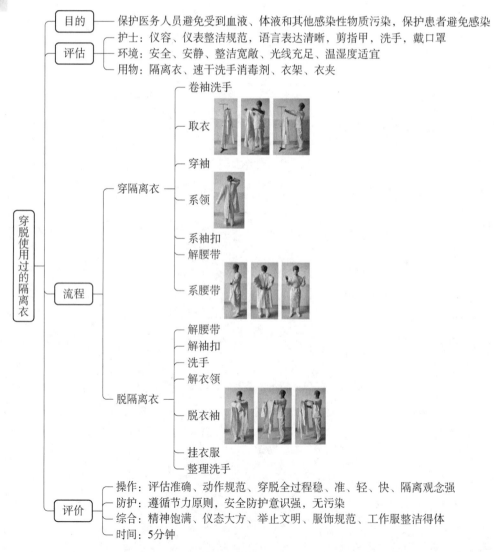

- 目的 —— 保护医务人员避免受到血液、体液和其他感染性物质污染,保护患者避免感染
- 评估
  - 护士:仪容、仪表整洁规范,语言表达清晰,剪指甲,洗手,戴口罩
  - 环境:安全、安静、整洁宽敞、光线充足、温湿度适宜
  - 用物:隔离衣、速干洗手消毒剂、衣架、衣夹
- 流程
  - 穿隔离衣
    - 卷袖洗手
    - 取衣
    - 穿袖
    - 系领
    - 系袖扣
    - 解腰带
    - 系腰带
  - 脱隔离衣
    - 解腰带
    - 解袖扣
    - 洗手
    - 解衣领
    - 脱衣袖
    - 挂衣服
    - 整理洗手
- 评价
  - 操作:评估准确、动作规范、穿脱全过程稳、准、轻、快、隔离观念强
  - 防护:遵循节力原则,安全防护意识强,无污染
  - 综合:精神饱满、仪态大方、举止文明、服饰规范、工作服整洁得体
  - 时间:5分钟

穿脱使用过的隔离衣

操作标准

项目	步骤	沟通	操作要点	评分要点	考点
目的	保护医务人员避免受到血液、体液和其他感染性物质污染,保护患者避免感染	报告操作开始,护士自我介绍、报告操作项目名称			
评估	**护士** 仪容、仪表整洁规范,语言表达清晰,剪指甲,洗手,戴口罩,取下手表	报告评估结果:护士着装整洁,已修剪指甲、洗手、戴口罩;环境整洁、明亮;操作用物已准备齐全	1. 评估 2. 检查隔离衣号码、是否干燥、完好,有无穿过	1. 规定时间内完成备物 2. 物品准备齐全 3. 物品放置合理 4. 符合护士仪表	隔离衣应能遮住全部衣服和外露的皮肤
评估	**环境** 安全、安静、整洁宽敞、光线充足、温湿度适宜				
评估	**用物** 隔离衣、速干手消毒剂、衣架、衣夹、医用废物收集袋				
流程	**穿隔离衣**				
流程	**卷袖洗手** 取下手表、卷袖过肘、七步洗手法洗手		洗手	洗手方法正确	洗手
流程	**取衣** 手持衣领取下隔离衣,两手将衣领的两端向外折,使内面向着操作者,并露出袖子内口		如隔离衣已被穿过,隔离衣的衣领和内面视为清洁面,外面视为污染面;取衣时手持衣领,使清洁面朝向自己,露出肩袖内口	1. 手法正确 2. 无污染	正确区分清洁面、污染面
流程	**穿袖** 将左臂入袖,举起手臂,使衣袖上抖,用左手持衣领,同法穿右臂衣袖				
流程	**系领** 两手持衣领,由领子中央顺着边缘由前向后,摸到衣扣,系好衣领		系衣领时袖口不可触及衣领、面部和帽子		
流程	**系袖扣** 系好袖扣				
流程	**解腰带** 解开腰带活结				
流程	**系腰带** 将隔离衣一边(约平脐水平)逐渐向前拉,摸到衣边捏住,同法捏住另一侧衣边。两手在背后将衣边边缘对齐,向一侧折叠,一手按住折叠处,另一手将腰带拉至背后折叠处,腰带在背后交叉,回到前面打一活结系好		1. 后侧边缘须对齐,折叠处不能松散 2. 如隔离衣被穿过,手不可触及隔离衣的内面 3. 穿好隔离衣后,双手臂保持在腰部以上,视线范围内,不得进入清洁区,避免接触清洁物品	1. 方法正确 2. 无污染	1. 流程正确,动作熟练 2. 能严格执行隔离消毒原则
流程	**脱隔离衣**				
流程	**解腰带** 解开腰带,在前面打一活结				
流程	**解袖扣** 解开袖扣,将衣袖上拉,在肘部将部分衣袖塞入工作衣袖内,充分暴露双手		不可使衣袖外侧塞入袖内		
流程	**洗手** 流动水洗手:用消毒液浸泡双手,用手刷蘸肥皂水刷手,刷手顺序为前臂-腕部-手背-手掌-指甲-指缝,每只手刷洗30秒后用水冲净;换刷,同法刷另一只手,按上述顺序再刷洗一遍;共刷2分钟	刷手顺序为前臂-腕部-手背-手掌-指甲-指缝,每只手刷半分钟,刷2遍,共刷2分钟	不能沾湿隔离衣,腕部低于肘部,避免污水倒流	1. 刷手顺序、方法正确 2. 无污染	
流程	**解衣领** 解开领扣,保持衣领、前臂清洁,不可接触污染的袖口		保持衣领清洁	1. 严格执行隔离消毒原则 2. 无污染	

（续表）

项目	步　骤	沟　通	操作要点	评分要点	考　点
流程	**脱衣袖**　左手伸入右手袖口内拉下衣袖过手,再用衣袖遮住的右手在衣袖外面拉下左手衣袖过手,双手轮换握住袖子,手臂逐渐退出		衣袖不可污染手及手臂 双手不可触及隔离衣外面		
	挂衣服　一手自衣内握住肩缝,随即用另一手拉住衣领,使隔离衣外面向外两边对齐,挂在衣架上;不再穿的隔离衣将清洁面向外卷,投入医用废物收集袋内		如隔离衣还可使用,双手持领,将隔离衣两边对齐,挂在衣架上;如挂在半污染区,清洁面向外;挂在污染区则污染面向外		
	整理洗手	用物依据《消毒技术规范》和《医疗废物管理条例》做相应处理	七步洗手法洗手		
	操作结束	报告操作完毕			
评价	**操作**　评估准确、动作规范、穿脱全过程稳、准、轻、快、隔离观念强				
	防护　遵循节力原则,安全防护意识强,无污染				
	综合　精神饱满、仪态大方、举止文明、服饰规范、工作服整洁得体				
	时间　5分钟				

46 臀部肌内注射法

学习目标

1. 素质目标:具备扎实的专业知识、过硬的基础护理技能和以人为本的人文素质。
2. 能力目标:能够正确完成臀部肌内注射法的操作。
3. 知识目标:掌握臀部肌内注射法的目的、注意事项、操作流程及标准。
4. 思政目标:培养"以人为本"和"以患者为中心"的职业素养。

案 例

高××,男,12岁,因头晕、乏力3个月入院。入院诊断为"巨幼细胞贫血"。遵医嘱给予维生素 B_{12} 0.5 mg 肌内注射,每日1次。

思维导图

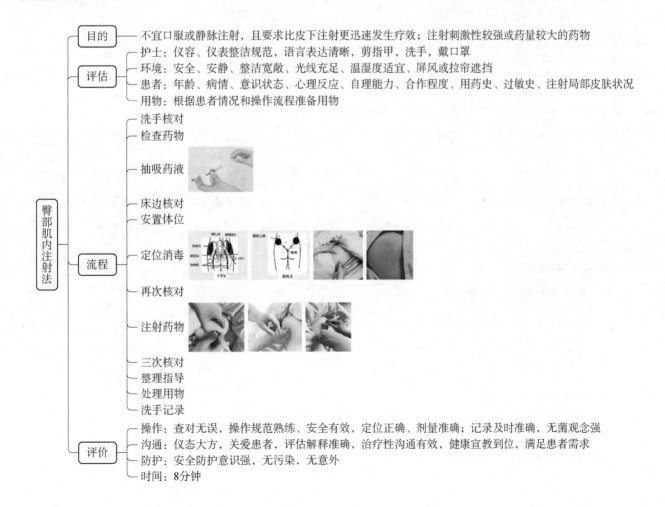

臀部肌内注射法

- 目的 —— 不宜口服或静脉注射,且要求比皮下注射更迅速发生疗效;注射刺激性较强或药量较大的药物
- 评估
  - 护士:仪容、仪表整洁规范,语言表达清晰,剪指甲,洗手,戴口罩
  - 环境:安全、安静、整洁宽敞、光线充足、温湿度适宜、屏风或拉帘遮挡
  - 患者:年龄、病情、意识状态、心理反应、自理能力、合作程度、用药史、过敏史、注射局部皮肤状况
  - 用物:根据患者情况和操作流程准备用物
- 流程
  - 洗手核对
  - 检查药物
  - 抽吸药液
  - 床边核对
  - 安置体位
  - 定位消毒
  - 再次核对
  - 注射药物
  - 三次核对
  - 整理指导
  - 处理用物
  - 洗手记录
- 评价
  - 操作:查对无误,操作规范熟练、安全有效,定位正确、剂量准确;记录及时准确,无菌观念强
  - 沟通:仪态大方,关爱患者,评估解释准确,治疗性沟通有效,健康宣教到位,满足患者需求
  - 防护:安全防护意识强,无污染,无意外
  - 时间:8分钟

操作标准

项目	步 骤	沟 通	操作要点	评分要点	考 点
目的	不宜口服或静脉注射,且要求比皮下注射更迅速发生疗效;注射刺激性较强或药量较大的药物	报告操作开始,护士自我介绍、报告操作项目名称		1. 规定时间内完成备物 2. 物品准备齐全,放置合理 3. 符合护士仪表 4. 评估患者准确 5. 严格掌握适应证、禁忌证	1. 严格查对 2. 评估水平
评估	**护士** 仪容、仪表整洁规范,语言表达清晰,剪指甲,洗手,戴口罩	报告评估结果:护士着装整洁,已修剪指甲、洗手;环境整洁、明亮、无异味;患者知晓操作并愿意配合,注射部位皮肤完整;操作用物已准备齐全	1. 评估全面 2. 检查用物		
	环境 安全、安静、整洁宽敞、光线充足、温湿度适宜、屏风或拉帘遮挡				
	患者 年龄、病情、意识状态、心理反应、自理能力、合作程度、用药史、过敏史、注射局部皮肤状况				
	用物 1. 治疗车上层:基础注射盘内置复合碘消毒液、棉签、砂轮、弯盘、注射卡、注射药物、一次性2～5 ml注射器、无菌治疗盘、速干手消毒剂、医嘱单 2. 治疗车下层:锐器盒、医用废物收集袋、生活废物收集袋				
流程	**洗手核对** 按照七步洗手法进行手部消毒;核对医嘱单、注射卡、药物				1. 无菌观念 2. 严格查对 3. 穿刺技术 4. 病情观察能力 5. 沟通能力 6. 对异常情况的处置能力 7. 工作的条理性
	检查药物 检查药物有效期,药液上下旋转2次、对光检查性状,触摸瓶身有无破裂				
	抽吸药液 将安瓿尖端药液弹至体部,用砂轮在安瓿颈部锯出痕迹;用消毒液棉签常规消毒安瓿颈部2次,擦去玻璃细屑;折断安瓿,置于妥善处;检查注射器,取出注射器和针头,衔接紧密,调整针头斜面与注射器刻度相反;针尖斜面向下,置于药液中,进行抽吸;抽毕,将安瓿套在针头上,置于无菌治疗盘内		1. 弹药液至体部 2. 有效消毒:使医用棉签尖端与安瓿颈部充分接触		
	床边核对 携用物至床旁,查对,解释,取得合作				
	安置体位 协助患者取合适卧位;侧卧位时,上腿伸直,下腿弯曲;俯卧位时,足尖相对,足跟分开;或取坐位、仰卧位				
	定位消毒 协助患者脱裤,暴露注射部位;根据"十字法"或"联线法"选择注射部位;常规消毒皮肤,直径>5 cm,待干		准确定位(边操作边口述2种定位法)	1. 严格查对患者、医嘱信息以及药物、用物情况,无差错 2. 遵守无菌技术操作原则 3. 严格执行查对制度 4. 准确把握注射手法 5. 注射过程中严密观察患者反应及注射部位情况,有异常情况及时处理	
	再次核对 取出抽好药液的注射器,调整针头斜面与注射器刻度一致,排尽注射器内空气,再次核对治疗卡、药物、患者信息				
	注射药物 取出抽好药液的注射器,调整针头斜面与注射器刻度一致,排尽注射器内空气(一滴排气),再次核对患者信息及药物;左手拇指和示指绷紧注射部位皮肤,右手持注射器,中指固定针栓,用腕部力量,垂直快速进针,刺入针梗的1/2～2/3长;右手固定针栓,左手抽回血,确认无回血时,左手缓慢推注药液;注射毕,用无菌干棉签轻贴进针处,快速拔针,按压片刻并观察患者反应		1. 消毒注射部位2次,消毒范围>5 cm×5 cm 2. 一滴排气 3. 按压至不出血为止		
	三次核对 再次核对注射卡、患者信息、注射后的空药液安瓿		双人核对		
	整理指导 整理病床单元,协助患者穿好衣服,取舒适卧位,进行健康指导				

(续表)

项　目	步　骤	沟　通	操作要点	评分要点	考　点
流程	**处理用物**　清理操作用物，分类处理	用物依据《消毒技术规范》和《医疗废物管理条例》做相应处理		人文关怀	
	洗手记录　按照七步洗手法进行手部消毒；记录时间、药物、内容、签全名			医疗废物处理得当	
	操作结束	报告操作完毕			
评价	**操作**　查对无误，操作规范熟练、安全有效，定位正确、剂量准确；记录及时准确，无菌观念强				
	沟通　仪态大方，关爱患者，评估解释准确，治疗性沟通有效，健康宣教到位，满足患者需求				
	防护　安全防护意识强，无污染，无意外				
	时间　8分钟				

47 皮内注射法（青霉素皮试）

• 学习目标 •

1. 素质目标：具备扎实的专业知识、过硬的基础护理技能和以人为本的人文素质。
2. 能力目标：能够正确完成皮内注射法的操作，并正确判断试验结果。
3. 知识目标：掌握皮内注射法的目的、皮试液的配置及结果判断标准。
4. 思政目标：培养"以人为本"和"以患者为中心"的职业素养。

案 例

陈××，男，40岁，入院诊断为肺部感染，伴"咳嗽、咳痰"，遵医嘱给予患者0.9%氯化钠注射液100ml＋青霉素400万IU静脉滴注，每6小时1次。

思维导图

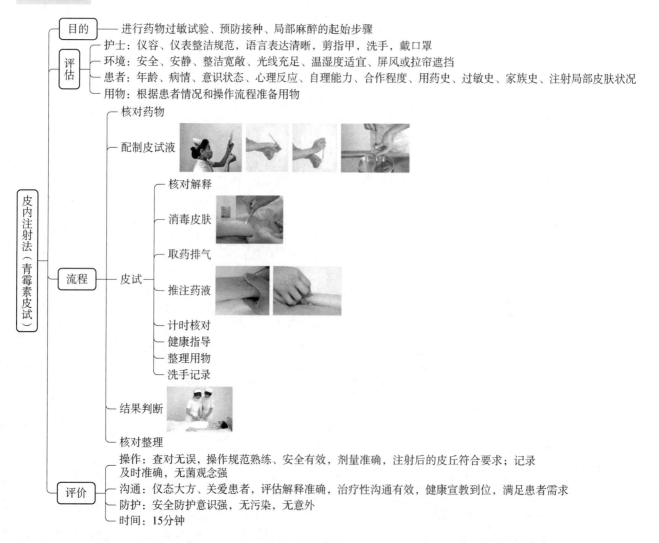

目的 —— 进行药物过敏试验、预防接种、局部麻醉的起始步骤

评估
护士：仪容、仪表整洁规范，语言表达清晰，剪指甲，洗手，戴口罩
环境：安全、安静、整洁宽敞、光线充足、温湿度适宜、屏风或拉帘遮挡
患者：年龄、病情、意识状态、心理反应、自理能力、合作程度、用药史、过敏史、家族史、注射局部皮肤状况
用物：根据患者情况和操作流程准备用物

皮内注射法（青霉素皮试）

流程
核对药物
配制皮试液
皮试
核对解释
消毒皮肤
取药排气
推注药液
计时核对
健康指导
整理用物
洗手记录
结果判断
核对整理

评价
操作：查对无误，操作规范熟练、安全有效，剂量准确，注射后的皮丘符合要求；记录及时准确，无菌观念强
沟通：仪态大方、关爱患者，评估解释准确，治疗性沟通有效，健康宣教到位，满足患者需求
防护：安全防护意识强，无污染，无意外
时间：15分钟

操作标准

项目	步骤		沟通	操作要点	评分要点	考点
目的	1. 进行药物过敏试验,观察有无过敏反应 2. 预防接种,如卡介苗 3. 局部麻醉的起始步骤		报告操作开始,护士自我介绍、报告操作项目名称			
评估	护士	仪容、仪表整洁规范,语言表达清晰,剪指甲,洗手,戴口罩	报告评估结果:护士着装整洁,已修剪指甲、洗手;环境整洁、明亮、无异味;患者知晓操作并愿意配合,无用药史、过敏史、家族史,皮试部位皮肤完整;操作用物已准备齐全	1. 评估患者、首选前臂掌侧下段 2. 检查用物	1. 评估患者准确 2. 规定时间内完成备物,物品准备齐全,在有效期内 3. 物品放置合理 4. 符合护士仪表	1. 严格查对 2. 评估水平
	环境	安全、安静、整洁宽敞、光线充足、温湿度适宜、屏风或拉帘遮挡				
	患者	年龄、病情、意识状态、心理反应、自理能力、合作程度、用药史、过敏史、家族史、注射局部皮肤状况				
	用物	1. 治疗车上层:基础注射盘内置无菌注射器(1、2、5ml)、75%酒精、复合碘消毒液、棉签、砂轮、启瓶器、弯盘、皮试通知单、青霉素80万IU1支、0.9%氯化钠注射液、0.1%盐酸肾上腺素1mg/支、无菌治疗盘、红/蓝铅笔、速干手消毒剂、小标签、医嘱单 2. 治疗车下层:锐器盒、医用废物收集袋、生活废物收集袋 3. 必要时备:吸氧设备、急救物品				
流程	口述:对青霉素有过敏史者禁止做过敏试验;对患者无青霉素用药史或接受青霉素治疗已停用24小时以上,或在用药过程中药物批号更换,需重新做过敏试验;青霉素皮试液标准为:每毫升含200~500IU青霉素的0.9%氯化钠注射液,皮下注射20~50IU/0.1ml					
	核对药物	按照七步洗手法进行手部消毒		洗手	洗手方法正确	1. 动作轻柔、敏捷 2. 工作的条理性
		双人核对医嘱单、皮试通知单及青霉素,检查青霉素有效期、性状,触摸瓶身有无破裂		核对药物	核对药物正确	
	配制皮试液	取青霉素1瓶80万IU,去除铝盖中心部分,复合碘棉签消毒瓶塞2次,置于妥善处待干		有效消毒		
		启封0.9%氯化钠注射液瓶盖,如有污染需消毒,置于妥善处				
		检查注射器有效期及包装 正确方法取出注射器,衔接紧密				
		取0.9%氯化钠注射液2ml注入青霉素小瓶中,摇匀	口述:每毫升含青霉素40万IU		1. 抽取药液时,视线与注射器刻度平行 2. 抽取0.9%氯化钠注射液时将青霉素溶液回推入0.9%氯化钠注射液内视为剂量不准确	1. 动作准确性 2. 技术熟练度 3. 防护意识
		用正确的方法打开并取出1ml注射器				
		用1ml注射器抽0.1ml青霉素溶液				
		抽吸0.9%氯化钠注射液至1ml,抽吸0.1ml空气,上下各摇2次,摇匀	口述:每毫升含青霉素4万IU			
		第一次弃去0.9ml,再抽吸0.9%氯化钠注射液至1ml,抽吸0.1ml空气,上下各摇2次,摇匀				
		第二次弃去0.9ml,再抽吸0.9%氯化钠注射液至1ml,抽吸0.1ml空气,上下各摇2次,摇匀	口述:每毫升含青霉素400IU			
		将护针帽套在针头上				

（续表）

项目	步　骤	沟　通	操作要点	评分要点	考　点
流　程	在小标签上注明床号、姓名、皮试液名称、批号、配置时间、配置人签名				
	将小标签贴于配好皮试液的注射器上，放入无菌治疗盘内备用；在 0.9% 氯化钠注射液瓶外标记青霉素专用				
	核对解释　将用物携至床旁，查对，详细询问过敏史、用药史、家族史，解释皮试方法及注意事项，取得合作				
	消毒皮肤　用 75% 酒精消毒注射部位皮肤 1 次，消毒范围大于 5 cm×5 cm，待干	选择前臂掌侧下段为注射部位	消毒注射部位忌用含碘消毒剂	1. 皮肤消毒剂的选择，皮肤消毒液待干 2. 皮内注射的角度 3. 皮内注射时针尖斜面是否完全进入皮内 4. 打起皮丘时是否有液体渗出、漏出皮丘外 5. 操作过程中体现人文关怀	
	取药排气　从无菌治疗盘内取出配置好的皮试液，核对注射卡、皮试液小标签及患者信息，排尽空气		针头向下排气 1 滴，避免药液倒流污染针头		
	推注药液　左手绷紧注射部位皮肤，右手平持注射器，示指固定针栓；针尖斜面向上，与皮肤呈 5° 角刺入皮肤，待针头斜面完全刺入皮内后，放平注射器；左手拇指固定针栓，右手推注药液 0.1 ml，使局部隆起呈半球状皮丘，皮肤变白显露毛孔，注射完毕，右手示指固定针栓，快速拔针，用无菌棉签轻沾溢出药滴		角度过大致刺入过深，打不起皮丘；角度过小致穿刺失败；针尖斜面未完全刺入会导致注射时漏液，剂量错误		
	计时核对　看表计时，再次核对注射卡、皮试液小标签及患者信息				
	健康指导　告知患者勿离开病室，20 分钟后观察结果，勿挤压皮丘；协助患者取舒适卧位	指导患者勿挤压皮丘，如有不适及时告知护士			
	整理用物　清理用物，分类处理		用物依据《消毒技术规范》和《医疗废物管理条例》做相应处理	医疗废物处理得当	
	洗手记录　洗手，记录时间、药物、内容、签全名			文书记录正确	
结果判断	护士入病室，查对，解释，取得合作	20 分钟到			
	双人查看结果				
	口述：青霉素试验结果的判断标准。阴性为皮丘无改变，周围无红肿、红晕，无自觉症状；阳性为局部皮丘隆起，出现红晕硬块，直径>1 cm，或周围出现伪足、有痒感，严重时有头晕、心慌、恶心，甚至出现过敏性休克；如需做对照试验，须在另一臂的相同部位皮内注入 0.1 ml 0.9% 氯化钠注射液，20 分钟后对照反应结果			判断正确	
	记录结果			记录正确	
	告知患者皮试结果，协助患者取舒适卧位				
核对整理	再次查对				
	再次整理病床单元，感谢合作				
	操作结束	报告操作完毕			

（续表）

项目	步 骤	沟 通	操作要点	评分要点	考 点
评 价	**操作** 查对无误,操作规范熟练、安全有效,剂量准确,注射后的皮丘符合要求;记录及时准确,无菌观念强				
	沟通 仪态大方,关爱患者,评估解释准确,治疗性沟通有效,健康宣教到位,满足患者需求				
	防护 安全防护意识强,无污染,无意外				
	时间 15 分钟				

48 皮下注射法

案 例

王××,男,50岁,因带状疱疹入院。护士小李遵医嘱给予维生素 B_{12} 皮下注射,每日 1 次。

思维导图

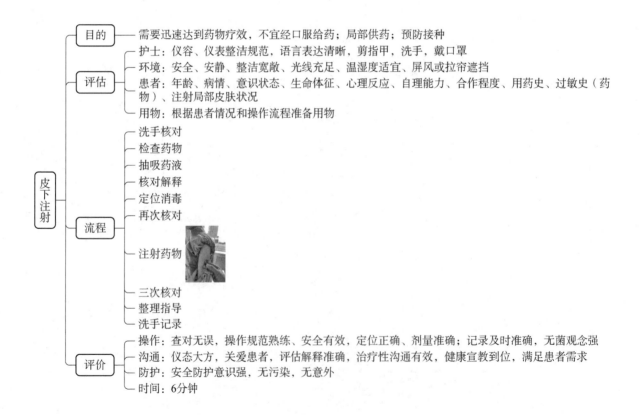

目的 — 需要迅速达到药物疗效,不宜经口服给药;局部供药;预防接种

评估
- 护士:仪容、仪表整洁规范,语言表达清晰,剪指甲,洗手,戴口罩
- 环境:安全、安静、整洁宽敞、光线充足、温湿度适宜、屏风或拉帘遮挡
- 患者:年龄、病情、意识状态、生命体征、心理反应、自理能力、合作程度、用药史、过敏史(药物)、注射局部皮肤状况
- 用物:根据患者情况和操作流程准备用物

皮下注射

流程
- 洗手核对
- 检查药物
- 抽吸药液
- 核对解释
- 定位消毒
- 再次核对
- 注射药物
- 三次核对
- 整理指导
- 洗手记录

评价
- 操作:查对无误,操作规范熟练、安全有效,定位正确、剂量准确;记录及时准确,无菌观念强
- 沟通:仪态大方,关爱患者,评估解释准确,治疗性沟通有效,健康宣教到位,满足患者需求
- 防护:安全防护意识强,无污染,无意外
- 时间:6分钟

操作标准

项目	步　骤	沟　通	操作要点	评分要点	考　点
目的	需要迅速达到药物疗效,不宜经口服给药;局部麻醉用药或术前供药;预防接种	报告操作开始,护士自我介绍、报告操作项目名称	评估、检查用物		
评估	**护士**　仪容、仪表整洁规范,语言表达清晰,剪指甲,洗手,戴口罩 **环境**　安全、安静、整洁宽敞、光线充足、温湿度适宜 **患者**　年龄、病情、意识状态、生命体征、心理反应、自理能力、合作程度、用药史、过敏史(药物)、注射局部皮肤状况 **用物** 1. 治疗车上层:基础注射盘内备75%酒精、复合碘消毒液、棉签、砂轮、弯盘、维生素B_{12} 1 支、一次性 2 ml 注射器 1 支、无菌治疗盘内铺无菌巾、速干手消毒剂、医嘱单、注射卡 2. 治疗车下层:医用废物收集袋、生活废物收集袋、锐器盒 3. 必要时备:屏风	报告评估结果:护士着装整洁,已修剪指甲、洗手、戴口罩;环境整洁、明亮;患者知晓操作并愿意配合,无过敏史,操作部位皮肤完整;操作用物已准备齐全	操作部位评估:皮肤有无破损、炎症、瘢痕、水肿、脂肪增生、硬结等	1. 规定时间内完成备物 2. 物品准备齐全,在有效期内 3. 物品放置合理 4. 符合护士仪表 5. 评估正确 6. 严格查对	1. 院内感染预防 2. 评估水平 3. 用物准备 4. 严格查对
流程	**洗手核对**　洗手;双人核对医嘱单、治疗卡、药物				
	检查药物　检查药物有效期,药液上下旋转 2 次、对光检查性状,触摸瓶身有无破裂		核对药物	核对正确	
	抽吸药液　将安瓿尖端药液弹至体部,用砂轮在安瓿颈部锯出痕迹;用75%酒精棉签常规消毒安瓿颈部 2 次;拭去玻璃细屑;折断安瓿,置于妥善处;检查注射器,取出注射器和针头,衔接紧密,调整针头斜面与注射器刻度相反;针尖斜面向下,置于药液中进行抽吸;抽毕,将安瓿套在针头上,置于无菌治疗盘内	双人核对并签字	抽吸药液时手不污染活塞,针头斜面浸入液面	1. 抽药手法正确 2. 消毒安瓿颈部并拭去玻璃细屑	1. 正确抽药 2. 无菌观念 3. 操作的熟练程度 4. 工作的条理性 5. 院内感染的预防 6. 应变能力 7. 正确注射 8. 沟通能力
	核对解释　将用物携至患者床边,问好,查对,解释,取得合作	沟通并解释操作目的			
	定位消毒　选择注射部位,取上臂三角肌下缘,患者手插腰部,明显暴露上臂三角肌;常规消毒皮肤,直径>5 cm,待干	口述选择合适的注射部位:上臂三角肌下缘、两侧腹壁、后背、大腿前侧和外侧,嘱患者摆好体位	选择合适的注射部位	1. 口述正确 2. 操作规范	
	再次核对　再次核对治疗卡、药物、患者信息	再次核对	再次核对	严格查对	
	注射药物　取出抽好药液的注射器,调整针头斜面与注射器刻度一致,排尽注射器内空气(1 滴排气);左手绷紧注射部位皮肤,右手持注射器,示指固定针栓,针头斜面向上,和皮肤呈 30°~40°角;过瘦者,可捏起注射部位皮肤,同时角度可减小;针头宜稍偏向外侧,避免药液对三角肌的刺激,迅速刺入针梗的 1/2~2/3 长;右手固定针栓,左手抽回血,确认无回血时左手缓慢推注药液;注射毕,用无菌干棉签轻贴进针处,快速拔针,按压片刻	告知患者本次皮下注射的意义,观察用药后反应,询问患者感受	1. 固定针栓时不可触及针体,以免污染 2. 一滴排气 3. 进针角度	进针角度正确一滴排气成功	
	三次核对　再次核对注射卡、患者信息、注射后的空药液安瓿		2 个以上查对点		
	整理指导　清理操作用物,分类处理,取舒适卧位,进行健康指导	用物依据《消毒技术规范》和《医疗废物管理条例》做相应处理			
	洗手记录　按照七步洗手法进行手部消毒;记录时间、药物、内容、签全名		洗手方法正确	记录规范	
	操作结束	报告操作完毕			

（续表）

项目	步　骤	沟　　通	操作要点	评分要点	考　点
评价	**操作**　查对无误，操作规范熟练、安全有效，定位正确、剂量准确；记录及时准确，无菌观念强				
	沟通　仪态大方，关爱患者，评估解释准确，治疗性沟通有效，健康宣教到位，满足患者需求				
	防护　安全防护意识强，无污染，无意外				
	时间　6分钟				

49 静脉注射法（使用头皮针）

• 学习目标 •

1. 素质目标：严格遵守无菌技术原则开展工作，培养热爱生命、慎独精神。
2. 能力目标：能够正确完成静脉注射的操作。
3. 知识目标：掌握静脉注射操作流程及标准，明确操作目的和注意事项。
4. 思政目标：培养"以人为本"和"以患者为中心"的职业素养。

案 例

王××，男，65岁，因心力衰竭入院，心率145次/min。护士小张遵医嘱立即给予5%葡萄糖溶液20 ml ＋西地兰0.4 mg静脉注射。

思维导图

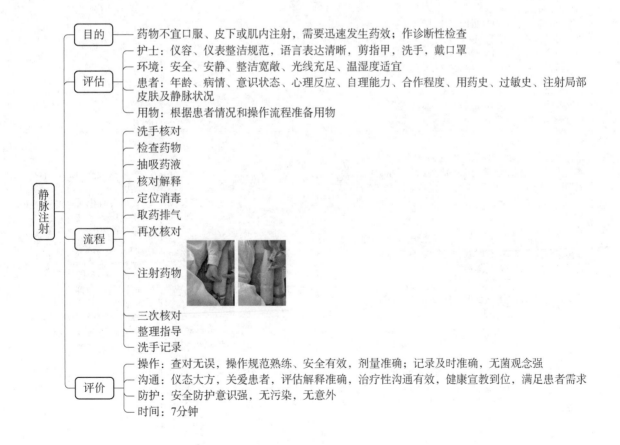

- **目的**　药物不宜口服、皮下或肌内注射，需要迅速发生药效；作诊断性检查
- **评估**
  - 护士：仪容、仪表整洁规范，语言表达清晰，剪指甲，洗手，戴口罩
  - 环境：安全、安静、整洁宽敞、光线充足、温湿度适宜
  - 患者：年龄、病情、意识状态、心理反应、自理能力、合作程度、用药史、过敏史、注射局部皮肤及静脉状况
  - 用物：根据患者情况和操作流程准备用物
- **静脉注射**
- **流程**
  - 洗手核对
  - 检查药物
  - 抽吸药液
  - 核对解释
  - 定位消毒
  - 取药排气
  - 再次核对
  - 注射药物
  - 三次核对
  - 整理指导
  - 洗手记录
- **评价**
  - 操作：查对无误，操作规范熟练、安全有效，剂量准确；记录及时准确，无菌观念强
  - 沟通：仪态大方，关爱患者，评估解释准确，治疗性沟通有效，健康宣教到位，满足患者需求
  - 防护：安全防护意识强，无污染，无意外
  - 时间：7分钟

操作标准

项目	步　骤	沟　通	操作要点	评分要点	考　点
目的	药物不宜口服、皮下或肌内注射,需要迅速发生药效;作诊断性检查,由静脉注入药物,如为肝、肾、胆囊等 X 线摄片	报告操作开始,护士自我介绍,报告操作项目名称		1. 规定时间内完成备物,物品准备齐全,放置合理 2. 符合护士仪表 3. 评估患者情况准确 4. 严格掌握适应证、禁忌证	1. 严格查对 2. 评估水平
评估	**护士**　仪容、仪表整洁规范,语言表达清晰,剪指甲,洗手,戴口罩 **环境**　安全、安静、整洁宽敞、光线充足、温湿度适宜 **患者**　年龄、病情、意识状态、心理反应、自理能力、合作程度、用药史、过敏史、注射局部皮肤及静脉状况 **用物** 1. 治疗车上层:基础注射盘内置复合碘消毒液、棉签、砂轮、弯盘、50%葡萄糖溶液 20 ml、一次性 20 ml 注射器(内带 9 号针头)、无菌 7 号头皮针 1 个、注射卡、塑料小枕、一次性治疗巾、止血带、无菌治疗盘、速干手消毒剂、医嘱单、药物 2. 治疗车下层:医用废物收集袋、生活废物收集袋、锐器盒	报告评估结果:护士着装整洁,已修剪指甲、洗手、戴口罩;环境整洁、明亮、无异味;患者知晓操作并愿意配合,注射部位皮肤完整、血管清晰;操作用物已准备齐全	评估全面,检查用物		
流程	**洗手核对**　洗手;双人核对医嘱单、注射卡、药物 **检查药物**　检查药物有效期,药液上下旋转 2 次、对光检查性状,触摸瓶身有无破裂 **抽吸药液**　将安瓿尖端药液弹至体部,用砂轮在安瓿颈部锯出痕迹;用75%酒精棉签常规消毒安瓿颈部 2 次,拭去玻璃细屑;折断安瓿,置于妥善处;检查注射器,取出注射器和针头,衔接紧密,调整针头斜面与注射器刻度相反;针尖斜面向下,置于药液中,进行抽吸;抽毕,将安瓿套在针头上,置于无菌治疗盘内 **核对解释**　将用物携至患者床旁,查对患者及腕带信息,解释,取得合作 **定位消毒**　协助患者取仰卧位;初选静脉,在欲穿刺肢体下铺治疗巾、塑料小枕,备好胶布;以手指探明静脉走行方向、深浅及弹性,在穿刺部位上约 6 cm 处系止血带,末端向上;常规消毒皮肤,直径>5 cm,待干 **取药排气**　检查 7 号头皮针包装,更换 7 号头皮针,衔接紧密;排尽注射器内空气 **再次核对**　第二次核对注射卡、患者信息及药物 **注射药物**　嘱患者握拳,一手拇指绷紧注射部位下端皮肤,固定静脉,针尖斜面向上,15°～30°角进针,从静脉上方或侧方刺入皮下,再沿静脉方向潜行刺入,见回血,再顺静脉进针少许;松止血带,嘱患者松拳,胶布固定头皮针,缓慢注药;注射完毕,用无菌干棉签按压穿刺处,快速拔出针头,按压至不出血为止,或嘱患者屈肘自行按压	征得患者同意选择合适部位。口述:也可选择其他舒适体位;注射部位选择肘部浅静脉 口述:注药过程中应观察针头是否在血管内,并随时听取患者反应	方法正确,剂量准确 常用部位有肘窝贵要静脉、正中静脉、头静脉、手足背及踝部等处浅静脉 2 条胶布分别固定穿刺点及针柄处;推注过程中应检查回血,推注速度适宜沿静脉走行按压穿刺点	1. 严格查对患者、医嘱信息以及药物、用物情况,无差错 2. 药物配置过程中严格遵守无菌技术操作原则 1. 严格执行查对制度 2. 注射过程中严格遵守无菌技术操作原则 3. 持针手法、穿刺角度正确 4. 掌握无痛技术 5. 遵医嘱掌握推注速度 6. 推注过程中严密观察患者反应及注射部位情况,有异常情况及时处理	1. 无菌观念 2. 严格查对 3. 穿刺技术 4. 病情观察能力 5. 沟通能力 6. 对异常情况的处置能力

（续表）

项目	步骤	沟通	操作要点	评分要点	考点
流程	**三次核对** 再次核对注射卡、患者信息、注射后的空药液安瓿		2个以上查对点		
	整理指导 整理病床单元，协助患者取舒适卧位；清理操作用物，分类处理，进行健康指导	用物依据《消毒技术规范》和《医疗废物管理条例》做相应处理			
	洗手记录 按照七步洗手法进行手部消毒；记录时间、药物、内容、签全名		洗手方法正确		
	操作结束	报告操作完毕			
评价	**操作** 查对无误，操作规范熟练、安全有效，剂量准确；记录及时准确，无菌观念强				
	沟通 仪态大方，关爱患者，评估解释准确，治疗性沟通有效，健康宣教到位，满足患者需求				
	防护 安全防护意识强，无污染，无意外				
	时间 7分钟				

50 密闭式静脉输液

1. 素质目标:具备扎实的专业知识、过硬的基础护理技能和以人为本的人文素质。
2. 能力目标:能够遵照医嘱以正确的方法完成密闭式静脉输液,规范操作、方法正确、动作轻巧。能够为不同输液条件的患者设计最合理、最适宜的静脉治疗方案。
3. 知识目标:掌握静脉输液的目的、评估内容、注意事项、操作流程及标准,掌握输液反应的临床表现及预防。
4. 思政目标:培养严谨求实的工作态度和爱伤观念,确保患者安全。

案 例

张××,女,40岁,入院诊断为肺部感染。患者主诉"咳嗽、咳痰"。护士小王遵医嘱给予患者0.9%氯化钠注射液200 ml+注射用头孢曲松钠2 g静脉滴注,每天1次。

思维导图

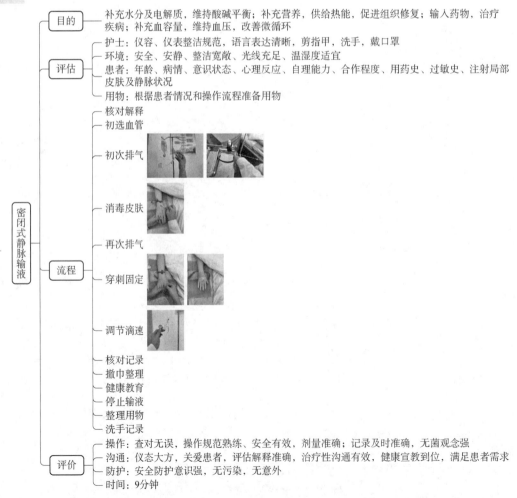

目的——补充水分及电解质,维持酸碱平衡;补充营养,供给热能,促进组织修复;输入药物,治疗疾病;补充血容量,维持血压,改善微循环

评估——护士:仪容、仪表整洁规范,语言表达清晰,剪指甲,洗手,戴口罩
环境:安全、安静、整洁宽敞、光线充足、温湿度适宜
患者:年龄、病情、意识状态、心理反应、自理能力、合作程度、用药史、过敏史、注射局部皮肤及静脉状况
用物:根据患者情况和操作流程准备用物

密闭式静脉输液

流程——核对解释
初选血管
初次排气
消毒皮肤
再次排气
穿刺固定
调节滴速
核对记录
撤巾整理
健康教育
停止输液
整理用物
洗手记录

评价——操作:查对无误、操作规范熟练、安全有效,剂量准确;记录及时准确,无菌观念强
沟通:仪态大方,关爱患者,评估解释准确,治疗性沟通有效,健康宣教到位,满足患者需求
防护:安全防护意识强,无污染,无意外
时间:9分钟

操作标准

项目	步　　骤	沟　　通	操作要点	评分要点	考　点
目的	1. 补充水分及电解质,维持酸碱平衡。常用于腹泻、剧烈呕吐等引起的脱水、酸碱平衡紊乱的患者 2. 补充营养,供给热能,促进组织修复;常用于大手术后、慢性消耗性疾病、昏迷、禁食、口腔疾病等不能经口进食及胃肠道吸收障碍的患者 3. 输入药物,治疗疾病;常用于中毒、各种感染、脑及组织水肿,以及各种需经静脉输入药物治疗的患者 4. 补充血容量,维持血压,改善微循环;常用于严重烧伤、大出血、休克等患者	报告操作开始,护士自我介绍、报告操作项目名称			
评估	**护士**　仪容、仪表整洁规范,语言表达清晰,剪指甲,洗手,戴口罩 **环境**　安全、安静、整洁宽敞、光线充足、温湿度适宜 **患者**　年龄、病情、意识状态、心理反应、自理能力、合作程度、用药史、过敏史、注射局部皮肤及静脉状况 **用物** 1. 治疗车上层:基础治疗盘内置复合碘消毒液、棉签、砂轮、弯盘(内放湿纱布)、止血带、一次性治疗巾、输液贴、输液单、溶液、剪刀、一次性输液器(针头型号适宜)、笔、加药卡、注射器、输液通知单、塑料小枕、速干手消毒剂 2. 治疗车下层:锐器盒、医用废物收集袋、生活废物收集袋、清洁容器 1 个 3. 床单元备:输液架、便盆 4. 必要时备:夹板、绷带	报告评估结果:护士着装整洁,已修剪指甲、洗手、戴口罩;环境整洁、明亮、无异味;患者知晓操作并愿意配合,注射部位皮肤完整、血管清晰;操作用物已准备齐全	全面评估,检查用物	1. 规定时间内完成备物,物品准备齐全,放置合理 2. 符合护士仪表 3. 评估患者情况准确 4. 严格掌握适应证、禁忌证	1. 严格查对 2. 评估水平
流程	**核对解释**　携用物到床旁,问好,查对,解释,取得合作 **初选血管**　准备好输液架,准备好输液贴;初选血管,征得患者同意;协助患者取舒适卧位 **初次排气**　挂好溶液瓶,一手倒持茂菲氏滴管,打开调节器,使液体流入茂菲氏滴管内;当液体流入茂菲氏滴管的 1/2～2/3 时,迅速将滴管倒转,使液体缓慢下降;当液体流入输液器与头皮针连接处时,即关闭调节器;将输液管与针头妥善挂好,待用 **消毒皮肤**　在穿刺部位肢体下铺治疗巾,亦可酌情垫塑料小枕;选择确定血管,在穿刺点上约 6 cm 处扎止血带,以手指探明静脉走行方向及深浅;常规消毒皮肤,直径＞5 cm,待干 **再次排气**　取下输液管,再次对光检查确无气泡;拔下护针帽,松开调节器;针尖斜面向上,排出少量液体,关紧调节器 **穿刺固定**　第二次查对,并嘱患者握拳;左手拇指绷紧穿刺部位下端皮肤,固定其静脉;右手持针柄,针尖斜面向上,与皮肤呈 15°～30°角,从静脉上方或侧方刺入,沿静脉方向潜行,见回血适当降低角度,继续沿静脉进针少许;"三松":松开止血带、松开调节器、嘱患者松拳;液体通畅时,用输液贴固定针柄、针梗、头皮针下端输液管	口述:输液所用液体已在治疗室全部按照医嘱准备完毕	根据病情及药液性质有计划地合理选择静脉 消毒方法、面积 对光检查方法 点滴通畅后固定,注意观察输液部位是否肿胀	1. 严格执行查对制度 2. 注射过程中严格遵守无菌技术操作原则 3. 准确把握穿刺手法 4. 穿刺部位皮肤完整性,无红肿、瘢痕、硬结、破溃 5. 静脉首选前臂/手背静脉、粗直、弹性好、血流丰富、避开关节、静脉瓣等	1. 无菌观念 2. 严格查对 3. 穿刺技术 4. 病情观察能力 5. 沟通能力 6. 对异常情况的处置能力

（续表）

项目	步　骤	沟　通	操作要点	评分要点	考　点
流 程	**调节滴速**　边口述边做：根据患者年龄、病情、药物性质调节滴速，一般成人为40～60滴/min，小儿为20～40滴/min；年老体弱、婴幼儿、心肺疾患的患者输入速度宜慢；脱水严重、心肺功能良好的患者滴速可稍快；一般溶液的滴速可稍快，但高渗盐水、含钾药物、升压药等滴速宜慢	嘱患者不可随意调节滴速，注意保护输液部位，有异常时如点滴不畅或输液部位肿胀、疼痛等情况及时呼叫护士	穿刺肢体尽量避免下垂，避免用力		
	核对记录　再次核对患者及药物，在输液单上打钩、签名				
	撤巾整理　撤去治疗巾、止血带、小垫枕，协助患者取舒适卧位，整理床铺				
	健康教育　进行健康指导，交代注意事项；输液过程中加强巡视，密切观察有无输液反应，耐心听取患者主诉，严密观察输液部位状况				
	停止输液　查对，问好，解释，取得合作；除去输液贴，关闭调节器；棉签顺血管方向轻贴进针点，迅速拔出针头，按压至不出血为止；整理患者单元，协助患者取舒适卧位；感谢合作	口述：输液完毕			
	整理用物　清理用物，分类处理	用物依据《消毒技术规范》和《医疗废物管理条例》做相应处理	按压部位稍靠皮肤穿刺点以压迫静脉进针点，防止皮下出血		
	洗手记录　进行手部消毒，记录输液结束时间及患者反应				
	操作结束	报告操作完毕			
评 价	**操作**　查对无误，操作规范熟练、安全有效，剂量准确；记录及时准确，无菌观念强				
	沟通　仪态大方，关爱患者，评估解释准确，治疗性沟通有效，健康宣教到位，满足患者需求				
	防护　安全防护意识强，无污染，无意外				
	时间　9分钟				

51 静脉留置针输液

1. 素质目标：具备扎实的专业知识、过硬的基础护理技能和以人为本的人文素质。
2. 能力目标：能够遵照医嘱以正确的方法完成静脉留置针输液，规范操作、方法正确、动作轻巧。能够为不同注射条件的患者设计最合理、最适宜的静脉治疗方案。
3. 知识目标：掌握注射原则以及静脉留置针输液的目的、评估内容、注意事项、操作流程及标准，掌握输液反应的临床表现及预防。
4. 思政目标：培养严谨求实的工作态度和爱伤观念，确保患者安全。

案 例

张××，男，68岁，腹痛伴停止排气排便2天、加重1天入院。患者神志清楚，腹痛明显，屈膝仰卧位，平车推入病房。急查X线片显示"肠管扩张，见液气平面"。测体温38.7℃，血压135/80 mmHg，脉搏96次/min，呼吸24次/min。遵医嘱给予0.9%氯化钠注射液500 ml＋维生素C 2 g静脉滴注。

思维导图

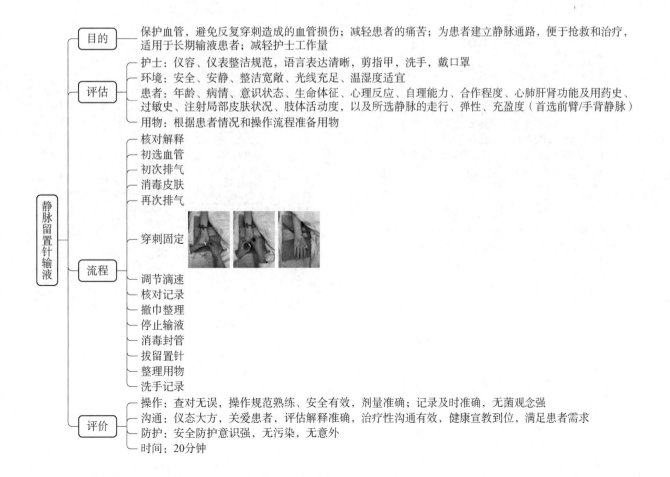

目的 —— 保护血管，避免反复穿刺造成的血管损伤；减轻患者的痛苦；为患者建立静脉通路，便于抢救和治疗，适用于长期输液患者；减轻护士工作量

评估
- 护士：仪容、仪表整洁规范，语言表达清晰，剪指甲，洗手，戴口罩
- 环境：安全、安静、整洁宽敞、光线充足、温湿度适宜
- 患者：年龄、病情、意识状态、生命体征、心理反应、自理能力、合作程度、心肺肝肾功能及用药史、过敏史、注射局部皮肤状况、肢体活动度，以及所选静脉的走行、弹性、充盈度（首选前臂/手背静脉）
- 用物：根据患者情况和操作流程准备用物

静脉留置针输液

流程
- 核对解释
- 初选血管
- 初次排气
- 消毒皮肤
- 再次排气
- 穿刺固定
- 调节滴速
- 核对记录
- 撤巾整理
- 停止输液
- 消毒封管
- 拔留置针
- 整理用物
- 洗手记录

评价
- 操作：查对无误，操作规范熟练、安全有效，剂量准确；记录及时准确，无菌观念强
- 沟通：仪态大方，关爱患者，评估解释准确，治疗性沟通有效，健康宣教到位，满足患者需求
- 防护：安全防护意识强，无污染，无意外
- 时间：20分钟

操作标准

项目	步　骤	沟　通	操作要点	评分要点	考　点
目的	1. 保护血管,避免反复穿刺造成的血管损伤 2. 减轻患者的痛苦 3. 为患者建立静脉通路,便于抢救和治疗,适用于长期输液患者 4. 减轻护士工作量	报告操作开始,护士自我介绍、报告操作项目名称			
评估	**护士**　仪容、仪表整洁规范,语言表达清晰,剪指甲,洗手,戴口罩 **环境**　安全、安静、整洁宽敞、光线充足、温湿度适宜 **患者**　年龄、病情、意识状态、生命体征、心理反应、自理能力、合作程度、心肺肝肾功能及用药史、过敏史、注射局部皮肤状况、肢体活动度,以及所选静脉的走行、弹性、充盈度(首选前臂/手背静脉) **用物** 1. 治疗车上层:基础治疗盘内置复合碘消毒液、棉签、砂轮、弯盘(内放湿纱布)、止血带、一次性治疗巾、塑料小枕、无菌贴膜、输液通知单、输液单(已写好)、溶液(已加药并插入输液器)、剪刀、一次性输液器(针头型号适宜)、注射器(抽取封管液用)、封管液、无菌治疗盘、静脉留置针、创可贴、胶布、笔、速干手消毒剂 2. 治疗车下层:锐器盒、剪刀、医用废物收集袋、生活废物收集袋、清洁容器1个 3. 床单元备:输液架、便盆 4. 必要时备:备夹板、绷带	报告评估结果:护士着装整洁,已修剪指甲、洗手;环境整洁、明亮、无异味;患者知晓操作并愿意配合,注射部位皮肤完整、血管清晰;操作用物已准备齐全	1. 全面评估、检查用物 2. 静脉留置针的选择:在满足治疗需要的情况下,选用最细、最小的,同时考虑患者的年龄以及静脉局部的条件、输液的目的和种类、治疗的时间、患者的活动需求等,一般成人输液宜选用18～20G号,儿童输液宜用22～24G号,输血宜用16G号	1. 规定时间内完成备物,物品准备齐全,放置合理 2. 符合护士仪表 3. 评估患者情况准确 4. 严格掌握适应证、禁忌证	1. 严格查对 2. 评估水平
流程	**核对解释**　携用物到床旁,查对患者及腕带信息,告知并取得合作 **初选血管**　准备好输液架;初选血管,征得患者同意;协助患者取舒适卧位 **初次排气**　将药液悬挂于输液架上,排气一次成功 **消毒皮肤**　在穿刺部位肢体下铺治疗巾,亦可酌情垫塑料小枕;准备输液贴、透明敷贴于易取之处选择确定静脉,以手指探明静脉走行方向、深浅及弹性,在穿刺部位上约10cm处系止血带,末端向上,消毒穿刺部位2次,消毒面积>8cm×8cm,待干 **再次排气**　将输液器头皮针针尖刺入肝素帽,将肝素帽内充满药液;将头皮针全部刺入肝素帽,排气;对光检查输液装置,无气泡;持针翼及针座垂直向上拔出护针帽,左右松动针芯,防止外套管与针芯粘连,排出少量液体,关紧调节器 **穿刺固定**　第二次核对患者及药物;嘱患者握拳,一手拇指绷紧注射部位下端皮肤,固定静脉,针尖斜面向上,以15°～30°角直刺静脉进针;见回血,降低角度至5°～10°,再进针少许;送导管方法1:后撤针芯0.2cm,顺静脉方向将导管与针芯全部送入血管;送导管方法2:一手固定针芯,另一手将外套管缓慢向前移动,直至全部送入血管;松止血带,嘱患	口述:输液所用液体已在治疗室全部按照医嘱准备完毕 留置针排气时要竖直向上才能排尽空气 切忌上下拉动针芯	1. 选择血管应由远心到近心端;根据药物的性质和量,选择合适的血管 2. 安尔碘棉签有效消毒,无空白区,无跨越 1. 时间不超过2分钟 2. 头皮钢针内气体全部排出后再与留置针连接 3. 排气一次成功 1. 持针手法、穿刺角度正确,穿刺速度稍慢,注意观察回血 2. 先退针芯后送外套管,防止针芯损伤血管	1. 严格查对患者、医嘱信息以及药物、用物情况,无差错 2. 严格遵守无菌技术操作原则 3. 合理选择血管 4. 准确把握穿刺手法 5. 遵医嘱掌握输液速度 6. 输液过程中严密观察患者反应及注射部位情况,有异常情况及时处理	1. 无菌观念 2. 严格查对 3. 进针手法 4. 持贴膜手法、效果 5. 正压封管效果 6. 病情观察能力 7. 整体操作的流畅程度 8. 沟通能力 9. 对异常情况的处置能力

（续表）

项目	步　骤	沟　通	操作要点	评分要点	考　点
流 程	者松拳，松开调节器；撤出针芯并弃至锐器盒；以穿刺点为中心，无张力、无缝隙贴透明贴膜，贴膜完全覆盖隔离塞；高举平台法 U 形固定延长管，留置针接头末端高于导管尖端水平，且与血管平行，附管接口朝外；贴标签，注明穿刺日期、时间、签全名		3. 一旦针芯撤出，不得再次刺入 4. 标签不得覆盖或遮挡穿刺点		
	调节滴速　核对患者信息、药物及治疗单；根据年龄、病情、药物性质调节滴速	口述：一般成人为 40～60 滴/min，小儿为 20～40 滴/min；对严重脱水、休克患者可加快速度；对有心、肾疾病，以及老人、小儿患者输液速度要慢，遵医嘱调节速度			
	核对记录　再次核对患者及药物，在输液单上打钩、写明时间、滴速、签全名				
	撤巾整理　撤去治疗巾、止血带、小垫枕，协助患者取舒适卧位，整理床单元，告知注意事项，进行健康指导	告知患者及家属不得随意调节滴速；贴膜勿沾水，若潮湿、卷边应随时更换；留置针使用期间，穿刺侧肢体可以适当活动，但应避免剧烈运动或长时间下垂；有回血及不适时告知			
	停止输液　洗手，携用物至床旁，查对患者及腕带信息；确认患者已输完，撤除输液装置；铺治疗巾，关闭调节器，拔出头皮针	口述：加强巡视，观察输液进度与患者反应；观察留置针有无脱出、断裂、局部有无红肿热痛等静脉炎表现，及时处理相关并发症			
	消毒封管　常规消毒肝素帽，取出已备好的注射器，将针头斜面刺入肝素帽内，缓慢推注封管液，待封管液充满肝素帽后，将针头全部刺入；正压封管；以脉冲式推注，边推边退的方法拔出针头立即夹闭延长管，靠近针座处；整理用物，洗手	口述：患者输液完毕，现用封管液进行封管；告知患者留置期间注意事项	常用的封管液：0.9%氯化钠注射液，每次 5～10 ml，每隔 6 小时重复冲管 1 次；稀释的肝素溶液，10～100 IU/ml，2～5 ml/次，每隔 8 小时重复冲管 1 次；以大鱼际脉冲式冲管，拔出针尖时可见 1 滴水珠		
	拔留置针　携用物至床旁，查对患者及腕带信息；确认符合拔针条件；铺治疗巾，去除透明贴膜，拔除留置针，用棉签按压至不出血为止，确认拔除导管的完整性	告知患者拔除留置针后 24 小时严禁沾水，如有不适及时告知医务人员			
	整理用物　整理床单元，清理用物，分类处理，协助患者取舒适卧位	用物依据《消毒技术规范》和《医疗废物管理条例》做相应处理		零角度；沿静脉走行按压	
	洗手记录　进行手部消毒，在治疗单上打钩，记录时间及患者反应、签全名	如系危重患者，在危重护理记录单上按要求记录			
	操作结束	报告操作完毕			

（续表）

项目	步　骤	沟　　通	操作要点	评分要点	考　　点
评价	**操作**　查对无误,操作规范熟练、安全有效,剂量准确;记录及时准确,无菌观念强				
	沟通　仪态大方,关爱患者,评估解释准确,治疗性沟通有效,健康宣教到位,满足患者需求				
	防护　安全防护意识强,无污染,无意外				
	时间　20分钟				

52 微量输液泵使用技术

• 学习目标 •

1. 素质目标：充分认识合理使用微量输液泵的重要性，培养熟练使用、敏捷操作的基本素质以及人文关怀的品质。
2. 能力目标：具备恰当沟通、综合判断、适当采取恰当措施解决问题的能力。
3. 知识目标：掌握微量输液泵的使用目的、方法和常见报警现象的处理方法。
4. 思政目标：培养严谨求实的工作态度和爱伤观念，确保患者安全。

案 例

张××，女，50岁，主因"血红蛋白降低伴活动后气促、喘憋3天，加重1周"入院。患者既往有支气管哮喘病史10年余。入院诊断：血红蛋白降低、支气管哮喘。今日患者仍诉喘憋，血氧饱和度为98%，已给予2 L/min 流量吸氧，情况无改善。现需执行医嘱：0.9%氯化钠注射液 20 ml + 氨茶碱 2 mg 以 2 ml/h 静脉泵入1次。

思维导图

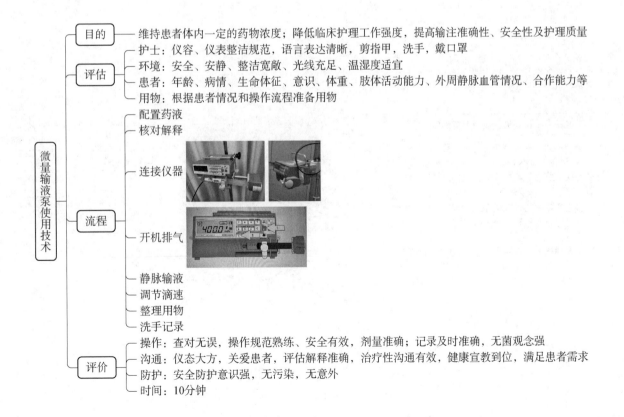

微量输液泵使用技术

- 目的：维持患者体内一定的药物浓度；降低临床护理工作强度，提高输注准确性、安全性及护理质量
- 评估
  - 护士：仪容、仪表整洁规范，语言表达清晰，剪指甲，洗手，戴口罩
  - 环境：安全、安静、整洁宽敞、光线充足、温湿度适宜
  - 患者：年龄、病情、生命体征、意识、体重、肢体活动能力、外周静脉血管情况、合作能力等
  - 用物：根据患者情况和操作流程准备用物
- 流程
  - 配置药液
  - 核对解释
  - 连接仪器
  - 开机排气
  - 静脉输液
  - 调节滴速
  - 整理用物
  - 洗手记录
- 评价
  - 操作：查对无误，操作规范熟练、安全有效，剂量准确；记录及时准确，无菌观念强
  - 沟通：仪态大方，关爱患者，评估解释准确，治疗性沟通有效，健康宣教到位，满足患者需求
  - 防护：安全防护意识强，无污染，无意外
  - 时间：10分钟

操作标准

项目	步　骤	沟　通	操作要点	评分要点	考　点
目的	将少量药液持续、准确、微量、均匀地泵入患者体内,维持体内一定的药物浓度;降低临床护理工作强度,提高输注准确性、安全性及护理质量	报告操作开始,护士自我介绍、报告操作项目名称			
评估	**护士**　仪容、仪表整洁规范,语言表达清晰,剪指甲,洗手,戴口罩	报告评估结果:护士着装整洁,已修剪指甲、洗手、戴口罩;环境整洁、明亮;患者知晓操作并愿意配合,注射部位皮肤完整、血管清晰;操作用物已准备齐全	1. 评估、检查用物 2. 微量泵仪器性能良好	1. 规定时间内完成备物 2. 物品准备齐全、在有效期内 3. 物品放置合理 4. 符合护士仪表	1. 严格查对 2. 评估水平
	环境　安全、安静、整洁宽敞、光线充足、温湿度适宜				
	患者　年龄、病情、生命体征、意识、体重、肢体活动能力、外周静脉血管情况、合作能力等				
	用物 1. 治疗车上层:医嘱单、输液执行单、速干手消毒剂、微量泵、泵用注射器1个、延长管1根、药液、留置针、3M贴膜、基础注射盘(内置安尔碘、棉签、胶布等)、止血带、治疗盒、PDA、条码 2. 治疗车下层:医用废物收集袋、生活废物收集袋、回收液体袋、剪刀、锐器盒 3. 床单元备:输液架、便盆				
流程	**配置药液**　认真查对医嘱,根据药物选择适当注射器;根据医嘱配置药液,贴好标签,药物标识规范、清晰;将注射器连接好延长管,备用		查对正确,配置药液	按照无菌原则配置药液	1. 无菌原则 2. 工作的严谨性
	核对解释　携用物至床旁,核对输液执行单、药液和患者信息,PDA扫描,向患者解释使用微量泵的目的、注意事项	解释使用微量泵的目的、注意事项	核对	核对正确	
	连接仪器　将微量泵固定在输液架上,连接电源;安装注射器:向上推动推杆锁,拉出推杆;向外拉出针筒夹,逆时针转动90°;安装注射器,固定针栓尾端,使推杆锁"喀嚓"一声复位。针筒夹顺时针转动90°,自动复位固定好针筒		固定微量泵,安装注射器,排气	固定方法正确,安装注射器和排气方法	1. 工作的条理性 2. 使用微量泵技术熟练度 3. 无菌观念 4. 沟通技巧
	开机排气　开机,自检;自动识别注射器,显示OPS/-XX,按F键确认注射器;排气:按住F键不放,同时按住1键(BOL键),排除泵前管内气体,完成后松开				
	静脉输液　按照输液流程准备静脉通路			无菌操作	
	调节滴速　准备完毕后连接管路,遵医嘱调整输液速度,按START/STOP键启动输液,此时泵显示屏上方将有风轮状光标转动,显示泵在运行中		调整速度	调整速度准确	
	整理用物　协助患者取舒适体位,整理用物,正确处理微量泵运行过程中的报警	用物依据《消毒技术规范》和《医疗废物管理条例》做相应处理	处理报警问题	1. 人文关怀 2. 用物处理方法 3. 报警处理	
	洗手记录　再次核对,洗手,记录微量泵开始使用的时间,运行的速度,并签名		查对	查对制度	
	操作结束	报告操作完毕			
评价	**操作**　查对无误,操作规范熟练、安全有效,剂量准确;记录及时准确,无菌观念强				
	沟通　仪态大方,关爱患者,评估解释准确,治疗性沟通有效,健康宣教到位,满足患者需求				
	防护　安全防护意识强,无污染,无意外				
	时间　10分钟				

53 密闭式静脉输血

学习目标

1. 素质目标:能严格执行"三查八对"及双人查对制度,培养慎独精神及认真、细致的工作态度。
2. 能力目标:能正确完成密闭式静脉输血的操作。
3. 知识目标:掌握密闭式静脉输血技术及常见输血反应与处理。
4. 思政目标:培养严谨求实的工作态度和爱伤观念,确保患者安全。

案 例

王××,男,23岁,因轻生经高处坠落。初步判断脾脏破裂,出血性休克。测血压 65/45 mmHg,脉搏 120 次/min、细弱,出冷汗,面色苍白,神志清楚,躁动不安。护士小李遵医嘱给予输全血 200 ml。

思维导图

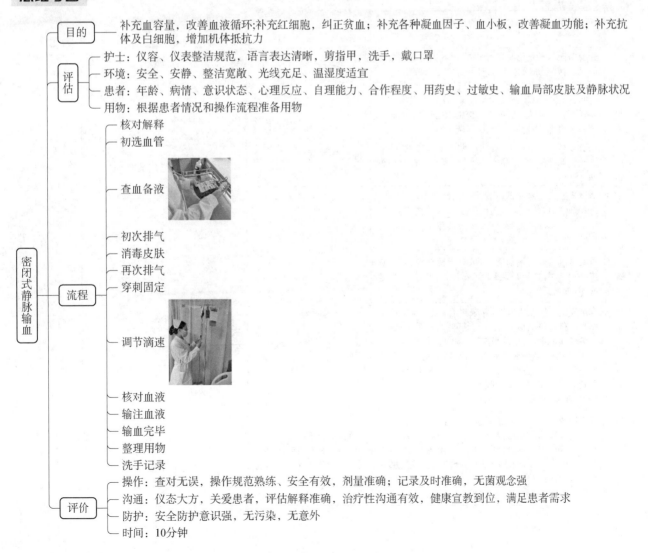

密闭式静脉输血
- 目的：补充血容量,改善血液循环;补充红细胞,纠正贫血;补充各种凝血因子、血小板,改善凝血功能;补充抗体及白细胞,增加机体抵抗力
- 评估
  - 护士：仪容、仪表整洁规范,语言表达清晰,剪指甲,洗手,戴口罩
  - 环境：安全、安静、整洁宽敞、光线充足、温湿度适宜
  - 患者：年龄、病情、意识状态、心理反应、自理能力、合作程度、用药史、过敏史、输血局部皮肤及静脉状况
  - 用物：根据患者情况和操作流程准备用物
- 流程
  - 核对解释
  - 初选血管
  - 查血备液
  - 初次排气
  - 消毒皮肤
  - 再次排气
  - 穿刺固定
  - 调节滴速
  - 核对血液
  - 输注血液
  - 输血完毕
  - 整理用物
  - 洗手记录
- 评价
  - 操作：查对无误,操作规范熟练、安全有效,剂量准确;记录及时准确,无菌观念强
  - 沟通：仪态大方,关爱患者,评估解释准确,治疗性沟通有效,健康宣教到位,满足患者需求
  - 防护：安全防护意识强,无污染,无意外
  - 时间：10分钟

操作标准

项目	步 骤	沟 通	操作要点	评分要点	考 点
目的	补充血容量,改善血液循环;补充红细胞,纠正贫血;补充各种凝血因子、血小板,改善凝血功能;为患者输入新鲜血液,补充抗体及白细胞,增加机体抵抗力	报告操作开始,护士自我介绍、报告操作项目名称			
评估	**护士** 仪容、仪表整洁规范,语言表达清晰,剪指甲,洗手,戴口罩 **环境** 安全、安静、整洁宽敞、光线充足、温湿度适宜 **患者** 年龄、病情、意识状态、心理反应、自理能力、合作程度、用药史、过敏史、注射局部皮肤及静脉状况 **用物** 1. 治疗车上层:基础治疗盘内置复合碘消毒液、棉签、砂轮、弯盘、止血带、一次性治疗巾、输液贴、输血单、血液、交叉配血单、0.9%氯化钠注射液、剪刀、一次性输血器(针头型号适宜)、笔、输血通知单、塑料小枕、速干手消毒剂 2. 治疗车下层:锐器盒、医用废物收集袋、生活废物收集袋、清洁容器一个、剪刀 3. 床单元备:输液架、便盆 4. 必要时备:备夹板、绷带、12号头皮针	报告评估结果:护士着装整洁,已修剪指甲,洗手、戴口罩;环境整洁、明亮、无异味;患者知晓操作并愿意配合,输血部位皮肤完整、血管清晰;操作用物已准备齐全。	全面评估、检查用物	1. 规定时间内完成备物,物品准备齐全,放置合理 2. 符合护士仪表要求 3. 评估患者情况准确 4. 严格掌握适应证、禁忌证	能准确、完整准备用物
流程	**核对解释** 携用物到床旁,查对、问好、询问血型、解释并取得合作	口述:输液所用液体已在治疗室全部按照医嘱准备完毕			
	初选血管 准备好输液架;初选血管,告知患者初选结果,嘱患者排尿、请稍等;协助患者取舒适卧位		检查血液质量	查对	严格查对
	查血备液 检查所有无菌用物、血液质量及贮血时间;核对并检查液体质量,打开并常规消毒瓶塞,贴标签于瓶上,注明床号、姓名及输血用字样和开瓶时间;检查输血器有效期及包装,打开并取出输血器;将通气、通液针头插入0.9%氯化钠注射液瓶塞至针头根部,固定通气管,关紧调节器				
	初次排气 再次查对,备输液贴于易取之处,挂溶液瓶于输液架上,正确方法排气,将输血管与针头挂好备用	再次核对患者姓名、性别、住院号、腕带、床头卡			
	消毒皮肤 在穿刺部位肢体下铺治疗巾,垫小枕,选择确定血管,在穿刺点上方约6 cm处扎止血带,以手指探明静脉走行方向、深浅及弹性,常规消毒皮肤,直径>5 cm,待干				
	再次排气 取下输血管,再次对光检查确无气泡,拔下护针帽,松开调节器;针尖斜面向上,排出少量液体,关紧调节器				静脉穿刺
	穿刺固定 第二次查对,并嘱患者握拳;左手拇指绷紧穿刺部位下端皮肤,固定其静脉;右手持针柄,针尖斜面向上,与皮肤呈15°~30°角,从静脉上方或侧方刺入,沿静脉方向潜行,见回血适当降低角度,继续沿静脉进针少许;"三松":松开止血带、松开调节器、嘱患者松拳;液体通畅时,用输液贴固定针柄、针梗、头皮针下端输血管				
	调节滴速 边口述边做:根据患者年龄、病情、药物性质调节滴速,一般成人为40~60滴/min,小儿为20~40滴/min;年老体弱、婴幼儿、心肺疾患的患者输入速度宜慢;脱水严重、心肺功能良好的患者滴速可稍快;一般溶液的滴速可稍快,但高渗盐水、含钾药物、升压药等滴速宜慢	开始滴速不要超过20滴/min,观察15分钟左右,无不良反应再根据病情及年龄调节			

（续表）

项目	步　骤	沟　通	操作要点	评分要点	考　点
流 程	**核对血液**　三查八对：助手与操作者仔细查对输血单、配血单和血液；助手念交叉配血单，操作者查看输血通知单与血袋；核对无误，2 人签名		双人查对	正确核对	"三查""八对" 双人查对
	输注血液　轻轻摇匀血液，打开储血袋封口，常规消毒输血管口；将输血器通液针头从输液瓶上拔下，刺入血袋输血管口至针头根部，将血袋倒挂于输液架上；再次查对患者及血液，调节滴速不超过20 滴/min，观察 10～15 分钟，无反应后再调至适宜速度；看表计时，撤去治疗巾，在输血通知单上打钩，签字；告知患者输血中的注意事项；清理用物，分类处理，将 0.9%氯化钠注射液带回治疗室备用	口述：观察 10～15 分钟，无反应后再调至适宜速度	严密观察		动作要轻、切勿剧烈震荡
	输血完毕　口述：血液即将输完时。查对，问好，解释，取得合作；常规消毒 0.9%氯化钠注射液瓶塞；从输血袋口拔出通液针头，并将其插入已消毒的瓶塞至针头根部。口述：待全部血液输完时。除去输液贴，调紧调节器，用棉签轻轻按压针眼处，快速拔出针头，按压至不出血为止；再次核对患者及血液，在输血单上打钩、签名	再次核对患者姓名、手腕带，解释并取得合作			
	整理用物　撤去治疗巾、止血带、小垫枕，协助患者取舒适卧位，询问患者的感受，感谢合作，整理床单元，清理用物，分类处理，将弯盘和输血器置于治疗车下层，将血袋带回治疗室	用物依据《消毒技术规范》和《医疗废物管理条例》做相应处理	血袋应在 4℃冰箱内保留24 小时	再次查对	
	洗手记录　进行手部消毒，记录输血结束时间及患者反应、签全名				
	操作结束	报告操作完毕			
评 价	**操作**　查对无误，操作规范熟练，安全有效，剂量准确；记录及时准确，无菌观念强				
	沟通　仪态大方，关爱患者，评估解释准确，治疗性沟通有效，健康宣教到位，满足患者需求				
	防护　安全防护意识强，无污染，无意外				
	时间　10 分钟				

54 鼻饲法

学习目标

1. 素质目标:具备扎实的专业知识、过硬的基础护理技能和"以人为本"的人文素质。
2. 知识目标:能正确概述鼻饲的适应证、禁忌证和注意事项。
3. 能力目标:掌握鼻饲法的目的、操作流程,以及准确判断胃管是否在胃内的方法。
4. 思政目标:培养"以患者为中心"的理念,在操作过程中秉承南丁格尔精神,注重人文关怀。

案 例

李××,男,45岁,因脑外伤入院3天。患者神志不清,意识昏迷;查体:体温39℃,脉搏98次/min,血压150/90 mmHg。护士小王遵医嘱给予鼻饲。

思维导图

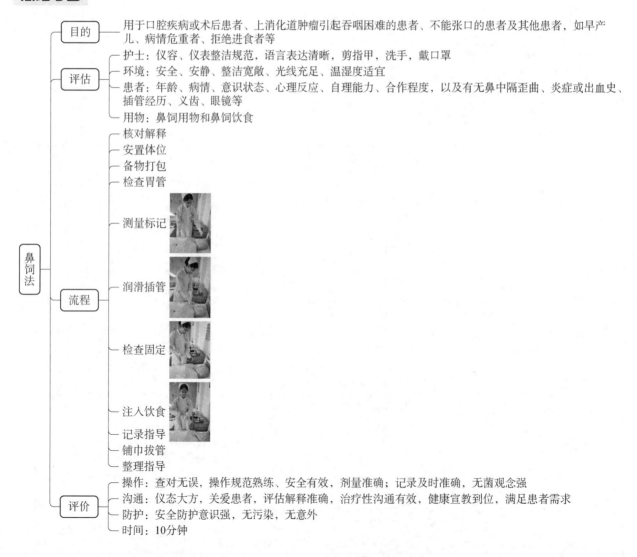

- 鼻饲法
  - 目的 —— 用于口腔疾病或术后患者、上消化道肿瘤引起吞咽困难的患者、不能张口的患者及其他患者,如早产儿、病情危重者、拒绝进食者等
  - 评估
    - 护士:仪容、仪表整洁规范,语言表达清晰,剪指甲,洗手,戴口罩
    - 环境:安全、安静、整洁宽敞、光线充足、温湿度适宜
    - 患者:年龄、病情、意识状态、心理反应、自理能力、合作程度,以及有无鼻中隔歪曲、炎症或出血史、插管经历、义齿、眼镜等
    - 用物:鼻饲用物和鼻饲饮食
  - 流程
    - 核对解释
    - 安置体位
    - 备物打包
    - 检查胃管
    - 测量标记
    - 润滑插管
    - 检查固定
    - 注入饮食
    - 记录指导
    - 铺巾拔管
    - 整理指导
  - 评价
    - 操作:查对无误,操作规范熟练、安全有效,剂量准确;记录及时准确,无菌观念强
    - 沟通:仪态大方,关爱患者,评估解释准确,治疗性沟通有效,健康宣教到位,满足患者需求
    - 防护:安全防护意识强,无污染,无意外
    - 时间:10分钟

操作标准

项目	步 骤	沟 通	操作要点	评分要点	考 点
目的	用于口腔疾病或术后患者、上消化道肿瘤引起吞咽困难的患者、不能张口的患者及其他患者,如早产儿、病情危重者、拒绝进食者等	报告操作开始,护士自我介绍、报告操作项目名称			
评估	**护士** 仪容、仪表整洁规范,语言表达清晰,剪指甲,洗手,戴口罩	报告评估结果:护士着装整洁,已修剪指甲、洗手、戴口罩;环境整洁、明亮、无异味;患者知晓操作并愿意配合,无鼻中隔歪曲、炎症或出血;操作用物已准备齐全	1. 全面评估、检查用物 2. 根据患者需要酌情添加用物	1. 规定时间内完成备物,物品准备齐全,放置合理 2. 符合护士仪表 3. 评估患者情况准确 4. 严格掌握适应证、禁忌证 5. 用物缺一项减0.5分	1. 严格查对 2. 评估能力
	环境 安全、安静、整洁宽敞、光线充足、温湿度适宜				
	患者 年龄、病情、意识状态、心理反应、自理能力、合作程度,以及有无鼻中隔歪曲、炎症或出血史、插管经历、义齿、眼镜等				
	用物 1. 治疗车上层:治疗盘内置 38~40℃ 温开水和流质饮食(200 ml内)、一次性胃管包1个(内有胃管1根、一次性手套1副、石蜡油棉球、纱布)、弯盘、一次性灌食器1个、一次性压舌板1个、治疗巾2块、胶布、棉签、汽油或松节油、75%酒精、清洁纸巾,治疗盘外放一次性手套 2. 治疗车下层:医用废物收集袋、生活废物收集袋 3. 必要时备:听诊器、橡皮圈				
流程	**核对解释** 携用物到床旁,查对,问好,解释目的及配合方法,取得合作	护患沟通		1. 工作的条理性 2. 爱伤观念	
	安置体位 协助患者取合适体位(可取坐位、半坐位、仰卧位或侧卧位),检查并清洁鼻孔,铺治疗巾于患者颌下及胸前				
	备物打包 备好胶布,贴于易取之处;检查并打开鼻饲包于治疗巾上;检查并打开一次性压舌板、一次性灌食器与一次性胃管包,放入鼻饲包内	请您不要移动身体			
	检查胃管 戴一次性手套,提起胃管末端,注入少量空气,检查胃管是否通畅				
	测量标记 测量鼻尖至耳垂、耳垂至剑突的距离,看明刻度并做标记				
	润滑插管 一手持纱布内置石蜡油棉球,另一手持胃管在石蜡油棉球中润滑;同时将胃管插入已备好的一侧鼻腔 1. 清醒患者:当胃管通过咽部时(约15 cm)嘱患者做吞咽动作,随吞咽动作顺势迅速将胃管送入胃内,插注所需长度 2. 昏迷患者:当胃管通过咽部时(约15 cm)托起患者头部,使其下颌尽量靠近胸骨柄将胃管送入胃内,插注所需长度 正确处理插管过程中可能出现的情况:胃管插入不畅时,检查胃管是否盘曲在口腔中;患者如有恶心,稍停片刻后再缓缓插入;患者出现呛咳、发绀、呼吸困难时应立刻停止操作,将管拔出 插入所需长度,脱一只手的手套与石蜡油棉球一同投入医疗废物收集袋	现在要给您插胃管了,请做吞咽动作	1. 可通过呈现临床情景进行提问和处理 2. 沟通或表述	1. 胃管有无污染 2. 护患沟通有效	插管指导到位
	检查固定 取灌食器,抽吸胃液,证实胃管在胃内;将胃液注入弯盘,灌食器放回原包装,关闭胃管末端;脱去另一只手的手套,用胶布固定胃管于鼻翼及面颊部	口述:也可采用"听气过水声法"或"观察胃管末端气泡法"	固定胃管	胃管固定牢固、美观	检查胃管在胃内的方法

（续表）

项目	步　骤	沟　通	操作要点	评分要点	考　点
流 程	**注入饮食**　用灌食器抽 10 ml 温开水,排尽空气,注入胃管,关闭胃管末端;用灌食器抽流质饮食 50 ml,排尽空气,缓慢注入胃管,关闭胃管末端;根据患者病情,按此法灌入需要量;用灌食器抽 10 ml 温开水,排尽空气,注入胃管,将胃管末端抬高后关闭并用纱布包裹固定	口述:按需要将备好的流质饮食逐量注入胃管;每次喂食前证实胃管在胃内后,方可注食	1. 注入饮食,一次不可超过 200 ml 2. 灌食结束抬高胃管末端	方法正确速度适宜	注入饮食的方法
	记录指导　协助患者取舒适卧位,告知患者或家属注意事项,进行健康指导,洗手,记录饮食量,再次查对,感谢患者或家属合作			健康教育到位	
	铺巾拔管 1. 至患者床旁,问好,查对,解释,取得合作;铺治疗巾于下颌及胸前,置弯盘于口角旁;去除胶布,关紧胃管末端 2. 戴一次性手套,一手持清洁纸巾,包裹近鼻孔处胃管,嘱患者深呼吸;在患者呼气时,另一手反折胃管顺势拔管,边拔边用纸巾擦拭胃管至咽部时,嘱患者屏气,并迅速拔出,脱去手套连同胃管一起投入医疗垃圾收集袋中	口述:鼻饲饮食结束或需要更换胃管时,需进行拔管 口述:患者面部有胶布痕迹者,应去除	拔管手法	1. 拔管方法正确 2. 无污染	拔管方法
	整理指导　协助患者取舒适卧位,进行健康指导;查对,感谢患者合作;整理用物,分类处理;进行手部消毒	用物依据《消毒技术规范》和《医疗废物管理条例》做相应处理			
	操作结束	报告操作完毕			
评 价	**操作**　查对无误,操作规范熟练、安全有效,剂量准确;记录及时准确,无菌观念强			插管不成功减10分	
	沟通　仪态大方,关爱患者,评估解释准确,治疗性沟通有效,健康宣教到位,满足患者需求				
	防护　安全防护意识强,无污染,无意外				
	时间　10 分钟			每超时 30 秒减1分	

55 女患者导尿术

1. 素质目标：充分认识无菌观念的重要性，培养护士尊重患者、理解患者、保护患者隐私的基本素质。
2. 知识目标：能正确阐述女性患者导尿的适应证、禁忌证和注意事项。
3. 能力目标：掌握女性患者导尿的操作过程、导尿部位的正确消毒。
4. 思政目标：培养尊重生命、慎独、依法行医、科学严谨的工作态度，确保患者生命安全。

案 例

王××，女，45岁，不能自主排尿，诊断为"尿潴留"。护士小李遵医嘱给予导尿。患者神志清楚，可配合完成。

思维导图

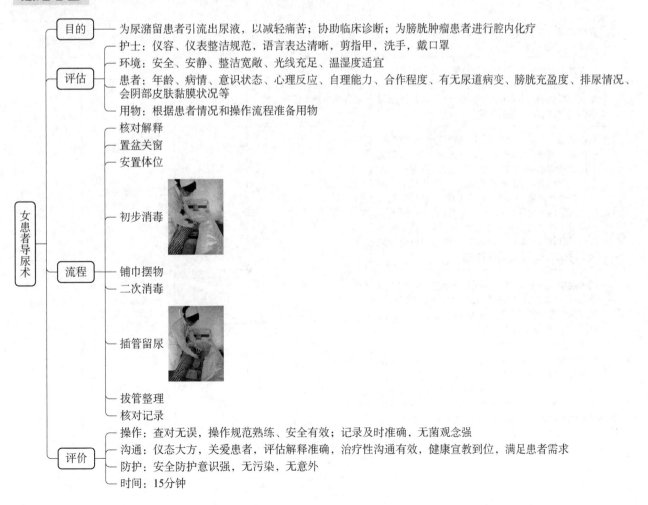

- 女患者导尿术
  - 目的 —— 为尿潴留患者引流出尿液，以减轻痛苦；协助临床诊断；为膀胱肿瘤患者进行腔内化疗
  - 评估
    - 护士：仪容、仪表整洁规范，语言表达清晰，剪指甲，洗手，戴口罩
    - 环境：安全、安静、整洁宽敞、光线充足、温湿度适宜
    - 患者：年龄、病情、意识状态、心理反应、自理能力、合作程度、有无尿道病变、膀胱充盈度、排尿情况、会阴部皮肤黏膜状况等
    - 用物：根据患者情况和操作流程准备用物
  - 流程
    - 核对解释
    - 置盆关窗
    - 安置体位
    - 初步消毒
    - 铺巾摆物
    - 二次消毒
    - 插管留尿
    - 拔管整理
    - 核对记录
  - 评价
    - 操作：查对无误，操作规范熟练、安全有效；记录及时准确，无菌观念强
    - 沟通：仪态大方，关爱患者，评估解释准确，治疗性沟通有效，健康宣教到位，满足患者需求
    - 防护：安全防护意识强，无污染，无意外
    - 时间：15分钟

操作标准

项目	步　骤	沟　通	操作要点	评分要点	考　点
目的	为尿潴留患者引流尿液,以减轻痛苦;协助临床诊断,留取未受污染的尿标本做细菌培养,测量膀胱容量、压力及残余尿,进行尿道及膀胱造影等;为膀胱肿瘤患者进行腔内化疗	报告操作开始,护士自我介绍、报告操作项目名称			
评估	**护士** 仪容、仪表整洁规范,语言表达清晰,剪指甲,洗手,戴口罩	报告评估结果:护士着装整洁,已修剪指甲、洗手、戴口罩;病室环境安静整洁、无异味,已为患者遮挡屏风;患者知晓操作并愿意配合,无尿道病变,会阴部皮肤完好;操作用物已准备齐全均在有效期内	一般成人宜使用 10～16 G 导尿管,小儿宜使用8～12 G 导尿管	1. 规定时间内完成备物,用物无缺项,放置合理 2. 符合护士仪表 3. 评估患者情况准确 4. 严格掌握适应证、禁忌证	1. 评估能力 2. 查对方法 3. 人文关怀
	环境 安全、安静、整洁宽敞、光线充足、温湿度适宜				
	患者 年龄、病情、意识状态、心理反应、自理能力、合作程度、有无尿道病变、膀胱充盈度、排尿情况、会阴部皮肤黏膜状况等				
	用物 1. 治疗车上层:治疗盘内置无菌持物钳、治疗巾、弯盘、一次性手套、一次性无菌导尿包(内置尿管 8 号、10 号各 1 根,纱布 2 块,镊子 2 把,消毒棉球 6 个,石蜡油棉球,洞巾,弯盘 2 个,有盖标本瓶或试管)、速干手消毒剂、治疗通知单 2. 治疗车下层:医用废物收集袋、生活废物收集袋 3. 床单元备:屏风、便盆及便盆巾				
流程	**核对解释** 携用物至床旁,查对,问好,解释目的及配合方法,消除患者心理负担,取得合作	1. 说明操作过程中可能出现的不适 2. 嘱患者如有不适要及时告知护士	查对腕带信息(2 个以上查对点)	患者信息核对无误	护患沟通
	置盆关窗 将便盆置于恰当处,并掀开盖布关闭门窗,用屏风遮挡患者				保护隐私
	安置体位 护士站在患者右侧,拆松右下方被角并折向对侧,暴露双侧下肢;脱去对侧裤腿,盖在近侧腿上,对侧腿和上身用盖被盖好;患者取仰卧屈膝位,双腿略向外展,暴露外阴	让患者清洗外阴,如系重患者则由护士给予清洗	减少暴露,注意保暖	体位摆放正确	
	初步消毒 嘱患者蹬足抬臀,将治疗巾垫于臀下;弯盘置于近外阴处,检查并打开无菌导尿包,取出上层的外阴消毒包,置于患者两腿之间,戴一次性手套;打开消毒棉球置于弯盘内,一手持镊子夹消毒棉球进行消毒,由外向内,自上而下,按顺序先后擦洗阴阜两侧大阴唇;分开大阴唇,右手持镊子夹消毒棉球擦洗大小阴唇之间→小阴唇→尿道口→肛门;用后的棉球放于弯盘内;将消毒后用物分类放于治疗车下层及医用废物收集袋		1. 每次只夹 1 个棉球 2. 手法轻柔 3. 严格遵循消毒顺序	每个棉球限用 1 次	
	铺巾摆物 洗手,将无菌导尿包置于患者两腿之间逐层打开,嘱患者勿动;戴无菌手套,铺洞巾使其和导尿包包布形成联合无菌区域,合理摆放导尿包内物品,以免跨越无菌区			1. 无污染、无跨越无菌区 2. 从前端向后端润滑导尿管	
	二次消毒 持血管钳夹石蜡油棉球,放纱布内润滑导尿管前端(两根都应润滑),1 根连同镊子放于无菌弯盘内,另 1 根放于无菌区备用,将消毒用物放于近外阴外;左手分开并固定小阴唇;右手用血管钳夹消毒棉球自上而下,由内→外→内依次消毒尿道口、小阴唇、尿道口			每个棉球限用 1 次	

（续表）

项目	步　骤	沟　通	操作要点	评分要点	考　点
流　程	**插管留尿**　放置导尿管的弯盘置于洞巾旁；用血管钳夹持导尿管前端，轻轻插入尿道4～6 cm，见尿后再插入1 cm，松开左手固定尿管，将尿液引入无菌弯盘内；如需做尿培养，用无菌标本瓶接取中段尿液5 ml，盖好瓶盖（取标本时尿管，不得触及试管口及其内面）；弯盘内尿液盛2/3满后，夹住导尿管末端，将尿液倒入便盆内	请您放松，我要给您插尿管了			
	拔管整理　导尿毕，核对，戴手套，拔出尿管，撤下洞巾，擦净外阴，脱去手套，放入导尿包内一同投入医疗垃圾收集袋，撤去用物，取出橡胶单和治疗巾，协助患者穿裤；整理床铺，清理用物，撤去屏风，打开门窗	用物依据《消毒技术规范》和《医疗废物管理条例》做相应处理			
	核对记录　核对，洗手，做好记录：注明时间、签全名	如需作尿培养，将尿标本贴标签后送检			
	操作结束	报告操作完毕			
评　价	**操作**　查对无误，操作规范熟练、安全有效；记录及时准确，无菌观念强			插管不成功减10分	导尿方法、留取尿标本、固定方法正确
	沟通　仪态大方，关爱患者，评估解释准确，治疗性沟通有效，健康宣教到位，满足患者需求				
	防护　安全防护意识强，无污染，无意外				
	时间　15分钟				

56 男患者留置导尿术

案 例

赵××，男，62岁，入院诊断"慢性胆囊炎"。拟于×月×日在全麻下行腹腔镜胆囊切除术，护士小李遵医嘱留置尿管。

思维导图

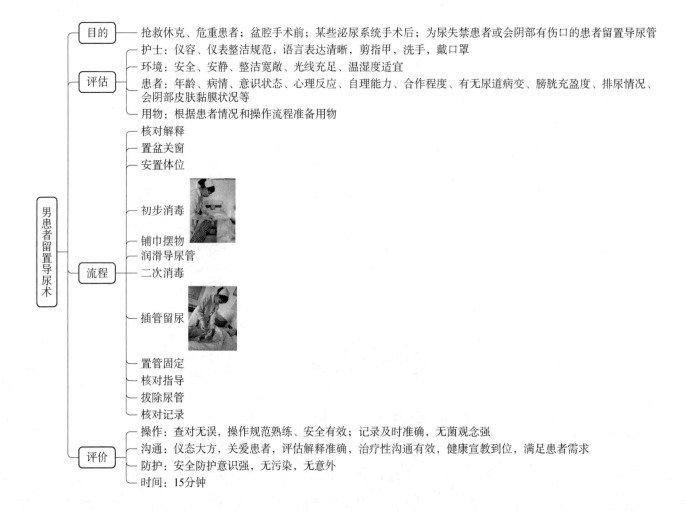

男患者留置导尿术

- **目的** —— 抢救休克、危重患者；盆腔手术前；某些泌尿系统手术后；为尿失禁患者或会阴部有伤口的患者留置导尿管

- **评估**
  - 护士：仪容、仪表整洁规范，语言表达清晰，剪指甲，洗手，戴口罩
  - 环境：安全、安静、整洁宽敞、光线充足、温湿度适宜
  - 患者：年龄、病情、意识状态、心理反应、自理能力、合作程度、有无尿道病变、膀胱充盈度、排尿情况、会阴部皮肤黏膜状况等
  - 用物：根据患者情况和操作流程准备用物

- **流程**
  - 核对解释
  - 置盆关窗
  - 安置体位
  - 初步消毒
  - 铺巾摆物
  - 润滑导尿管
  - 二次消毒
  - 插管留尿
  - 置管固定
  - 核对指导
  - 拔除尿管
  - 核对记录

- **评价**
  - 操作：查对无误，操作规范熟练、安全有效；记录及时准确，无菌观念强
  - 沟通：仪态大方，关爱患者，评估解释准确，治疗性沟通有效，健康宣教到位，满足患者需求
  - 防护：安全防护意识强，无污染，无意外
  - 时间：15分钟

操作标准

项目	步 骤	沟 通	操作要点	评分要点	考 点
目的	1. 抢救休克、危重患者时，准确记录尿量、测量尿比重，以密切观察病情变化 2. 为盆腔手术前的患者引流尿液，以排空膀胱，避免术中误伤 3. 为某些泌尿系统手术后的患者留置导尿管，便于持续引流和冲洗，并可减轻手术切口的张力，以利于愈合 4. 为昏迷、瘫痪等尿失禁患者或会阴部有伤口的患者留置导尿管，以保持会阴部的清洁干燥 5. 为尿失禁患者进行膀胱功能训练	报告操作开始，护士自我介绍、报告操作项目名称			
评估	**护士** 仪容、仪表整洁规范，语言表达清晰，剪指甲，洗手，戴口罩 **环境** 安全、安静、整洁宽敞、光线充足、温湿度适宜 **患者** 年龄、病情、意识状态、心理反应、自理能力、合作程度、有无尿道病变、膀胱充盈度、排尿情况、会阴部皮肤黏膜状况等 **用物** 1. 治疗车上层：治疗通知单、一次性无菌导尿包、一次性治疗巾、一次性薄膜手套、20 ml 注射器（2 个）、0.9%氯化钠注射液 1 袋（100 ml）、管路标识、导管固定贴、速干手消毒剂、安全别针 2. 治疗车下层：医用废物收集袋、生活废物收集袋、锐器盒 3. 床单元备：屏风、便盆及便盆巾	报告评估结果：护士着装整洁，已修剪指甲、洗手、戴口罩；病室环境安静整洁、无异味，已为患者遮挡屏风；患者知晓操作并愿意配合，无尿道病变，会阴部皮肤完好；操作用物已准备齐全均在有效期内	一般成人宜使用 10～16 G 导尿管，小儿宜使用 8～12 G 导尿管	1. 规定时间内完成备物 2. 物品准备齐全，在有效期内 3. 物品放置合理 4. 符合护士仪表 5. 评估患者及操作部位情况准确 6. 操作部位准备情况	1. 评估能力 2. 查对方法 3. 人文关怀
流程	**核对解释** 携用物至床旁，查对，问好，解释目的及配合方法，消除患者心理负担，取得合作	1. 说明操作过程中可能出现的不适 2. 嘱患者若有不适及时告知护士	查对腕带信息（2 个以上查对点）	患者信息核对无误	1. 查对时，清醒患者要求自述名字；意识障碍患者，要求家属说出名字 2. 护士工作的条理性 3. 严格无菌技术原则 4. 按正确的消毒顺序有效消毒 5. 对男性导尿术操作的掌握程度
	置盆关窗 将便盆置于恰当处，并掀开盖布关闭门窗，用屏风遮挡患者				
	安置体位 护士站在患者右侧，松开右下方被角并折向对侧，暴露双侧下肢；脱去对侧裤腿，盖在近侧腿上，对侧腿和上身用盖被盖好；患者取仰卧屈膝位，双腿略向外展，暴露出外阴	让患者清洗外阴，如系重患者则由护士给予清洗	减少暴露，注意保暖	体位摆放正确	
	初步消毒 嘱患者蹬足抬臀，将一次性橡胶单和治疗巾垫于臀下；弯盘于近外阴处，检查并打开无菌导尿包，取出上层的外阴消毒包，置于患者两腿之间；戴一次性手套，打开消毒棉球置于弯盘内，一手持镊子夹消毒棉球进行消毒；由外向内，自上而下，由对侧至近侧按顺序消毒阴阜，纵向消毒阴茎根部至冠状沟；用 1 块纱布裹住消毒过的阴茎，暴露阴茎、阴囊面，消毒冠状沟至阴囊；将包皮向后推，向外螺旋擦拭；尿道口→龟头→冠状沟及包皮皱褶面→尿道口；用后的棉球放于弯盘内，弃手套于弯盘内，置于治疗车下层	1. 插入导尿管时，要注意男性尿道解剖特点，动作要轻、慢、稳，切勿用力过重以免损伤尿道黏膜 2. 如插管困难应稍停片刻，嘱患者深呼吸，减轻腹压使膀胱颈部肌肉松弛 3. 如需做尿培养，用无菌试管取中段尿 5 ml，再连接引流袋。尿标本贴标签及时送检	1. 每次只夹 1 个棉球 2. 手法轻柔 3. 严格遵循消毒顺序	1. 保护隐私 2. 插管操作顺序、手法正确 3. 固定管路，有标识 4. 医疗废物处理得当 5. 对患者告知清楚 6. 医疗垃圾与生活垃圾分类正确 7. 记录完整、准确、有效	
	铺巾摆物 润滑尿管，将无菌导尿包置于患者两腿之间逐层打开，嘱患者勿动，打开 20 ml 注射器、0.9%氯化钠注射液外包装，用无菌的方法置入无菌区域；戴无菌手套；铺洞巾使其与导尿包的包布形成联合无菌区域；合理摆放导尿包内物品，以免跨越无菌区；注射器内抽吸 0.9%氯化钠注射液 10～15 ml，弃去针头备用；检查尿管是否通畅，检查气囊有无漏气，检查引流袋并与导尿管连接，打开石蜡油棉球润滑导尿管长度的 1/2，放入无菌盘备用		1. 使用注射器注气观察 2. 导管充分润滑		

（续表）

项目	步　骤	沟　通	操作要点	评分要点	考　点
流 程	**二次消毒**　左手提起阴茎与腹壁成 60°角,同时将包皮向后推,按顺序消毒:尿道口→龟头→冠状沟→尿道口		二次消毒顺序正确		
	插管留尿　左手固定阴茎,右手将无菌弯盘置于近外阴处;右手持另一镊子夹导尿管前端,对准尿道口轻轻插入 20～22 cm,见尿后再插入 5～7 cm;左手固定导尿管,右手持注射器向水囊内注入 10～15 ml 0.9%氯化钠注射液,轻拉导尿管有阻力感,即证实导尿管已固定于膀胱内,再再向内送入少许,将包皮向前推,覆盖龟头		轻轻拉动,有阻力		
	置管固定　导尿成功后,撤去洞巾,整理用物,脱手套,用导管固定贴固定尿管,将引流袋妥善固定于床旁(必要时用安全别针),观察尿管引流情况,贴管路标识,注明导尿管及引流袋留置日期、时间、签全名;协助患者穿好裤子、根据病情取合适体位,整理床单元		引流袋低于耻骨联合		1. 无菌观念 2. 医疗废物处理得当 3. 护理记录单书写
	核对指导　再次查对治疗单、腕带与患者信息(2个以上查对点),告知患者留置导尿管注意事项				
	核对　戴一次性手套,用 20 ml 注射器抽出气囊内 0.9%氯化钠注射液,动作轻柔地将导尿管拔出,擦净外阴,将尿管和引流袋一同投入医疗垃圾收集袋中,脱手套,取出橡胶单和治疗巾,协助穿好衣裤、整理床单元,撤去屏风或围帘,酌情开窗通风,告知患者自行排尿注意事项(观察自行排尿情况)	用物依据《消毒技术规范》和《医疗废物管理条例》做相应处理			
	核对记录　核对,洗手,做好记录:注明时间、签全名;危重患者在危重护理记录单记录留置尿管过程、引流出尿液量、颜色、性质、患者反应等情况				
	操作结束	报告操作完毕			
评 价	**操作**　查对无误,操作规范熟练、安全有效;记录及时准确,无菌观念强			插管不成功减 10 分	导尿方法、留取尿标本、固定方法正确
	沟通　仪态大方,关爱患者,评估解释准确,治疗性沟通有效,健康宣教到位,满足患者需求				
	防护　安全防护意识强,无污染,无意外				
	时间　15 分钟				

57 大量不保留灌肠

学习目标

1. 素质目标:培养护患有效沟通,重视人文关怀、体现爱伤观念。
2. 能力目标:能独立完成灌肠操作,方法正确、操作规范。
3. 知识目标:掌握各种灌肠法的目的、操作方法及注意事项,了解粪便标本采集的方法。
4. 思政目标:培养尊重生命的理念。在为患者进行治疗时,应注意保护患者的隐私,同时确保患者安全。

案 例

马××,男,8岁,便中带血半个月入院。拟行结肠镜检查,护士小李为其灌肠做术前准备。

思维导图

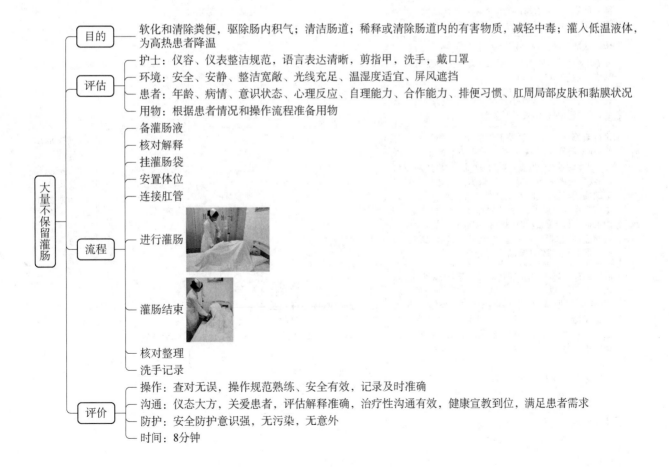

- 目的: 软化和清除粪便,驱除肠内积气;清洁肠道;稀释或清除肠道内的有害物质,减轻中毒;灌入低温液体,为高热患者降温
- 评估
  - 护士: 仪容、仪表整洁规范,语言表达清晰,剪指甲,洗手,戴口罩
  - 环境: 安全、安静、整洁宽敞、光线充足、温湿度适宜、屏风遮挡
  - 患者: 年龄、病情、意识状态、心理反应、自理能力、合作能力、排便习惯、肛周局部皮肤和黏膜状况
  - 用物: 根据患者情况和操作流程准备用物
- 流程
  - 备灌肠液
  - 核对解释
  - 挂灌肠袋
  - 安置体位
  - 连接肛管
  - 进行灌肠
  - 灌肠结束
  - 核对整理
  - 洗手记录
- 评价
  - 操作: 查对无误,操作规范熟练、安全有效,记录及时准确
  - 沟通: 仪态大方,关爱患者,评估解释准确,治疗性沟通有效,健康宣教到位,满足患者需求
  - 防护: 安全防护意识强,无污染,无意外
  - 时间: 8分钟

大量不保留灌肠

操作标准

项目	步骤	沟通	操作要点	评分要点	考点
目的	软化和清除粪便,驱除肠内积气;清洁肠道,为手术、诊断性检查或分娩做准备;稀释或清除肠道内的有害物质,减轻中毒;灌入低温液体,为高热患者降温	报告操作开始,护士自我介绍、报告操作项目名称和目的			
评估	**护士** 仪容、仪表整洁规范,语言表达清晰,剪指甲,洗手,戴口罩	报告评估结果:护士着装整洁,已修剪指甲、洗手、戴口罩;环境整洁、明亮、无异味;患者知晓操作并愿意配合;操作用物已准备齐全	1. 评估患者的病情及合作能力、检查用物 2. 根据患者需要准备溶液种类	1. 规定时间内完成备物 2. 物品准备齐全 3. 物品放置合理 4. 符合护士仪表	1. 评估能力 2. 沟通能力 3. 严格查对 4. 安全防护意识 5. 爱伤观念
评估	**环境** 安全、安静、整洁宽敞、光线充足、温湿度适宜、屏风遮挡				
评估	**患者** 年龄、病情、意识状态、心理反应、自理能力、合作能力、排便习惯、肛周局部皮肤和黏膜状况				
评估	**用物** 1. 治疗车上层:治疗盘内置一次性灌肠器1套(灌肠袋及连接肛管、软皂、一次性手套)、量杯(内盛适量灌肠液体)、棉签、润滑剂、一次性治疗巾、水温计、卫生纸数块、弯盘、灌肠通知单、输液架 2. 治疗车下层:医用废物收集袋、生活废物收集袋 3. 床单元备:便盆				
流程	**备灌肠液** 准备温度适宜的灌肠溶液	口述:灌肠溶液温度以38~41℃为宜			
流程	**核对解释** 携用物到床旁,查对,问好,解释灌肠目的及需要配合事项,取得合作,嘱患者排尿,用屏风或围帘遮挡患者,准备高度适宜的输液架		查对正确		1. 动作准确性 2. 保护隐私意识 3. 沟通能力 4. 防护意识 5. 技术熟练度
流程	**挂灌肠袋** 检查并取出灌肠袋,将灌肠溶液倒入灌肠袋内;挂灌肠袋于输液架上,液面距肛门40~60cm		挂袋高度正确		
流程	**安置体位** 协助患者取左侧卧位,脱裤至膝部,嘱患者双腿屈膝,臀部靠近床沿,臀下铺小橡胶单和治疗巾,置弯盘于臀边				
流程	**连接肛管** 戴一次性手套,润滑肛管前端,连接肛管,排尽管内气体,关紧调节器		排尽空气		
流程	**进行灌肠** 左手分开臀部暴露肛门,嘱患者深呼吸,在患者呼气时,右手顺势将肛管轻轻插入直肠7~10cm,固定好肛管;打开调节器,使液体缓慢流入,观察袋内液面下降情况,根据灌注速度及时调节灌肠袋高度,及时发现并处理异常情况;患者感觉有腹胀或便意时,嘱患者做深呼吸,减轻不适;袋内液面下行不畅或停止时,移动肛管位置,使液体顺利灌注;患者出现脉速、面色苍白、剧烈腹痛、心慌气促时,立即停止灌肠		观察顺利		
流程	**灌肠结束** 口述:溶液即将灌注完毕,关紧调节器,用卫生纸包住肛管,轻轻拔出,放入弯盘内;擦净肛门,脱手套放于弯盘内;协助患者取平卧位,嘱患者尽量保持5~10分钟排便;将卫生纸放于患者易取之处,并告知患者;待其排便后及时取出便盆,撤去橡胶单与治疗巾,协助患者穿裤,取舒适体位	口述:卧床患者协助其使用便盆排便,擦净肛门及臀部;能下床患者协助其如厕,或为其提供便盆			
流程	**核对整理** 查对,整理床单位,开窗通风,清理用物,分类处理	用物依据《消毒技术规范》和《医疗废物管理条例》做相应处理			
流程	**洗手记录** 洗手,记录时间、粪便性质、颜色及量、签全名,必要时留取标本送检				
流程	操作结束	报告操作完毕			

（续表）

项目	步　骤	沟　通	操作要点	评分要点	考　点
评价	**操作**　查对无误,操作规范熟练、安全有效,记录及时准确				
	沟通　仪态大方,关爱患者,评估解释准确,治疗性沟通有效,健康宣教到位,满足患者需求				
	防护　安全防护意识强,无污染,无意外				
	时间　8分钟				

58 漏斗胃管洗胃

案 例

赵××,女,38岁,误服有机磷类农药中毒家属送至急诊科,为防止中毒加深需要紧急给予洗胃治疗。

思维导图

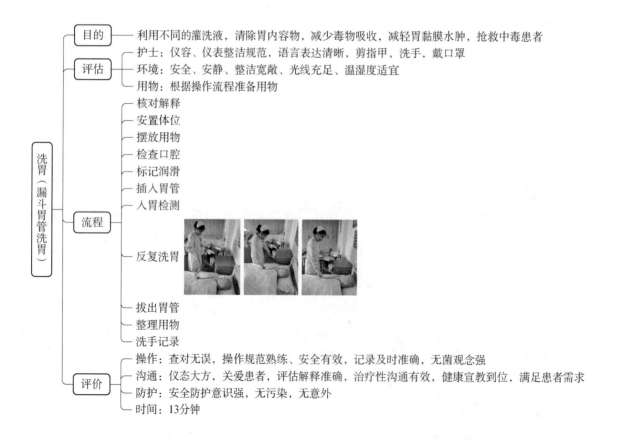

洗胃（漏斗胃管洗胃）

- 目的 — 利用不同的灌洗液,清除胃内容物,减少毒物吸收,减轻胃黏膜水肿,抢救中毒患者
- 评估
  - 护士:仪容、仪表整洁规范,语言表达清晰,剪指甲,洗手,戴口罩
  - 环境:安全、安静、整洁宽敞、光线充足、温湿度适宜
  - 用物:根据操作流程准备用物
- 流程
  - 核对解释
  - 安置体位
  - 摆放用物
  - 检查口腔
  - 标记润滑
  - 插入胃管
  - 入胃检测
  - 反复洗胃
  - 拔出胃管
  - 整理用物
  - 洗手记录
- 评价
  - 操作:查对无误,操作规范熟练、安全有效,记录及时准确,无菌观念强
  - 沟通:仪态大方,关爱患者,评估解释准确,治疗性沟通有效,健康宣教到位,满足患者需求
  - 防护:安全防护意识强,无污染,无意外
  - 时间:13分钟

操作标准

项目	步 骤	沟 通	操作要点	评分要点	考 点
目的	利用不同的灌洗液,清除胃内容物,减少毒物吸收,减轻胃黏膜水肿,抢救中毒患者	报告操作开始,护士自我介绍、报告操作项目名称			
评估	**护士** 仪容、仪表整洁规范,语言表达清晰,剪指甲,洗手,戴口罩	报告评估结果:护士着装整洁,已修剪指甲、洗手、戴口罩;环境整洁、明亮;患者及家属知晓操作并愿意配合;操作用物已准备齐全	评估正确	1. 评估患者洗胃指征正确 2. 符合护士仪表 3. 物品准备齐全,在有效期内 4. 物品放置合理	漏斗洗胃包在消毒期内,管道完好无破损
	环境 安全、安静、整洁宽敞、光线充足、温湿度适宜、屏风遮挡				
	患者 年龄、病情、生命体征、意识状态、心理反应、自理能力、合作能力,询问误服何种药物或毒物及其剂量和时间,口腔有无损伤、炎症或其他情况				
	用物 1. 治疗车上层:治疗盘内盛无菌漏斗洗胃包(内有带漏斗及橡胶球的洗胃器、镊子1把、石蜡油棉球瓶、纱布2块)、速干手消毒剂、水温计、一次性防水治疗巾、棉签、弯盘、胶布,必要时准备无菌压舌板、张口器,枕头1个,水桶内盛灌洗液10～20 L(25～28℃),500 ml的量杯 2. 治疗车下层:医用废物收集袋、生活废物收集袋、污水桶				
流程	**核对解释** 携用物至床旁,核对床尾卡、腕带,对家属做好解释工作,取得理解				
	安置体位 协助患者取左侧卧位,背部及两膝之间垫枕头	一般患者取坐位或半坐位,昏迷患者取去枕左侧卧位			
	摆放用物 撕3条胶布贴于治疗盘上;一次性治疗巾铺于胸前;弯盘置于患者口角处;污水桶放于患者头部床旁		摆用物	摆放用物有序	
	检查口腔 检查口腔情况,如有活动的义齿取下;昏迷患者用压舌板和张口器将患者口腔张开,张口器放于臼齿之间				
	标记润滑 检查并打开漏斗洗胃包;用胃管测量患者前额发际至剑突的距离,以确定插入长度,并做一小标记;用小镊子夹石蜡油棉球放于纱布内润滑胃管前端(插入长度1/3)	成人45～55 cm			1. 沟通能力 2. 工作的条理性 3. 洗胃有效
	插入胃管 左手持纱布托住胃管,右手持镊子夹住距胃管前端5～6 cm处,自口腔缓慢插入,轻轻将胃管推进,当插入45～55 cm时即停插入	插管过程中如发现呛咳、呼吸困难、发绀等情况,表示误入气管,应立即拔出,休息片刻后重插		插管动作轻柔	
	入胃检测 检查胃管是否在胃内,检查法为:一手折住胃管并压闭橡胶球,将气体排出体外;另一手折住漏斗端胃管后,松开折胃管的手,待橡胶球充盈后将漏斗放在低于胃部的位置,松开漏斗端胃管,有胃液流出说明胃管已入胃内;用胶布固定胃管于口角旁及面颊部		检测方法固定牢固	检测正确	
	反复洗胃 将漏斗放在低于胃部的位置,挤压橡胶球吸尽胃内容物,必要时留取标本送检;举高漏斗距者口腔30～40 cm,将洗胃溶液慢慢倒入漏斗内300～500 ml;在漏斗内溶液尚未完全流尽时,速将漏斗倒转放在低于患者胃部的位置以下,利用虹吸作用引出胃内液体使其流入污水桶;若引流不畅时,可挤压橡胶球吸引,再次举高漏斗倒入溶液,如此反复灌洗,直至流出的液体澄清无味为止		洗胃	洗胃彻底	

（续表）

项目	步　骤	沟　通	操作要点	评分要点	考　点
流程	**拔出胃管**　灌洗完毕,一手将胃管反折,另一手轻轻揭去固定的胶布,用纱布包裹近口腔处的胃管,边拔边用纱布擦拭胃管,将胃管全部拔出	拔管至咽喉处快速拔出,以防液体滴入气管内			
	整理用物　将胃管盘起来放入弯盘中,其余部分置于包布内,放于治疗车下层;取出张口器,取弯盘放于治疗车下层;用纱布清洁患者的口、鼻、面部;污水桶放于治疗车下层;协助患者平卧,头偏向一侧	用物依据《消毒技术规范》和《医疗废物管理条例》做相应处理		垃圾分类明确	
	洗手记录　再次核对,洗手,记录洗胃时间、洗胃液量、胃内容物色、味、量并签名				
	操作结束	报告操作完毕			
评价	**操作**　查对无误,操作规范熟练、安全有效,记录及时准确,无菌观念强				
	沟通　仪态大方,关爱患者,评估解释准确,治疗性沟通有效,健康宣教到位,满足患者需求				
	防护　安全防护意识强、无污染、无意外				
	时间　13分钟				

59 自动洗胃机洗胃

案 例

张××,男,45岁,误服有机磷农药。家属将其送入急诊,需要进行自动洗胃机洗胃。

思维导图

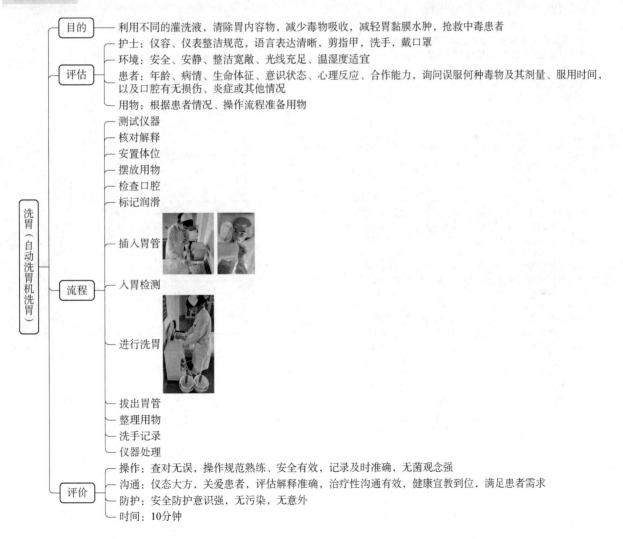

洗胃(自动洗胃机洗胃)

- 目的 —— 利用不同的灌洗液,清除胃内容物,减少毒物吸收,减轻胃黏膜水肿,抢救中毒患者
- 评估
  - 护士:仪容、仪表整洁规范,语言表达清晰,剪指甲,洗手,戴口罩
  - 环境:安全、安静、整洁宽敞、光线充足、温湿度适宜
  - 患者:年龄、病情、生命体征、意识状态、心理反应、合作能力,询问误服何种毒物及其剂量、服用时间,以及口腔有无损伤、炎症或其他情况
  - 用物:根据患者情况、操作流程准备用物
- 流程
  - 测试仪器
  - 核对解释
  - 安置体位
  - 摆放用物
  - 检查口腔
  - 标记润滑
  - 插入胃管
  - 入胃检测
  - 进行洗胃
  - 拔出胃管
  - 整理用物
  - 洗手记录
  - 仪器处理
- 评价
  - 操作:查对无误,操作规范熟练、安全有效,记录及时准确,无菌观念强
  - 沟通:仪态大方,关爱患者,评估解释准确,治疗性沟通有效,健康宣教到位,满足患者需求
  - 防护:安全防护意识强,无污染,无意外
  - 时间:10分钟

操作标准

项目	步 骤	沟 通	操作要点	评分要点	考 点
目 的	利用不同的灌洗液,清除胃内容物,减少毒物吸收,减轻胃黏膜水肿,抢救中毒患者	报告操作开始,护士自我介绍、报告操作项目名称			
评 估	**护士** 仪容、仪表整洁规范,语言表达清晰,剪指甲,洗手,戴口罩				
	环境 安全、安静、整洁宽敞、光线充足、温湿度适宜、屏风遮挡				
	患者 年龄、病情、生命体征、意识状态、心理反应、合作能力,询问误服何种毒物及其剂量、服用时间,以及口腔有无损伤、炎症或其他情况	报告评估结果:护士着装整洁、已修剪指甲、洗手、戴口罩;环境整洁、明亮;患者及家属知晓操作并愿意配合;操作用物已准备齐全,洗胃机性能良好	评估正确	1. 评估患者洗胃指征正确 2. 符合护士仪表 3. 物品准备齐全,在有效期内 4. 物品放置合理	1. 洗胃机性能良好 2. 洗胃包在消毒期内 3. 管道完好无破损
	用物 1. 治疗车上层:速干手消毒液,治疗盘内置洗胃包(治疗碗、弯盘、镊子、止血钳、纱布数块、液状石蜡棉球)、一次性防水治疗巾 2 块、手套、胃管固定器牙垫、适合型号的胃管、一次性 50 ml 注射器、棉签、压舌板、手电筒、水温计、别针、留取标本容器、漱口液,自动洗胃机 1 套,2 个带有刻度的水桶,1 个水桶内盛按需准备的洗胃溶液、小桶 1 个(内放 3 根导管,即进液管、胃管、污物管)、软枕 2 个,必要时备约束带、张口器、舌钳 2. 治疗车下层:医用废物收集袋、生活废物收集袋				
流 程	**测试仪器** 在治疗室检查自动洗胃机性能;将一级过滤瓶、二级过滤瓶灌入半瓶以上清水后旋紧瓶盖;将 3 根橡胶管分别和机器的胃管口、进液口和排污口连接;接通电源;按启动键观察吸液、冲液循环,关启动键;将进液管、胃管连接管的另一端放入灌洗液桶内,排污管的另一端放入污水桶内;检查灌洗液的温度为 25~38 ℃	进液管管口必须始终浸在灌洗液内	通电检查自动洗胃机性能	检查方法正确	1. 各管连接正确 2. 仪器性能良好
	核对解释 携用物至床旁,核对床尾卡、腕带,对家属做好解释工作,取得理解		查对		
	安置体位 协助患者取左侧卧位,背部及两膝之间垫枕头	一般患者取坐位或半坐位,昏迷患者取去枕左侧卧位			1. 沟通能力 2. 工作的条理性 3. 插管正确 4. 动作轻柔、敏捷 5. 机器使用熟练 6. 洗胃有效
	摆放用物 撕 3 条胶布贴于治疗盘上;一次性治疗巾铺于胸前;弯盘置于患者口角处;灌洗液桶、污水桶放于患者头部床旁		摆放用物	摆放用物有序	
	检查口腔 检查口腔情况,如有活动的义齿取下;昏迷患者用压舌板和张口器将患者口腔张开,张口器放于臼齿之间				
	标记润滑 检查并打开漏斗洗胃包;用胃管测量患者前额发际至剑突的距离,以确定插入长度,并做一小标记;用小镊子夹石蜡油棉球放于纱布内润滑胃管前端(插入长度 1/3)	1. 成人 45~55 cm 2. 儿童 14~18 cm			
	插入胃管 左手持纱布托住胃管,右手持镊子夹住距胃管前端 5~6 cm 处,自口腔缓慢插入,当胃管通过咽部时嘱患者头略低做吞咽动作(如患者神志不清一手将其头部抬起使其下颌靠近胸骨柄,加大咽喉部的弧度徐徐送入胃管,不可用力)迅速顺势将胃管送入胃内,直至插入所需长度	插管过程中如发现呛咳、呼吸困难、发绀等情况,表示误入气管,应立即拔出,休息片刻后重插	插管动作轻柔		

（续表）

项目	步　骤	沟　通	操作要点	评分要点	考　点
流 程	**入胃检测**　证实胃管在胃内 方法 1：抽取胃液法（插入患者的胃管与洗胃机的洗胃管相连，打开机器抽吸出胃液） 方法 2：听气过水声法（将听诊器置于患者胃部，快速经胃管向胃内注入适量的空气，听到气过水声） 方法 3：将胃管末端置于盛水的治疗碗内，无气泡逸出证明胃管已入胃内，将患者胃管端反折；用胶布固定胃管于口角旁及面颊部；擦拭面部		检测方法 固定牢固	检测正确	
	进行洗胃　连接胃管和洗胃机导管，别针固定；按启动键开始洗胃，吸出胃内容物，留标本送检	洗胃过程中严密观察患者病情和生命征变化；密切观察洗胃出入液量的平衡，洗出液的颜色和气味，直至洗出液无味清亮为止			
	拔出胃管　灌洗完毕，关机；取下别针，分离胃管；一手将胃管反折另一手轻轻揭去固定的胶布，用纱布包裹近口腔处的胃管，边拔边用纱布擦拭胃管，将胃管全部拔出	拔管至咽喉处快速拔出，以防液体滴入气管内			
	整理用物　将胃管盘起来放入弯盘中，其余部分置于包布内，放于治疗车下层；取出张口器，取弯盘放于治疗车下层；用纱布清洁患者的口、鼻、面部；污水桶放于治疗车下层；协助患者平卧，头偏向一侧	用物依据《消毒技术规范》和《医疗废物管理条例》做相应处理		垃圾分类明确	
	洗手记录　再次核对，洗手，记录洗胃时间、洗胃液名称、量、洗出液量及其颜色气味，并签名		记录内容	记录正确	
	仪器处理　将进液管、胃管连接管、排污管同时拿出水面按启动键排尽余液，再将进液管放入清水桶中，排液管放入污水桶中运转 4～5 次，再将各管置于 1 000 mg/L 的氯水中浸泡 30 分钟，然后将进液管和胃管放入清水中，排液管放至污水桶中，开启直到清水排尽；将 3 根管子拿出，排尽空气，晾干备用；关电源，用含氯的消毒液擦拭洗胃机表面，保证洗胃机性能处于备用状态，其他用物按院感要求放于各处		仪器处理方法	仪器处理正确	
评 价	**操作**　查对无误，操作规范熟练，安全有效，记录及时准确，无菌观念强				
	沟通　仪态大方，关爱患者，评估解释准确，治疗性沟通有效，健康宣教到位，满足患者需求				
	防护　安全防护意识强，无污染、无意外				
	时间　10 分钟				

·

60 氧气筒装置吸氧技术

学习目标

1. 素质目标:认识提高患者血氧含量及动脉血氧饱和度,纠正低氧血症的重要性。
2. 能力目标:能够正确、独立完成氧气筒鼻导管吸氧的操作。
3. 知识目标:掌握氧气筒鼻导管吸氧的正确方法和注意事项,了解氧气筒的结构、原理和使用方法。
4. 思政目标:树立生命至上的观念,养成安全意识和爱伤观念。

案 例

王××,女,60岁,入院诊断为支气管哮喘。患者主诉"胸闷、气短",护士小李遵医嘱给患者氧气筒鼻导管吸氧 3~4 L/min。

思维导图

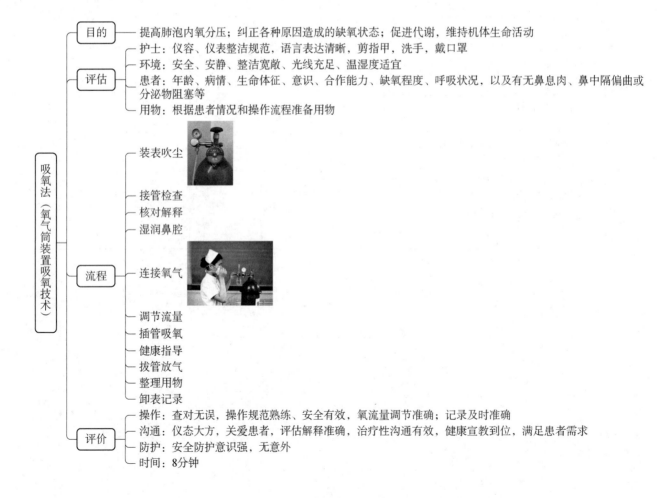

- 目的 —— 提高肺泡内氧分压;纠正各种原因造成的缺氧状态;促进代谢,维持机体生命活动

- 评估
  - 护士:仪容、仪表整洁规范,语言表达清晰,剪指甲,洗手,戴口罩
  - 环境:安全、安静、整洁宽敞、光线充足、温湿度适宜
  - 患者:年龄、病情、生命体征、意识、合作能力、缺氧程度、呼吸状况,以及有无鼻息肉、鼻中隔偏曲或分泌物阻塞等
  - 用物:根据患者情况和操作流程准备用物

吸氧法(氧气筒装置吸氧技术)

- 流程
  - 装表吹尘
  - 接管检查
  - 核对解释
  - 湿润鼻腔
  - 连接氧气
  - 调节流量
  - 插管吸氧
  - 健康指导
  - 拔管放气
  - 整理用物
  - 卸表记录

- 评价
  - 操作:查对无误,操作规范熟练、安全有效,氧流量调节准确;记录及时准确
  - 沟通:仪态大方,关爱患者,评估解释准确,治疗性沟通有效,健康宣教到位,满足患者需求
  - 防护:安全防护意识强,无意外
  - 时间:8分钟

操作标准

项目	步骤	沟通	操作要点	评分要点	考点
目的	提高肺泡内氧分压;纠正各种原因造成的缺氧状态;促进代谢,维持机体生命活动	报告操作开始,护士自我介绍,报告操作项目名称			
评估	**护士** 仪容、仪表整洁规范,语言表达清晰,剪指甲,洗手,戴口罩	报告评估结果:护士着装整洁,已修剪指甲,洗手、戴口罩;环境整洁、明亮、无异味;患者知晓操作并愿意配合,鼻腔无鼻息肉、鼻中隔偏曲或分泌物阻塞;操作用物已准备齐全	氧气筒处于备用状态,标识齐全,余氧量充足	1. 规定时间内完成备物 2. 物品准备齐全,在有效期内 3. 物品放置合理 4. 符合护士仪表 5. 评估患者准确	1. 吸氧指征 2. 严格查对 3. 评估水平
	环境 安全、安静、整洁宽敞、光线充足、温湿度适宜				
	患者 年龄、病情、生命体征、意识、合作能力、缺氧程度、呼吸状况,以及有无鼻息肉、鼻中隔偏曲或分泌物阻塞等				
	用物 1. 治疗车上层:通知单、用氧记录单、速干手消毒剂、治疗盘内置氧气表、湿化瓶、扳手、一次性无菌鼻管、换药碗(内盛清水,上盖无菌纱布)、笔、棉签、弯盘、氧气筒 2. 治疗车下层:医用废物收集袋、生活废物收集袋 3. 必要时备:通气管				
流程	**装表吹尘** 打开氧气筒上总开关,放出少量氧气以冲掉气门上的灰尘,立即关好,安装氧气表并旋紧,使氧气表直立于氧气筒旁			1. 操作流程清楚、方法、顺序正确 2. 连接与使用氧气表正确 3. 动作连贯条理 4. 人文关怀到位 5. 医疗废物处理得当 6. 记录正确	1. 动作的条理性 2. 应变能力 3. 沟通能力 4. 安全意识 5. 文书记录规范
	接管检查 关紧氧气表小开关;开总开关检查有无漏气;连接湿化瓶(必要时连接通气管);开小开关检查是否通畅、有无漏气,关小开关备用	湿化瓶应处于垂直状态,不得倾斜大于30°角	湿化瓶位置		
	核对解释 将装好的氧气筒及其他用物携至床旁,查对、问好、解释沟通,告知目的,取得合作		核对正确		
	湿润鼻腔 检查鼻腔,用蘸清水的湿棉签清洁、湿润鼻腔				
	连接氧气 检查鼻氧管有效期及外包装有无破损,正确方法取出并连接鼻氧管;开小开关,检查氧气流出是否通畅 方法1:将鼻氧管末端放入清水中,看是否有气泡溢出 方法2:将鼻氧管口靠近面部或前臂内侧中下端,感觉有无气流		检查方法正确		
	调节流量 根据病情及医嘱调节氧流量,小儿1～2L/min,成人2～4L/min,严重缺氧者4～6L/min	口述:根据病情和医嘱调节氧流量;吸氧过程中应密切观察缺氧改善情况;做好宣教工作,严禁患者及家属随意调节氧流量	1. 动作轻柔,固定有效、美观 2. 在标签上记录姓名、床号、吸氧时间、流量		
	插管吸氧 将鼻氧管鼻塞部分蘸水润滑,轻轻塞入清洁鼻腔鼻前庭内,并进行有效固定;再次核对患者,记录用氧时间及流量				
	健康指导 根据病情,指导患者进行有效呼吸,告知患者不要自行摘除鼻氧管或者调节氧流量,告知患者如感到鼻咽部干燥不适或者胸闷憋气时,应当及时通知医护人员,酌情询问患者感受,告知患者安全用氧的知识,做到防震、防火、防热、防油				
	拔管放气 停氧时,再次核对,观察缺氧改善情况;戴一次性手套,拔出鼻氧管鼻塞部分;关总开关;取下鼻氧管,与氧气表分离放于医用废物收集袋中;用纱布为患者擦净口鼻;取下湿化瓶;开小开关,排尽余气,关小开关	口述:吸氧结束	核对患者及腕带信息(2个以上查对点)		

（续表）

项目	步 骤	沟 通	操作要点	评分要点	考 点
流程	**整理用物** 整理病床单元,协助患者取舒适卧位,清理用物,分类处理	用物依据《消毒技术规范》和《医疗废物管理条例》做相应处理			
	卸表记录 推氧气筒离开病室,卸氧气表,规范放置氧气筒;洗手,记录停氧时间、余氧压力、吸氧效果、签全名;如系危重患者,在危重记录单上按要求记录	撤下的湿化瓶消毒备用			
	操作结束	报告操作完毕			
评价	**操作** 查对无误,操作规范熟练、安全有效,流量准确;记录及时准确				
	沟通 仪态大方,关爱患者,评估解释准确,治疗性沟通有效,健康宣教到位,满足患者需求				
	防护 安全防护意识强,无意外				
	时间 8分钟				

61 中心供氧装置吸氧技术

学习目标

1. 素质目标：认识提高患者血氧含量及动脉血氧饱和度,纠正低氧血症的重要性。
2. 能力目标：能够以正确的方法完成中心供氧装置吸氧,规范操作、方法正确、动作轻巧。
3. 知识目标：掌握中心供氧装置吸氧技术的目的、注意事项、操作流程及标准。
4. 思政目标：树立生命至上的观念,培养安全意识和爱伤观念。

案 例

王××,男,65 岁,入院诊断为肺气肿。患者主诉"咳嗽、气短",护士小张遵医嘱给患者中心供氧装置吸氧 2~3 L/min。

思维导图

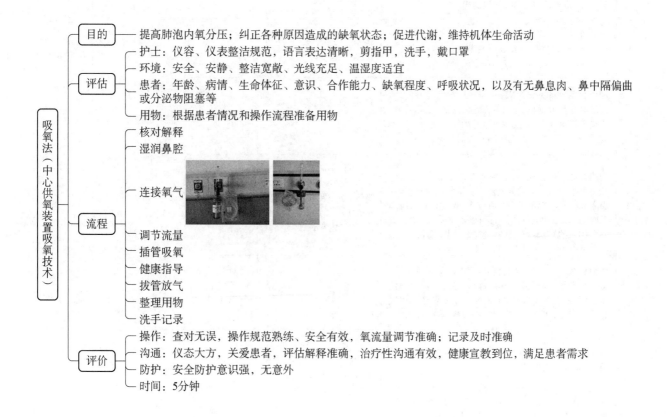

吸氧法（中心供氧装置吸氧技术）

- 目的——提高肺泡内氧分压；纠正各种原因造成的缺氧状态；促进代谢,维持机体生命活动
- 评估
  - 护士：仪容、仪表整洁规范,语言表达清晰,剪指甲,洗手,戴口罩
  - 环境：安全、安静、整洁宽敞、光线充足、温湿度适宜
  - 患者：年龄、病情、生命体征、意识、合作能力、缺氧程度、呼吸状况,以及有无鼻息肉、鼻中隔偏曲或分泌物阻塞等
  - 用物：根据患者情况和操作流程准备用物
- 流程
  - 核对解释
  - 湿润鼻腔
  - 连接氧气
  - 调节流量
  - 插管吸氧
  - 健康指导
  - 拔管放气
  - 整理用物
  - 洗手记录
- 评价
  - 操作：查对无误,操作规范熟练、安全有效,氧流量调节准确；记录及时准确
  - 沟通：仪态大方,关爱患者,评估解释准确,治疗性沟通有效,健康宣教到位,满足患者需求
  - 防护：安全防护意识强,无意外
  - 时间：5分钟

操作标准

项目	步　骤	沟　通	操作要点	评分要点	考　点
目的	提高肺泡内氧分压;纠正各种原因造成的缺氧状态;促进代谢,维持机体生命活动	报告操作开始,护士自我介绍、报告操作项目名称			
评估	**护士**　仪容、仪表整洁规范,语言表达清晰,剪指甲,洗手,戴口罩	报告评估结果:护士着装整洁,已修剪指甲、洗手、戴口罩;环境整洁、明亮、无异味;患者知晓操作并愿意配合,鼻腔无鼻息肉、鼻中隔偏曲或分泌物阻塞;操作用物已准备齐全		1. 规定时间内备物 2. 物品准备齐全 3. 物品放置合理 4. 符合护士仪表 5. 评估患者准确	
	环境　安全、安静、整洁宽敞、光线充足、温湿度适宜				
	患者　年龄、病情、生命体征、意识、合作能力、缺氧程度、呼吸状况,以及有无鼻息肉、鼻中隔偏曲或分泌物阻塞等				
	用物 1. 治疗车上层:通知单、用氧记录单、速干手消毒剂、氧气装置一套、治疗盘、棉签、弯盘、笔 2. 治疗车下层:医用废物收集袋、生活废物收集袋 3. 必要时备:通气管				
流程	**核对解释**　携用物到床旁,查对,问好,解释沟通,告知目的,取得合作			核对正确	1. 吸氧指征 2. 严格查对 3. 评估水平 4. 文书记录规范
	湿润鼻腔　检查鼻腔,用蘸清水的湿棉签清洁、湿润鼻腔				
	连接氧气　安装湿化器;安装氧气流量表,检查有无漏气;连接鼻氧管,将鼻氧管靠近面部或前臂内侧下段,检查鼻塞处有无气流溢出	湿化瓶应处于垂直状态,不得倾斜大于30度	安装牢固		
	调节流量　打开氧气流量开关,流量计算以浮标中线为标准,根据病情及医嘱调节氧流量,小儿1～2L/min,成人2～4L/min,严重缺氧者4～6L/min	调节三通开关在吸氧一侧		1. 操作流程清楚、手法、顺序正确 2. 连接与使用氧气表正确 3. 动作连贯条理	
	插管吸氧　将鼻氧管鼻塞部分蘸水润滑,轻轻塞入清洁鼻腔鼻前庭内;手持鼻氧管两侧挂上耳后,持小夹子将鼻导管固定在下颌处,固定后确保鼻塞不脱落;再次核对患者,记录用氧时间及流量	口述:如为面罩,用面罩盖住患者口鼻,将固定带戴在头部	有效固定		
	健康指导　根据病情,指导患者进行有效呼吸;告知患者不要自行摘除鼻氧管或者调节氧流量;告知患者如感到鼻咽部干燥不适或者胸闷憋气时,应当及时通知医护人员;酌情询问患者感受,告知患者安全用氧的知识,做到防震、防火、防热、防油	吸氧过程中密切观察缺氧改善情况,观察湿化液情况,用完及时更换湿化液;做好宣教工作,严禁患者及家属随意调节氧流量	记录完整、规范		
	拔管放气　停氧时,再次核对,观察缺氧改善情况;戴一次性手套,拔出鼻氧管鼻塞部分;关掉氧气流量表开关;取下鼻氧管,与流量表分离放于医用废物收集袋中;用纱布为患者擦净口鼻;取下湿化瓶	口述:吸氧结束	核对患者及腕带信息(2个以上查对点)		
	整理用物　整理病床单元,协助患者取舒适卧位,清理用物,分类处理	用物依据《消毒技术规范》和《医疗废物管理条例》做相应处理	医疗废物处理得当		
	洗手记录　洗手,记录停氧时间、吸氧效果、签全名;如系危重患者,在危重记录单上按要求记录		记录正确		
	操作结束	报告操作完毕			

（续表）

项　目	步　　骤	沟　　通	操作要点	评分要点	考　　点
评 价	**操作**　查对无误,操作规范熟练、安全有效,流量准确;记录及时准确				
	沟通　仪态大方,关爱患者,评估解释准确,治疗性沟通有效,健康宣教到位,满足患者需求				
	防护　安全防护意识强、无意外				
	时间　5分钟				

62　电动吸引器经鼻/口咽吸痰法

案 例

张××,女,70岁,入院诊断:脑梗死、肺部感染。患者咳嗽、咳痰费力,听诊双肺满布痰鸣音,遵医嘱给予经口、鼻腔吸痰。

思维导图

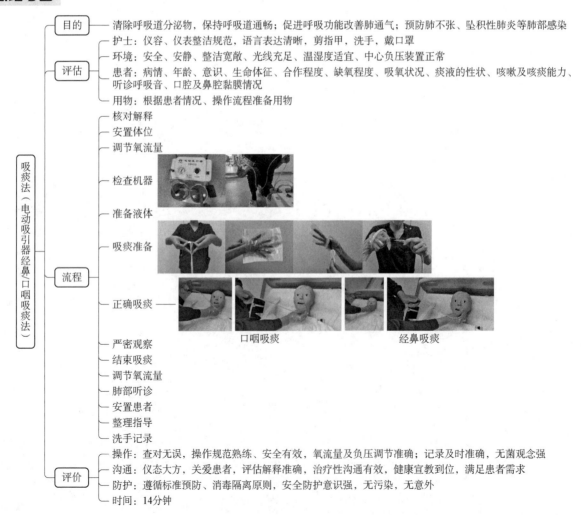

- **目的**——清除呼吸道分泌物,保持呼吸道通畅;促进呼吸功能改善肺通气;预防肺不张、坠积性肺炎等肺部感染
- **评估**
  - 护士:仪容、仪表整洁规范,语言表达清晰,剪指甲,洗手,戴口罩
  - 环境:安全、安静、整洁宽敞、光线充足、温湿度适宜、中心负压装置正常
  - 患者:病情、年龄、意识、生命体征、合作程度、缺氧程度、吸氧状况、痰液的性状、咳嗽及咳痰能力、听诊呼吸音、口腔及鼻腔黏膜情况
  - 用物:根据患者情况、操作流程准备用物
- **流程**
  - 核对解释
  - 安置体位
  - 调节氧流量
  - 检查机器
  - 准备液体
  - 吸痰准备
  - 正确吸痰
    - 口咽吸痰
    - 经鼻吸痰
  - 严密观察
  - 结束吸痰
  - 调节氧流量
  - 肺部听诊
  - 安置患者
  - 整理指导
  - 洗手记录
- **评价**
  - 操作:查对无误,操作规范熟练、安全有效,氧流量及负压调节准确;记录及时准确,无菌观念强
  - 沟通:仪态大方,关爱患者,评估解释准确,治疗性沟通有效,健康宣教到位,满足患者需求
  - 防护:遵循标准预防、消毒隔离原则,安全防护意识强,无污染,无意外
  - 时间:14分钟

操作标准

项目	步　骤	沟　通	操作要点	评分要点	考　点
目的	1. 清除呼吸道分泌物,保持呼吸道通畅 2. 促进呼吸功能改善肺通气 3. 预防肺不张、坠积性肺炎等肺部感染	报告操作开始,护士自我介绍、报告操作项目名称			
评估	**护士** 仪容、仪表整洁规范,语言表达清晰,剪指甲,洗手,戴口罩	报告评估结果:护士着装整洁,已修剪指甲,洗手、戴口罩;环境整洁、明亮;患者知晓操作并愿意配合,听诊患者肺部有痰鸣音;操作用物已准备齐全,电动吸引器性能良好	1. 评估用物 2. 检查吸引器性能 3. 评估患者口腔及鼻腔黏膜有无溃疡,有无鼻咽部手术及疾病,牙齿有无松动,有无活动的假牙	1. 规定时间内完成备物 2. 物品准备齐全,在有效期内 3. 物品放置合理 4. 符合护士仪表 5. 评估患者情况准确	1. 用物准备齐全 2. 严格查对 3. 评估水平
评估	**环境** 安全、安静、整洁宽敞、光线充足、温湿度适宜、中心负压装置正常				
评估	**患者** 病情、年龄、意识、生命体征、合作程度、缺氧程度、吸氧状况、痰液的性状、咳嗽及咳痰能力、听诊呼吸音、口腔及鼻腔黏膜情况				
评估	**用物** 1. 治疗车上层:治疗单、生理盐水 500 ml、手电筒、一次性吸痰包(内含吸痰管 1 根、无菌纸巾 1 张、无菌手套 1 只)、纱布、弯盘、听诊器、治疗巾、一次性吸引管 1 根、速干手消毒剂、电动吸引器(储液瓶内盛 100 ml 含氯消毒液)、必要备张口器、压舌板 2. 治疗车下层:医疗废物收集袋、生活废物收集袋				
流程	**核对解释** 携用物至床旁,查对患者及腕带信息(2个以上查对点),告知患者,取得合作	双人核对医嘱单,核对医嘱、患者信息与药物			
流程	**安置体位** 根据病情协助患者取合适体位				
流程	**调节氧流量** 吸氧患者将氧流量调至 4~6 L/min,给予高流量吸氧 3~5 分钟		1. 调节之前先将鼻导管与患者分离 2. 调节氧流量时平视 3. 调节好的氧流量与原吸痰前水平一致 4. 鼻导管固定方法正确	氧流量调节适宜	调节氧流量方法
流程	**检查机器** 检查电动吸引器各处连接是否正确、有无漏气;接电源,打开开关,反折连接管前端,调节负压为 0.02~0.04 MPa,挂于床旁备用	根据患者情况及痰液黏稠情况调节负压,一般成人负压调至 0.02~0.04 MPa;小儿负压<0.02 MPa;压力过大可引起呼吸道黏膜损伤		1. 连接正确 2. 负压调节正确	机器熟练度
流程	**准备液体** 洗手;核对药液标签,检查药液质量,打开瓶装生理盐水,倒生理盐水(瓶签向掌心,冲洗瓶口,从原处倒出),注明开瓶日期和时间				
流程	**吸痰准备** 协助患者取去枕仰卧位,头部略向后仰,面向操作者;颌下铺治疗巾;检查吸痰管型号、有效期;打开吸痰管包装,戴无菌手套,取出吸痰管并保持无菌;将吸痰管与吸引管相连,试吸生理盐水,检查吸痰管是否通畅		1. 取出手套时不污染吸痰包内面 2. 取出吸痰管时不污染手套	1. 无菌观念强 2. 管路通畅	1. 打开吸痰包手法 2. 无菌观念
流程	**正确吸痰** 口咽吸痰:嘱患者张口;在患者吸气时将吸痰管,由口腔通过颊部插入咽喉部,插入深度约 20 cm,同时鼓励患者咳嗽;患者有剧烈咳嗽时,左手拇指封堵吸痰管侧孔开始吸痰,右手左右旋转,自深部向上提拉吸痰管,吸净口咽部分泌物	每次吸痰<15 秒;吸痰过程中密切观察患者痰液情况、生命体征;吸痰后给予患者高流量吸氧 3~5 分钟;昏迷患者可用压舌板、开口器协助开口	1. 使用压舌板、开口器方法 2. 插入深度约 20 cm 3. 正确吸痰	1. 使用压舌板、开口器方法正确 2. 插入深度适宜	1. 吸痰手法 2. 操作安全有效性 3. 无菌观念 4. 吸痰有效
流程	**正确吸痰** 经鼻吸痰:检查并用湿棉签清洁、湿润鼻孔;在患者吸气时将吸痰管,沿着备好的鼻腔壁向深处插入 20~25 cm,同时鼓励患者咳嗽;其余操作方法同口咽吸痰法	口咽吸痰困难者,可由鼻腔插入,颅底骨折患者禁用	插入鼻腔 20~25 cm	插入深度适宜	

（续表）

项 目	步 骤		沟 通	操作要点	评分要点	考 点
流 程	**严密观察** 吸痰过程中,观察患者的面色,呼吸,吸出物的性状;患者出现发绀、烦躁等情况时,停止吸痰					
	结束吸痰 吸痰后,将吸痰管与连接管断开,翻转脱下手套包裹吸痰管弃于医疗废物收集袋内;关闭吸引器;抽吸生理盐水冲洗连接管,纱布擦净连接管接口处,挂于床旁保护套内备用		口述:吸痰结束		冲洗干净	
	调节氧流量 将氧流量调至吸痰前水平,擦净患者面部,撤去治疗巾			1. 调节好的氧流量与原吸痰前水平一致 2. 鼻导管固定方法正确	1. 调节氧流量前先将鼻导管与患者分离 2. 调节氧流量方法正确	调节氧流量方法
	肺部听诊 进行肺部听诊,判断吸痰效果,痰鸣音有无减少或消失			听诊	听诊部位、方法正确	听诊方法
	安置患者	口咽吸痰:观察口腔黏膜有无损伤,口述:必要时行口腔护理;用纱布擦净患者口周、面部分泌物				爱伤观念
		经鼻吸痰:观察鼻腔黏膜有无损伤,用纱布擦净患者鼻、面部分泌物				
		根据病情协助患者取合适卧位				
	整理指导 再次核对治疗单、患者及腕带信息;整理床单位,清理用物,电动吸引器留在床旁备用,告知患者注意事项,进行健康指导		用物依据《消毒技术规范》和《医疗废物管理条例》做相应处理		2个以上查对点	
	洗手记录 洗手;在治疗单上打钩,记录时间、签名;如系危重患者则需在护理记录单上记录吸痰的时间、路径,以及痰液的颜色、性质、量,吸痰前后的呼吸状况有无改善,肺部听诊痰鸣音有无减少,签名					
	操作结束		报告操作完毕			
评 价	**操作** 查对无误,操作规范熟练、安全有效,氧流量及负压调节准确,记录及时准确,无菌观念强					
	沟通 仪态大方,关爱患者,评估解释准确,治疗性沟通有效,健康宣教到位,满足患者需求					
	防护 遵循标准预防、消毒隔离原则,安全防护意识强,无污染,无意外					
	时间 14分钟					

63 中心负压装置经气管切开吸痰法

案 例

张××,女,70岁,入院诊断:脑梗死、肺部感染。患者咳嗽、咳痰费力,听诊双肺满布痰鸣音,遵医嘱给予经口、鼻腔吸痰。

思维导图

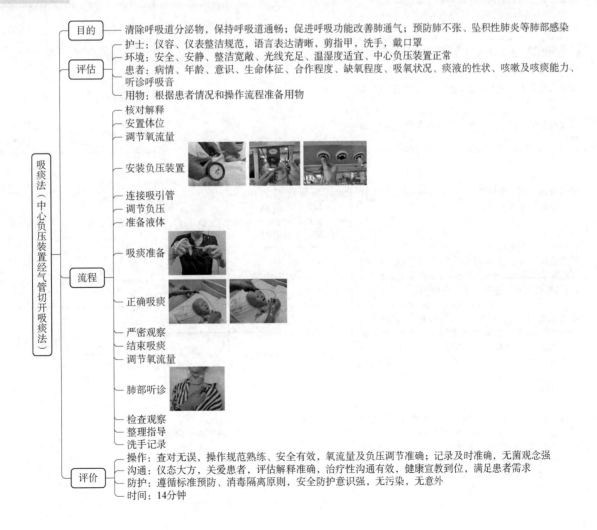

目的 —— 清除呼吸道分泌物,保持呼吸道通畅;促进呼吸功能改善肺通气;预防肺不张、坠积性肺炎等肺部感染

评估 ——
护士:仪容、仪表整洁规范,语言表达清晰,剪指甲,洗手,戴口罩
环境:安全、安静、整洁宽敞、光线充足、温湿度适宜、中心负压装置正常
患者:病情、年龄、意识、生命体征、合作程度、缺氧程度、吸氧状况、痰液的性状、咳嗽及咳痰能力、听诊呼吸音
用物:根据患者情况和操作流程准备用物

吸痰法（中心负压装置经气管切开吸痰法）

流程 ——
核对解释
安置体位
调节氧流量
安装负压装置
连接吸引管
调节负压
准备液体
吸痰准备
正确吸痰
严密观察
结束吸痰
调节氧流量
肺部听诊
检查观察
整理指导
洗手记录

评价 ——
操作:查对无误,操作规范熟练、安全有效,氧流量及负压调节准确;记录及时准确,无菌观念强
沟通:仪态大方,关爱患者,评估解释准确,治疗性沟通有效,健康宣教到位,满足患者需求
防护:遵循标准预防、消毒隔离原则,安全防护意识强,无污染,无意外
时间:14分钟

操作标准

项目	步骤	沟通	操作要点	评分要点	考点
目的	1. 清除呼吸道分泌物,保持呼吸道通畅 2. 促进呼吸功能改善肺通气 3. 预防肺不张、坠积性肺炎等肺部感染	报告操作开始,护士自我介绍、报告操作项目名称			
评估	**护士** 仪容、仪表整洁规范,语言表达清晰,剪指甲,洗手,戴口罩	报告评估结果:护士着装整洁,已修剪指甲、洗手、戴口罩;环境整洁、明亮;患者目前意识清楚,气管切开、呼吸机使用情况良好,患者及家属已了解操作目的并愿意配合;操作用物已准备齐全,中心负压装置性能良好	评估、检查用物	1. 规定时间内完成备物 2. 物品准备齐全,在有效期内 3. 物品放置合理 4. 符合护士仪表 5. 评估患者情况准确	1. 用物准备齐全 2. 严格查对 3. 评估水平
	环境 安全、安静、整洁宽敞、光线充足、温湿度适宜、中心负压装置正常				
	患者 病情、年龄、意识、生命体征、合作程度、缺氧程度、吸氧状况、痰液的性状、咳嗽及咳痰能力、听诊呼吸音、气管切开导管及固定情况、气囊压力				
	用物 1. 治疗车上层:治疗单、壁挂式负压吸引器(内盛100 ml 含氯消毒液)、一次性吸引管、一次性吸痰包(内有吸痰管、无菌纸巾、无菌手套)、生理盐水 500 ml、纱布、听诊器、速干手消毒剂 2. 治疗车下层:医疗废物收集袋、生活废物收集袋				
流程	**核对解释** 携用物至床旁,查对患者及腕带信息(2个以上查对点),告知患者,取得合作	双人核对医嘱单,核对医嘱、患者信息与药物			
	安置体位 根据病情协助患者取合适体位;可能发生躁动者,进行适当的肢体约束,约束前家属签知情同意书				
	调节氧流量 根据患者病情调高吸氧流量或呼吸机氧浓度	氧流量调至 4~6 L/min		给氧有效	调节氧流量方法
	安装负压装置 安装壁挂式负压吸引器于中心负压装置上			安装正确	
	连接吸引管 检查并打开一次性吸引管,连接负压吸引器			连接正确	
	调节负压 调节负压为 0.02~0.04 MPa,一次性吸引管挂于床旁备用	根据患者情况及痰液黏稠情况调节负压,一般成人负压调至 0.02~0.04 MPa;儿童负压<0.02 MPa;压力过大可引起呼吸道黏膜损伤		负压调节正确	考察熟练度
	准备液体 洗手;核对药液标签,检查药液质量,打开瓶装生理盐水,倒生理盐水(瓶签向掌心,冲洗瓶口,从原处倒出),注明开瓶日期和时间				
	吸痰准备 检查吸痰管型号、有效期;以无菌方式打开一次性吸痰包,取出无菌纸巾及手套;右手戴无菌手套,于患者胸前铺无菌纸巾;取出吸痰管,缠绕在戴无菌手套的右手上;左手取一次性吸引管,检查负压值,将一次性吸引管与吸痰管连接,并检查通畅性	观察患者生命体征、SpO2	1. 取出手套时不污染吸痰包内面 2. 取出吸痰管时不污染手套	1. 无菌观念强 2. 管路通畅	1. 打开吸痰包手法 2. 无菌观念
	正确吸痰 左手打开气管切开口,将吸氧装置或封堵物置于无菌纸巾上;保持吸痰管侧孔开启,右手持吸痰管插入气管切开导管内,边操作边口述:吸痰管插入深度如遇阻力上提 1 cm 或插入预设深度;左手拇指封堵吸痰管侧孔,右手旋转上提吸痰管,吸引痰液,时间<15秒		1. 插入深度适宜 2. 吸痰时间不超过 15 秒	1. 无菌观念强 2. 管路通畅	1. 吸痰手法 2. 操作安全有效性 3. 无菌观念

（续表）

项目	步骤	沟通	操作要点	评分要点	考点
流程	**严密观察**　观察生命体征、SpO₂ 患者的反应以及痰液的色、量、性状；如患者出现发绀、心律失常或极其烦躁等情况时，立即停止吸痰			口述正确，做到边操作边口述	
	结束吸痰　吸痰后，将吸痰管与连接管断开，翻转脱下手套包裹吸痰管弃于医疗废物收集袋内；关闭吸引器；恢复气管切开口吸氧或封堵，抽吸生理盐水冲洗连接管，纱布擦净连接管接口处，挂于床旁保护套内备用	口述：吸痰结束		冲洗干净	
	调节氧流量　患者无缺氧症状、SpO₂ 恢复至正常水平时，将吸氧流量（或浓度）调回吸痰前水平，并观察；擦净患者面部，使用过的纸巾自下向上折回，弃于医疗废物收集袋内		1. 调节好的氧流量与原吸痰前水平一致 2. 鼻导管固定方法正确	1. 调节氧流量前先将鼻导管与患者分离 2. 调节氧流量方法正确	调节氧流量方法
	肺部听诊　进行肺部听诊，判断吸痰效果，痰鸣音有无减少或消失		听诊	听诊部位、方法正确	听诊方法
	检查观察　检查气管切开导管固定是否妥当，观察患者生命体征及 SpO₂				
	整理指导　再次核对治疗单、患者及腕带信息；整理床单位，清理用物，吸引器留在床旁备用，告知患者注意事项，进行健康指导	用物依据《消毒技术规范》和《医疗废物管理条例》做相应处理		2 个以上查对点	
	洗手记录　洗手；在治疗单上打钩，记录时间、签名；如系危重患者，则需在护理记录单上记录吸痰的时间、路径，以及痰液的颜色、性质、量，吸痰前后的呼吸状况有无改善，肺部听诊痰鸣音有无减少，签名				
	操作结束	报告操作完毕			
评价	**操作**　查对无误，操作规范熟练、安全有效，氧流量及负压调节准确；记录及时准确，无菌观念强				
	沟通　仪态大方，关爱患者，评估解释准确，治疗性沟通有效，健康宣教到位，满足患者需求				
	防护　遵循标准预防、消毒隔离原则，安全防护意识强，无污染，无意外				
	时间　14 分钟				

64 雾化吸入疗法

案 例

张××,男,65岁,入院诊断:肺气肿。入院后咳嗽、咳痰无力,遵医嘱给予特布他林 2 ml + 布地奈德 2 ml + 异丙托溴铵 2 ml 雾化吸入。

思维导图

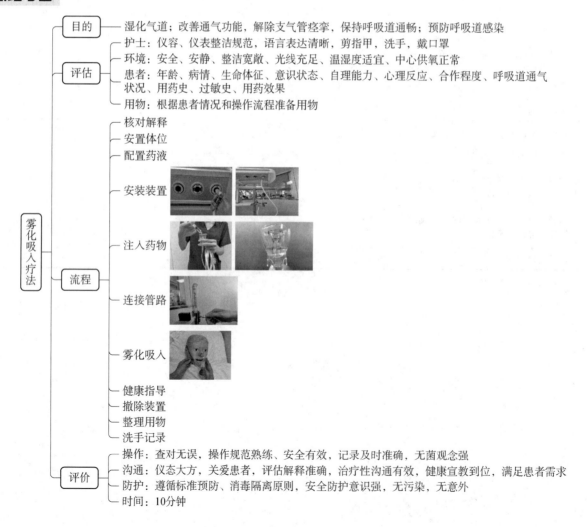

- 雾化吸入疗法
  - 目的 —— 湿化气道;改善通气功能,解除支气管痉挛,保持呼吸道通畅;预防呼吸道感染
  - 评估
    - 护士:仪容、仪表整洁规范,语言表达清晰,剪指甲,洗手,戴口罩
    - 环境:安全、安静、整洁宽敞、光线充足、温湿度适宜、中心供氧正常
    - 患者:年龄、病情、生命体征、意识状态、自理能力、心理反应、合作程度、呼吸道通气状况、用药史、过敏史、用药效果
    - 用物:根据患者情况和操作流程准备用物
  - 流程
    - 核对解释
    - 安置体位
    - 配置药液
    - 安装装置
    - 注入药物
    - 连接管路
    - 雾化吸入
    - 健康指导
    - 撤除装置
    - 整理用物
    - 洗手记录
  - 评价
    - 操作:查对无误,操作规范熟练、安全有效,记录及时准确,无菌观念强
    - 沟通:仪态大方,关爱患者,评估解释准确,治疗性沟通有效,健康宣教到位,满足患者需求
    - 防护:遵循标准预防、消毒隔离原则,安全防护意识强,无污染,无意外
    - 时间:10分钟

操作标准

项目	步　骤	沟　通	操作要点	评分要点	考　点
目的	1. 湿化气道：常用于呼吸道湿化不足、痰液黏稠、气道不畅者，也作为气管切开术后常规治疗手段 2. 改善通气功能，解除支气管痉挛，保持呼吸道通畅；吸入药液，达到消炎、解痉、镇咳、祛痰的作用 3. 预防呼吸道感染，消除炎症，减轻呼吸道黏膜水肿，稀释痰液，帮助祛痰；常用于胸部手术或呼吸道烧伤的患者	报告操作开始，护士自我介绍、报告操作项目、名称			
评估	**护士**　仪容、仪表整洁规范，语言表达清晰，剪指甲，洗手、戴口罩 **环境**　安全、安静、整洁宽敞、光线充足、温湿度适宜、中心供氧正常 **患者**　年龄、病情、生命体征、意识状态、自理能力、心理反应、合作程度、呼吸道通气状况、用药史、过敏史、用药效果 **用物** 1. 治疗车上层：治疗单、基础治疗盘（内有碘伏消毒液、棉签）、一次性雾化吸入器、氧流量表、中心供氧装置1套（湿化瓶、氧气表）、一次性20 ml注射器1支、弯盘、砂轮、根据医嘱备药、治疗巾或患者毛巾、漱口水（患者自备）、速干手消毒剂 2. 治疗车下层：医用废物收集袋、生活废物收集袋、锐器盒	报告评估结果：护士着装整洁，已修剪指甲、洗手、戴口罩；环境整洁、明亮；患者知晓操作并愿意配合，听诊患者肺部有痰鸣音；操作用物已准备齐全，雾化器性能良好	1. 评估呼吸道通气状况（口、鼻、人工气道） 2. 检查用物 3. 检查雾化器性能	1. 规定时间内完成备物 2. 物品准备齐全，在有效期内 3. 物品放置合理 4. 符合护士仪表 5. 评估患者情况准确	1. 用物准备齐全 2. 严格查对 3. 评估水平
流程	**核对解释**　携用物至床旁、查对患者及腕带信息（2个以上查对点）、沟通、告知操作目的和方法，指导患者配合，及时问问患者治疗中的感受	根据病情，患者配合能力进行有效沟通		核对床头卡、腕带	
	安置体位　协助患者取安全、舒适的体位；铺治疗巾于患者的颌下				
	配置药液　双人核对医嘱、治疗单、药物；根据医嘱单正确配置药液，氧气雾化吸入器内药液为3～5 ml，药液不超过规定刻度	双人核对医嘱单，核对医嘱、患者信息与药物	配药严格执行无菌技术操作规程		配置药物的无菌性
	安装装置　正确安装氧气表和湿化瓶；湿化瓶内勿放水，或不用湿化瓶，以防液体进入雾化管路影响雾化效果；正确安装氧气雾化吸入器		安装装置	安装、连接正确，湿化瓶内无水	仪器熟练性技术熟练度
	注入药物　将配好的药液注入氧泵雾化器储药槽内，检查有无漏水			无菌配药	
	连接管路　连接氧气雾化器和中心供氧装置；检查雾化装置是否通畅，有无漏气；连接口含嘴或面罩				
	雾化吸入　打开雾化器；看表记录开始时间；根据病情及患者耐受程度，调节氧流量为6～8 L/min；将口含嘴放入患者口中或将面罩罩住患者口鼻，嘱患者紧闭口唇深吸气，用鼻呼气，如此反复进行，直至药液吸完为止	观察患者在吸入过程中的反应，如有不适，随时处理	氧流量不宜过大，以防氧气雾化吸入器脱出	氧流量调节适宜	氧流量调节正确性

（续表）

项目	步　骤	沟　通	操作要点	评分要点	考　点
流 程	**健康指导**　告知患者或家属注意事项；正确指导吸入方法，告知患者雾化吸入时间为15~20分钟，一次不超过20分钟，指导可配合患者自己手拿雾化器，保证吸入安全、有效	患者咳嗽时，取出口含嘴，指导患者有效排痰之后，继续吸入	吸入时间	指导正确	1. 指导方法正确性 2. 操作安全有效性 3. 应变能力
	撤除装置　雾化完毕，取下氧气雾化吸入器；关闭氧气表，取下中心供氧装置；帮助患者用毛巾擦净面部，协助患者漱口	口述：雾化完毕			
	整理用物　协助患者取舒适体位，整理床单元，整理用物，清洗氧泵雾化吸入器面罩或口含嘴，干燥备用	用物依据《消毒技术规范》和《医疗废物管理条例》做相应处理		氧气雾化吸入器为专人专用，防止交叉感染	
	洗手记录　洗手，记录雾化时间、过程、结果，签名				
	操作结束	报告操作完毕			
评 价	**操作**　查对无误，操作规范熟练、安全有效，记录及时准确，无菌观念强				
	沟通　仪态大方，关爱患者，评估解释准确，治疗性沟通有效，健康宣教到位，满足患者需求				
	防护　遵循标准预防、消毒隔离原则，安全防护意识强，无污染，无意外				
	时间　10分钟				

65 病房物品及手术器械的回收分类

学习目标

1. 素质目标:充分认识回收分类的重要性,培养安全防护意识,以及具备工作有条理性及应变能力的基本素质。
2. 能力目标:具有安全防护意识,有处理应急事件的能力。
3. 知识目标:掌握密闭回收、安全防护技能。
4. 思政目标:树立防护、慎独意识。

案 例

为了使临床及手术室护士更好地服务于患者,供应室护士化被动服务为主动服务,主动到临床科室及手术室回收器械、器具及物品。

思维导图

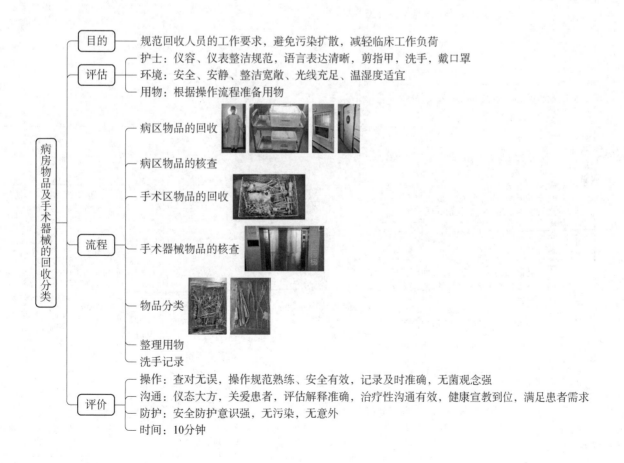

- 病房物品及手术器械的回收分类
  - 目的 —— 规范回收人员的工作要求,避免污染扩散,减轻临床工作负荷
  - 评估
    - 护士:仪容、仪表整洁规范,语言表达清晰,剪指甲,洗手,戴口罩
    - 环境:安全、安静、整洁宽敞、光线充足、温湿度适宜
    - 用物:根据操作流程准备用物
  - 流程
    - 病区物品的回收
    - 病区物品的核查
    - 手术区物品的回收
    - 手术器械物品的核查
    - 物品分类
    - 整理用物
    - 洗手记录
  - 评价
    - 操作:查对无误,操作规范熟练、安全有效,记录及时准确,无菌观念强
    - 沟通:仪态大方,关爱患者,评估解释准确,治疗性沟通有效,健康宣教到位,满足患者需求
    - 防护:安全防护意识强,无污染,无意外
    - 时间:10分钟

操作标准

项目		步　骤	沟　通	操作要点	评分要点	考　点
目的		规范回收人员的工作要求,避免污染扩散,减轻临床工作负荷,杜绝院内感染	报告操作开始,护士自我介绍、报告操作项目名称			
评估	护士	仪容、仪表整洁规范,语言表达清晰,剪指甲,洗手,戴口罩	报告评估结果:护士着装整洁,已修剪指甲、洗手、戴口罩;环境整洁、明亮;操作用物已准备齐全	评估、检查用物	1. 护士仪表符合要求 2. 用物准备齐全 3. 用物摆放妥当	1. 严格查对 2. 用物是否准备齐全
	环境	安全、安静、整洁宽敞、光线充足、温湿度适宜				
	用物	回收车(箱)、回收记录本、专用篮筐、笔、速干手消毒剂、标识牌、防护服、一次性橡胶手套				
流 程	病区物品的回收	回收人员穿防护服,按规定时间、路线,推回收车(箱)到病区的指定区域回收;不在诊疗场所清点物品,采用封闭方式回收,避免反复装卸	使用速干手消毒剂,注意避免对电梯按键、病区门把手等周围环境的污染	按路线回收密闭回收	1. 按规定路线密闭回收 2. 正确使用速干手消毒剂	1. 是否按规定路线回收 2. 是否密闭放置 3. 有无漏记或错记 4. 回收过程中有无使用速干手消毒剂
		将污染物品放置于密闭回收箱,并注明使用科室;复杂和精密器械回收时,初步检查器械完好性				
		填写回收记录本,登记物品名称、数量、使用科室,双方签字;回收车内物品放置稳固,尤其是精密贵重易碎物品,车门保持关闭状态;回收箱应盖紧封闭				
		推回收车(箱)返回消毒供应中心				
		经去污区的接收窗口,传递交接给去污区人员				
		用500 mg/L含氯消毒剂擦拭回收车(箱),放置于固定位置,干燥备用				
		回收人员进入缓冲间洗手,做好防护,进入去污区				
	病区物品的核查	清点物品的数量、型号、配置、使用科室				
	手术区物品的回收	在手术室的污染区域设回收岗位,固定人员进行手术物品回收以及预处理	如器械物品数量、型号、配置不符,及时与手术室回收人员联系	回收精密贵重物品的方法	是否做好精密、贵重、易碎物品的保护	精密贵重物品有无放置稳固并做好保护
		根据器械使用后清单,核对器械名称、数量;检查器械有无缺损				
		进行登记,记录内容包括:日期、时间、手术间号、台次、器械名称、数量、交接人员及回收人员姓名				
		在流动水下进行预处理或喷洒保湿剂				
		放置于回收箱,经污梯传送至去污区				
		通过呼叫系统,通知去污人员接收				
	手术器械物品的核查	打开污梯,取出污染物品;清点器械物品的数量、型号、配置、使用科室				

（续表）

项目	步骤		沟通	操作要点	评分要点	考点
流程	物品分类	根据器械材质、精密程度等进行分类处理；器械物品分别放置标识牌，避免混淆	1. 被朊毒体、气性坏疽及突发原因不明的传染病病原体污染的诊疗器械、器具和物品按照规范要求进行单独处理 2. 不能及时清洗的器械应做好保湿处理	1. 预处理 2. 整理、分类器械	1. 预处理物品正确 2. 手术器械根据使用后清单进行核查 3. 器械分类并拆卸到最小单位，放置标示牌并注明科室 4. 特殊感染类器械单独处理	1. 防护是否到位 2. 安全防护意识 3. 工作的条理性 4. 应变能力 5. 洗手方法是否规范
		有血渍污染的器械应先在流动水下冲洗，可拆卸的器械应拆卸到最小单位后再进行清洗				
		精密器械应放入具有保护作用的密筐内				
		同类成套的器械可集中放入同一网筐中				
		专科器械可单独放入同一网筐内，并注明科室				
		管腔类器械、污染严重的器械、有锈迹、油迹、水垢等的器械应分类放置				
		做好登记，登记物品名称、数量、使用科室				
		物品分类完毕，进入手工或机械清洗流程				
	整理用物 用物归位，进行环境清理，垃圾分类处理		用物依据《消毒技术规范》和《医疗废物管理条例》做相应处理			
	洗手记录 脱去手套及防护服，洗手，记录回收时间、内容、签全名					
	操作结束		报告操作完毕			
评价	操作 查对无误，操作规范熟练，安全有效，记录及时准确					
	防护 安全防护意识强，无污染，无意外					
	时间 10分钟					

66 口服给药法

• 学习目标 •

1. 素质目标:培养严谨、负责、敬业、奉献的职业素养。
2. 能力目标:能正确完成口服给药操作,做到方法正确、解释合理、过程完整、无差错发生。
3. 知识目标:掌握不同性能药物口服时的注意事项。
4. 思政目标:树立生命至上、用药准确性的意识。

案 例

李××,女,65岁,入院诊断为糖尿病。医嘱:二甲双胍 500 mg,口服,每日 3 次。护士小王遵医嘱为患者进行口服给药。

思维导图

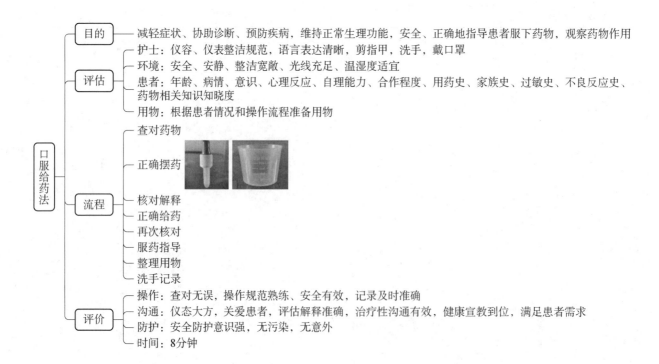

操作标准

项目	步骤	沟通	操作要点	评分要点	考点
目的	通过口服给药达到减轻症状、协助诊断、预防疾病，维持正常生理功能，安全、正确地指导患者服下药物，观察药物作用	报告操作开始，护士自我介绍、报告操作项目名称和目的			
评估	**护士** 仪容、仪表整洁规范，语言表达清晰，剪指甲，洗手，戴口罩	报告评估结果：护士着装整洁，已修剪指甲、洗手、戴口罩；环境整洁、明亮；患者知晓操作并愿意配合；操作用物已准备齐全	评估、检查用物	1. 用物准备齐全 2. 评估全面准确	1. 工作的条理性 2. 应变能力
	环境 安全、安静、整洁宽敞、光线充足、温湿度适宜				
	患者 年龄、病情、意识、心理反应、自理能力、吞咽能力、合作程度、用药史、家族史、过敏史、不良反应史、药物相关知识知晓度				
	用物 1. 治疗车上层：医嘱单、服药车、服药本、小药卡、药物、治疗巾、温开水、饮水管、弯盘、药盘、药杯、量杯、药匙、滴管、纱布、包药纸 2. 治疗车下层：医用废物收集袋、生活废物收集袋、浸泡容器				
流程	**查对药物** 双人核对医嘱单、服药本、小药卡、药物		核对药物	核对正确	核对内容
	正确摆药 根据医嘱及服药本上床号、姓名、药名、浓度、剂量、方法、时间进行摆药 1. 固体药：用药匙取。一手拿药瓶，标签朝向自己，另一手用药匙取出所需药量，放入药杯；特殊药物，如粉剂、含化片，用纸包好 2. 液体药：用量杯取。①摇匀药液，左手持量杯，拇指置于所需刻度，使刻度与视线同一水平，右手持药瓶，标签朝向掌心，倒药液至量杯或标有刻度的药杯，将量杯内药液倒入药杯，倒毕，用纱布擦净瓶口，盖好瓶盖放回原处；②油剂、按滴计算的药液或量不足 1 ml 药液时，将药液滴入盛有少许温开水的药杯内，再用滴管吸取药液（1 ml 按 15 滴计算） 摆药完毕，物归原处，并根据服药本重新核对一遍，发药前由另一护士再核对一次，准确无误	口述：不同的药液应倒入不同的药杯内，更换药物品种时，应洗净量杯再用，以免更换药液时发生化学变化	先摆固体药，再摆液体药 滴药时滴管稍倾斜，保证药量准确	1. 信息查对准确 2. 药物摆放妥当	1. 严格查对能力 2. 药物特性知晓度
	核对解释 携用物至患者床旁，核对医嘱单、服药本、药物及患者信息		核对患者	2 个以上核对点	
	正确给药 向患者解释药物名称、作用、注意事项；协助患者选取合适的服药体位；确保服药到口并咽下，若患者不在或因故不能服药，暂不发药，并做好交班；鼻饲患者要依次向鼻饲管内注入温水 10 ml、已溶解的药物、温水 20 ml；观察用药后的反应			1. 服药方法正确 2. 给药过程符合药物特性	1. 操作熟练性 2. 沟通表达能力
	再次核对 再次核对医嘱单、服药本、小药卡、药物及患者信息				
	服药指导 指导患者及家属服药时间、技巧和注意事项	告知服药技巧和注意事项			
	整理用物 整理床单位，清理用物，分类处理	用物依据《消毒技术规范》和《医疗废物管理条例》做相应处理			
	洗手记录 洗手，服药本上打钩，记录时间、内容、签全名；如系危重患者，在危重护理记录单上按要求记录				
	操作结束	报告操作完毕			

（续表）

项目	步　骤	沟　通	操作要点	评分要点	考　点
评价	**操作**　查对无误,操作规范熟练、安全有效,记录及时准确				
	沟通　仪态大方,关爱患者,评估解释准确,治疗性沟通有效,健康宣教到位,满足患者需求				
	防护　安全防护意识强、无污染、无意外				
	时间　8分钟				

67 各种标本采集法

学习目标

1. 素质目标:培养严谨、负责、敬业、奉献的职业精神。
2. 能力目标:能熟练进行各种标本的采集,方法正确、操作规范。
3. 知识目标:掌握各种标本采集的目的、注意事项及正确的采集方法,熟悉各种标本的临床意义。
4. 思政目标:树立安全防护意识和爱伤观念。

案 例

1. 张××,女,25岁,因高热、腹泻、进行性呼吸困难入院,考虑为中毒性细菌性痢疾。为明确诊断护士小李遵医嘱为患者采集粪便标本。
2. 李××,男,65岁,入院诊断慢性阻塞性肺疾病急性发作且呼吸衰竭,需查血气分析。护士小李遵医嘱为患者采集动脉血标本。
3. 王××,男,35岁,入院诊断急性心肌炎。护士小李遵医嘱为患者做生化全套检查。
4. 张××,男,46岁,入院诊断尿毒症。为了解患者的肾脏损伤情况,护士小李遵医嘱为患者采集尿标本。
5. 张××,男,50岁,受凉后高热、寒战、胸痛伴咳嗽1天。为明确诊断需采集痰标本做菌培养,护士小李遵医嘱为患者采集痰标本。
6. 高××,男,20岁,入院诊断为上呼吸道感染和扁桃体化脓。护士小李遵医嘱为患者留取次晨咽部分泌物。

思维导图

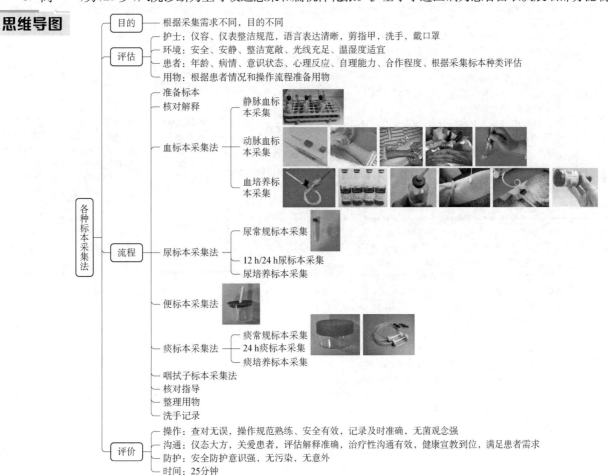

各种标本采集法

- 目的 —— 根据采集需求不同,目的不同
- 评估
  - 护士:仪容、仪表整洁规范,语言表达清晰,剪指甲,洗手,戴口罩
  - 环境:安全、安静、整洁宽敞、光线充足、温湿度适宜
  - 患者:年龄、病情、意识状态、心理反应、自理能力、合作程度、根据采集标本种类评估
  - 用物:根据患者情况和操作流程准备用物
- 流程
  - 准备标本
  - 核对解释
  - 血标本采集法
    - 静脉血标本采集
    - 动脉血标本采集
    - 血培养标本采集
  - 尿标本采集法
    - 尿常规标本采集
    - 12 h/24 h尿标本采集
    - 尿培养标本采集
  - 便标本采集法
  - 痰标本采集法
    - 痰常规标本采集
    - 24 h痰标本采集
    - 痰培养标本采集
  - 咽拭子标本采集法
  - 核对指导
  - 整理用物
  - 洗手记录
- 评价
  - 操作:查对无误,操作规范熟练、安全有效,记录及时准确,无菌观念强
  - 沟通:仪态大方,关爱患者,评估解释准确,治疗性沟通有效,健康宣教到位,满足患者需求
  - 防护:安全防护意识强,无污染,无意外
  - 时间:25分钟

操作标准

项目	步　　骤	沟　　通	操作要点	评分要点	考　　点
目的	1. 血标本采集法:静脉血标本采集是对样本进行特定的检查,以帮助医生做出病情判断;动脉血标本采集是进行血气分析,判断患者的血氧、酸碱平衡情况,为临床治疗提供依据;血培养标本采集用于血液的细菌学检查,以明确感染的细菌特征,为临床疾病诊断及治疗提供依据 2. 尿标本采集法:尿常规标本是检查尿液的颜色、透明度、比重、蛋白、糖定性及细胞管型等;12 h/24 h尿标本是各种尿生化的检查;尿培养标本是作细菌学检查 3. 便标本采集法:便常规标本是检查粪便性状、颜色、细胞等;便培养标本是检查便中致病菌;便隐血标本是检查便内肉眼不能察觉的微量血液 4. 痰标本采集法:检查病原微生物或癌细胞,为临床疾病的诊断和治疗提供依据 5. 咽拭子标本采集法:作细菌培养或病毒分离,协助临床诊断	报告操作开始,护士自我介绍、报告操作项目名称和目的			
评估	**护士**　仪容、仪表整洁规范,语言表达清晰,剪指甲,洗手,戴口罩 **环境**　安全、安静、整洁宽敞、光线充足、温湿度适宜 **患者**　年龄、病情、生命体征、意识状态、心理反应、自理能力、合作程度: 1. 静脉血标本采集:评估穿刺部位皮肤情况、静脉充盈度和血管弹性、采血前禁饮食12 h、根据病情暂停使用各种药物 2. 动脉血标本采集:评估吸氧状况或呼吸机参数、桡动脉、股动脉、足背动脉情况;血培养标本采集评估血管情况、局部皮肤情况 3. 尿标本采集:评估排尿情况 4. 便标本采集:评估能否自行排便 5. 痰标本采集:评估能否自行排痰、口腔黏膜有无异常、咽部情况 6. 咽拭子标本:采集评估有无恶心或呕吐,进食时间,咽部、扁桃体有无发红、肿胀及炎症 **用物** 1. 治疗车上层:医嘱单、检验申请单、化验标本登记本、条形码、速干手消毒剂、复合碘消毒液、治疗巾、垫枕、弯盘、棉签、一次性手套;静脉血标本采集备试管架、采血试管、输液贴、止血带、一次性抽血持针器、蝶翼双向采血针;动脉血标本采集备动脉采血针、无菌手套;血培养标本采集备血培养瓶;尿标本采集备一次性尿杯、尿试管、无菌尿杯、带盖集尿瓶(容量3~5 L)、防腐剂;便标本采集备便标本容器;痰标本采集备痰标本容器,无菌痰盒、漱口液、纸巾、集痰器、吸痰用物;咽拭子标本采集备无菌咽拭子培养管、一次性使用采样器、温开水或不含抑菌剂的漱口液、手电筒、必要时备压舌板 2. 治疗车下层:医用废物收集袋、生活废物收集袋、锐器盒床单元备:便盆或尿壶	报告评估结果:护士着装整洁,已修剪指甲,洗手,戴口罩;环境整洁、明亮、无异味;患者知晓操作并愿意配合;操作用物已准备齐全	评估患者各种标本采集时的病情及合作能力、检查用物	1. 规定时间内完成备物 2. 物品准备齐全,在有效期内 3. 物品放置合理 4. 符合护士仪表 5. 评估病情准确	1. 评估能力 2. 沟通能力 3. 严格查对 4. 安全防护意识

（续表）

项目	步骤	沟通	操作要点	评分要点	考点
	准备标本 双人核对医嘱单、检验申请单、患者信息，填写化验标本登记本；根据检验目的，选择合适的标本盒，将条形码贴于标本盒上		核对正确	条形码与医嘱内容无误	标签正确
	核对解释 携用物到床旁，查对，问好，解释，取得合作	您好，我是值班护士小李，请问您叫什么名字？昨晚睡得好吗？昨晚十点钟之后到现在没有吃饭也没有喝水吧	采集标本前沟通	避免因进食而影响检验结果	核对、沟通正确
流　程	**血标本采集法** **静脉血标本采集** 患者取舒适卧位，穿刺部位铺治疗巾、垫小枕，在穿刺处上部约6 cm系止血带，选择合适的静脉，以穿刺点为中心常规消毒2次，消毒范围大于5 cm×5 cm，待干；嘱患者握拳，再次查对 方法1：持针器采血 检查并打开采血针包装，取出采血针；检查持针器连接紧密，去除针头保护套；按照静脉注射法穿刺，确认进入静脉，左手拇指、示指和中指固定持针器的边缘处，右手轻推采血管到持针器的底端，使采血针刺穿采血管头盖处胶塞，管内负压可使所需血液流入管内 方法2：蝶翼双向采血针 检查并打开采血针包装，取出采血针，去除针头保护套，右手持双向针蝶翼部位，针尖斜面向上，根据所选血管的深浅度掌握好进针角度，左手绷紧穿刺下方皮肤，迅速刺入，待双向针的软胶管接头处见少量回血，然后将双向针后部插入准备好的真空试管开始采血 如需采集多管血标本，可待第一管采完后，再更换下一只采试管，如此反复；抽血完毕，松止血带，嘱患者松拳，无菌干棉签放在穿刺点迅速拔针，棉签按压穿刺点至不出血 **动脉血标本采集** 协助患者取合适的体位，充分暴露穿刺部位 桡动脉：前臂掌侧腕关节上2 cm，动脉搏动明显处；股动脉：股三角区，腹股沟韧带中部扪及动脉搏动处；足背动脉：拇长肌腱和趾长肌腱的中间 穿刺部位铺治疗巾、垫小枕，消毒穿刺部位皮肤2次，消毒范围>5 cm×5 cm，待干；消毒穿刺者左手示指和中指（必要时戴无菌手套）；取出采血器进行预设：将采血器针栓推至底部，回拉针栓，置活塞于11.5 ml处；再次核对，消毒后的两指摸到动脉搏动明显处，绷紧皮肤，右手持采血器，在两指间90°或与动脉走向呈45°缓慢进针直至出现鲜红色回血；待血气针筒内达到预设血量；拔针，按压穿刺点至不出血为止；针尖斜面迅速刺入无菌胶塞中，检查血标本是否有气泡，更换安全针座帽，双手搓动采血器防止血凝 口述：采血培养标本前，检查血培养瓶有无裂缝，培养基是否足够，有无浑浊、变性 **血培养标本采集** 协助患者取合适的体位，充分暴露穿刺部位（首选肘部静脉）；选择静脉，垫小枕，扎止血带，消毒穿刺部位皮肤2次，直径5 cm，待干；消毒穿刺者手部，如需用手固定血管，应戴无菌手套；75%酒精消毒血培养瓶口	现在给您抽血，您准备好了吗？请先将胳膊伸出来，不要随意活动，一会儿抽血的时候会稍有疼痛，我会尽量轻些，请您不要紧张，配合我好吗？ 口述：根据检查目的不同将血液标本置于不同容器内，如多管采血，采血顺序为血培养、蓝、黑、黄、绿、紫、灰 口述：采集动脉血标本时，需加压止血5～10分钟，直至不出血为止；抽血后血气标本立即送检 口述：采集培养标本前，检查血培养瓶有无裂缝，培养基是否足够，有无浑浊、变质 您好，您这样顺着血管按压至不出血为止	1. 消毒范围 2. 采血试管顺序 3. 隔绝空气 4. 固定穿刺点 5. 加压止血时间	1. 消毒范围>5 cm×5 cm 2. 抽血时，血液沿采血管壁缓慢注入试管，避免震荡 3. 采血试管顺序正确 4. 保护患者隐私 5. 患者体位合理 6. 动作敏捷 7. 未混入空气 8. 避免因进食而影响检验结果	1. 无菌操作观念 2. 人文关怀理念 3. 技术熟练程度 4. 动作的准确性

（续表）

项目		步　骤	沟　通	操作要点	评分要点	考　点
流　　　　　　程	尿标本采集法	2次；再次核对，绷紧皮肤呈15～30°缓慢进针，穿刺见回血再进针少许，将血培养瓶与真空采血针末端相连，按要求采足量血标本（成人9～10 ml，儿童2～5 ml）；拔针，按压穿刺点至不出血为止；分离采血针与血培养瓶，妥善放置标本，轻轻摇匀标本防止血凝	避免异物混入标本（经血、白带、精液、粪便）			1. 动作准确性 2. 保护隐私意识 3. 沟通能力
		尿常规标本采集 1. 自理的患者：嘱其清洗外阴后留取尿杯1/3～1/2量的晨尿，将尿杯内尿液倒至尿试管内，拧紧试管盖 2. 行动不便的患者：护士戴手套，协助患者清洗外阴后，在床上使用便器或尿壶，收集尿液于尿试管内 3. 留置导尿管患者：清洁尿袋出口，待其干燥后打开出口收集尿液				
		12 h/24 h尿标本采集　嘱患者清晨7时排空膀胱弃去尿液，开始留尿直至次日清晨7时（若留取12小时尿标本，从晚上7时至次日清晨7时），将全部尿液收集于盛有防腐剂的集尿瓶内，记录总量，并用尿试管留取标本；将集尿瓶放置在阴凉处，注明起止时间			1. 容器瓶上应注明起止时间 2. 根据检验要求加入防腐剂	
		尿培养标本采集 1. 自理患者：嘱其排尿，弃去前段尿，接取中段尿10 ml于无菌标本瓶内，盖好瓶盖 2. 行动不便的患者：护士戴手套，协助患者清洗外阴后，消毒尿道口，在床上使用便器或尿壶，收集中段尿液于无菌尿试管内 3. 留置导尿管患者：护士戴手套，协助患者取半卧位或仰卧位，臀下放便盆，分离导尿管与集尿袋接口，消毒导尿管口，收集中段尿液于无菌尿试管内	打开无菌尿标本瓶盖，不可接触边缘及内侧面		留标本方法正确	
		便标本采集法　嘱患者先排空膀胱，以免大小便混合影响检验结果；能自行去卫生间排便的患者，指导其在马桶前放置卫生纸，排便时身体往前坐，以免粪便滑入水中；需要使用便器的患者，协助其放置便器；排便结束后协助患者清洁，用棉签或便匙取黏液、脓血或颜色异常部位约5 g（蚕豆大小），置于便盒内	屏风遮挡	给患者留足够时间排便		1. 动作准确性 2. 保护隐私意识 3. 沟通能力 4. 防护意识
	痰标本采集法	**痰常规标本采集** 1. 可自行留取痰液的患者：嘱患者晨起未进食前漱口，指导患者深呼吸后用力咳出气管深处的痰液于标本容器内，盖好盒盖 2. 无力咳痰的患者：协助患者取舒适卧位，进行叩背后指导患者咳嗽留痰，盖好盒盖 3. 无法咳痰或不合作者：按照吸痰法流程，在吸痰管外接50 ml注射器抽吸2～5 ml痰液于集痰器内，盖好盒盖	指导患者有效咳痰，痰液中勿混入唾液、漱口水、鼻涕等；不可在裸露的皮肤、肋骨上下、脊柱、乳房等部位叩击	检查痰量、痰液性状	1. 指导患者有效咳痰 2. 遵循叩背原则 3. 收集完痰液，及时盖好盒盖，避免污染	1. 动作准确性 2. 技术熟练度 3. 沟通能力
		24 h痰标本采集　嘱患者清晨7时漱口后，开始留痰直至次日清晨7时，将全部痰液吐入集痰器内，记录总量，注明留痰起止时间				
		痰培养标本采集　嘱患者晨起未进食前用漱口液漱口，再用清水漱口，指导患者深吸气后用力咳出气管深处的痰液于无菌培养盒内，盖好盒盖；昏迷患者按照吸痰法流程，在吸痰管外接50 ml注射器抽吸2～5 ml痰液于无菌培养盒内，盖好盒盖				

（续表）

项目	步　骤	沟　通	操作要点	评分要点	考　点
流 程	**咽拭子标本采集法**　协助患者用温开水漱口或不含抑菌剂的漱口液漱口；嘱患者张大口用手电筒仔细观察咽及扁桃体、腭弓；打开一次性使用采样器，手持无菌长棉签的另一侧部分，嘱患者张口发"啊"音，用棉签轻柔迅速地擦拭一侧腭弓、咽部、扁桃体，同法擦拭另一侧，擦拭完毕，将棉签前段插入试管内折断，塞紧试管口送检	棉签勿触及试管口及其他部位、避免标本被污染，影响检查结果，如咽拭子被污染应弃去	标本及时送检，如做病毒分离，应将标本保存在冰箱内冷藏	暴露咽喉部，必要时可使用压舌板	动作轻柔、敏捷
	核对指导　再次核对化验标本登记本、检验申请单、患者信息、标本种类和数量；无误后放于试管架上；关心安慰患者，告知注意事项，协助患者取舒适卧位	您好，标本采集完了，您可以喝水了，我会亲自将标本送到检验科，您的主治医生也会及时将结果告诉您的，请您不要担心，谢谢您的配合，祝您早日康复		核对患者及腕带信息（2个以上查对点）	
	整理用物　整理床单位，清理用物，分类处理，标本连同检验单及时送检	用物依据《消毒技术规范》和《医疗废物管理条例》做相应处理			
	洗手记录　脱去手套，洗手，化验标本登记本上打钩、记录时间、内容、签全名；如系危重患者，在危重护理记录单上按要求记录				
	操作结束	报告操作完毕			
评 价	**操作**　查对无误，操作规范熟练、安全有效，记录及时准确，无菌观念强				
	沟通　仪态大方，关爱患者，评估解释准确，治疗性沟通有效，健康宣教到位，满足患者需求				
	防护　安全防护意识强，无污染，无意外				
	时间　25分钟				

68 尸体料理技术

案 例

张××,男,89岁,脑出血抢救无效病故。护士小王为其进行尸体料理。

思维导图

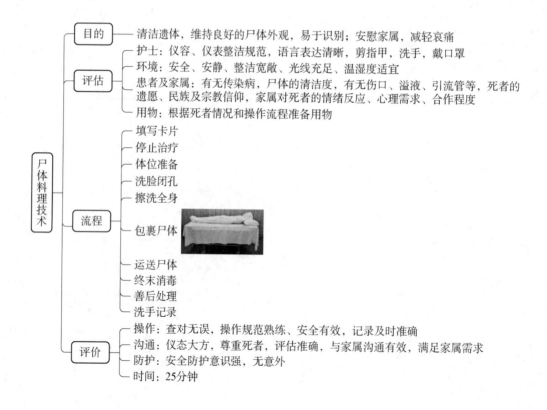

- 尸体料理技术
  - 目的 —— 清洁遗体,维持良好的尸体外观,易于识别;安慰家属,减轻哀痛
  - 评估
    - 护士:仪容、仪表整洁规范,语言表达清晰,剪指甲,洗手,戴口罩
    - 环境:安全、安静、整洁宽敞、光线充足、温湿度适宜
    - 患者及家属:有无传染病,尸体的清洁度,有无伤口、溢液、引流管等,死者的遗愿、民族及宗教信仰,家属对死者的情绪反应、心理需求、合作程度
    - 用物:根据死者情况和操作流程准备用物
  - 流程
    - 填写卡片
    - 停止治疗
    - 体位准备
    - 洗脸闭孔
    - 擦洗全身
    - 包裹尸体
    - 运送尸体
    - 终末消毒
    - 善后处理
    - 洗手记录
  - 评价
    - 操作:查对无误,操作规范熟练、安全有效,记录及时准确
    - 沟通:仪态大方,尊重死者,评估准确,与家属沟通有效,满足家属需求
    - 防护:安全防护意识强,无意外
    - 时间:25分钟

操作标准

项目	步 骤	沟 通	操作要点	评分要点	考 点
目的	清洁遗体,维持良好的尸体外观,易于识别;安慰家属,减轻哀痛	报告操作开始,护士自我介绍、报告操作项目名称			
评估	**护士** 仪容、仪表整洁规范,语言表达清晰,剪指甲,洗手,戴口罩	报告评估结果:护士着装整洁,已修剪指甲、洗手、戴口罩;环境整洁、明亮;患者家属知晓操作并愿意配合;操作用物已准备齐全	评估、检查用物	1. 规定时间内完成备物 2. 物品准备齐全 3. 物品放置合理 4. 符合护士仪表 5. 评估患者准确	1. 尊重尸体 2. 评估水平
	环境 安全、安静、整洁宽敞、光线充足、温湿度适宜				
	患者及家属 有无传染病,尸体的清洁度,有无伤口、溢液、引流管等,死者的遗愿、民族及宗教信仰,家属对死者的情绪反应、心理需求、合作程度				
	用物 1. 治疗车上层:治疗盘内置尸单、尸体衣裤、血管钳、未脱脂棉球、剪刀、填好的尸体识别卡 3 张、梳子、汽油或松节油、绷带、大单、擦洗用具(脸盆、毛巾、肥皂)、屏风,有伤口者备换药敷料、胶布、处置单,水壶内盛 47~50℃ 的温水,平车,必要时备隔离衣,手套 2. 治疗车下层:医用废物收集袋、生活废物收集袋				
流程	**填写卡片** 患者经抢救无效,医生做出死亡诊断后,护士以严肃、认真的态度,立即做好尸体料理;护士填写 3 张尸体识别卡				
	停止治疗 将担架车、用物推至床旁,核对、确认尸体;劝慰家属,暂离病房;若家属不在,应尽快通知家属来医院料理后事;用隔帘或屏风遮挡患者;撤去所有治疗用物(如监护仪、输液管、氧气管、导尿管等),检查身体,如有伤口应缝合	如家属不愿意离开也可留在病房			
	体位准备 洗手;将床放平,尸体仰卧,脱去衣裤放于治疗车下层;头下垫枕头;双臂放于身体两侧,用大单遮盖尸体	仰卧位防止面部淤血变色,防止胃内容物流出			1. 操作动作轻柔、敏捷 2. 沟通、语言表达能力 3. 态度严肃
	洗脸闭孔 用温热毛巾擦洗脸部,去除眼角、口周分泌物;协助闭合口、眼;若眼睑不能闭合者,可用毛巾湿敷或于上眼睑下垫少许棉花使上眼睑下垂闭合;嘴不能闭合者,轻揉下颌或用绷带托起下颌;有义齿者代为装上,避免脸型改变,使脸部稍显丰满;为死者梳理头发;用血管钳夹取棉花分别填塞口、鼻、耳、阴道、肛门等孔道	1. 闭合口、眼,维持尸体外观,符合习俗 2. 防止体液外漏,但棉花不能外露 3. 保护尸体清洁,无渗液,维持良好的尸体外观 4. 操作过程中要关注家属的具体反应以及做相应的处理	七孔填塞		
	擦洗全身 脸盆内倒温水,将毛巾包于手上,依次洗净近侧上肢、胸、腹至对侧擦洗上肢、后项、背部、臀及下肢、转回原侧擦洗另一侧下肢;有胶布痕迹者用汽油或松节油擦净,有伤口者更换敷料,如有引流管应拔出后缝合伤口,或用蝶形胶布封闭并做好包扎;穿好尸体衣裤;再次确认尸体,请家属亲友认尸体,系 1 张尸体识别卡系于死者右手腕部,撤去大单		确认尸体	尸体外观整洁	
	包裹尸体 将尸单斜放于平车上,移尸体于尸单上,先用尸单包裹尸体,在胸、腰及踝部用绷带固定,系第 2 张尸体识别卡于腰部,盖上大单,第 3 张尸体识别卡待放于尸体存放处			尸单要全部遮盖尸体	

（续表）

项目		步　骤	沟　通	操作要点	评分要点	考　点
流程	运送尸体	将尸体送至太平间,置于停尸屉内,将第 3 张尸体识别卡放于停尸屉外,避免认错尸体	用物依据《消毒技术规范》和《医疗废物管理条例》做相应处理			
	终末消毒	将平车推回,取回大单,连同死者被服一并清洗、消毒;处理床单位和用物,严格执行消毒隔离制度;非传染病患者按一般出院患者方法处理,传染病患者按传染病患者终末消毒方法处理			垃圾分类明确	
	善后处理	清点遗物交给家属;若家属不在时,应由 2 人共同清点,将贵重物品列出清单,妥善保存				
	洗手记录	洗手,在体温单上填写死亡时间,注销一切治疗,按出院手续办理结账,签名		记录内容	记录正确	
评价	操作	查对无误,操作规范熟练、安全有效,记录及时准确				
	沟通	仪态大方,尊重死者,评估准确,与家属沟通有效,满足家属需求				
	防护	安全防护意识强、无意外				
	时间	25 分钟				

第三篇

常用临床护理技术

69　标准化血糖监测

• 学习目标 •

1. 素质目标：培养护士的慎独精神和认真、细心的工作态度。
2. 能力目标：能够正确使用血糖仪与安装血糖试纸。
3. 知识目标：掌握血糖监测的目的和血糖的正常值。
4. 思政目标：树立生命至上、人文关怀理念。

案　例

张××，男，诊断为 2 型糖尿病，遵医嘱给予每日监测 7 次血糖（三餐前＋三餐后＋睡前）。现患者需进食午餐，护士小李给予患者监测午餐前血糖。

思维导图

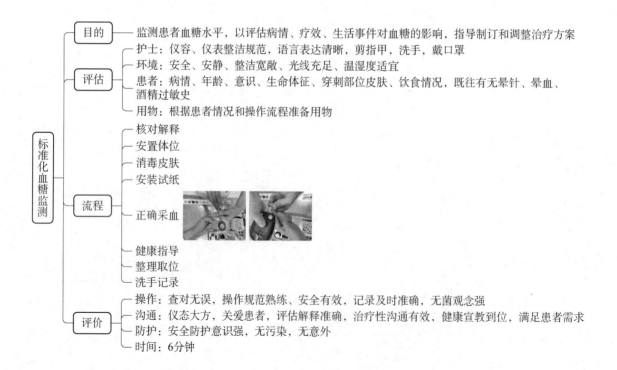

标准化血糖监测

- 目的————监测患者血糖水平，以评估病情、疗效、生活事件对血糖的影响，指导制订和调整治疗方案
- 评估
  - 护士：仪容、仪表整洁规范，语言表达清晰，剪指甲，洗手，戴口罩
  - 环境：安全、安静、整洁宽敞、光线充足、温湿度适宜
  - 患者：病情、年龄、意识、生命体征、穿刺部位皮肤、饮食情况，既往有无晕针、晕血、酒精过敏史
  - 用物：根据患者情况和操作流程准备用物
- 流程
  - 核对解释
  - 安置体位
  - 消毒皮肤
  - 安装试纸
  - 正确采血
  - 健康指导
  - 整理取位
  - 洗手记录
- 评价
  - 操作：查对无误，操作规范熟练、安全有效，记录及时准确，无菌观念强
  - 沟通：仪态大方，关爱患者，评估解释准确，治疗性沟通有效，健康宣教到位，满足患者需求
  - 防护：安全防护意识强，无污染，无意外
  - 时间：6分钟

操作标准

项目	步 骤	沟 通	操作要点	评分要点	考 点
目的	监测患者血糖水平,以评估病情、疗效、生活事件对血糖的影响,指导制订和调整治疗方案	报告操作开始,护士自我介绍、报告操作项目名称			
评估	**护士** 仪容、仪表整洁规范,语言表达清晰,剪指甲,洗手,戴口罩	报告评估结果:护士着装整洁、已修剪指甲、洗手、戴口罩;环境整洁、明亮;患者已了解操作目的并愿意配合;用物准备齐全,血糖仪型号与试纸型号一致	1. 按规定着装、戴口罩 2. 用物准备	清洁测试部位皮肤 血糖仪、试纸型号一致	用物准备
评估	**环境** 安全、安静、整洁宽敞、光线充足、温湿度适宜				
评估	**患者** 病情、年龄、意识、生命体征、穿刺部位皮肤、饮食情况,既往有无晕针、晕血、酒精过敏史				
评估	**用物** 1. 治疗车上层:治疗单、基础治疗盘(内放75%酒精、棉签)、血糖仪、试纸、采血针、笔、记录单、速干手消毒剂 2. 治疗车下层:医用废物收集袋、生活废物收集袋、锐器盒				
流程	**核对解释** 携用物至床旁,查对患者及腕带信息(2个以上核对点),告知患者,取得合作	沟通并解释操作目的	核对	查对患者及腕带信息(2个以上核对点)	严格查对
流程	**安置体位** 询问患者饮食情况;选择合适的针刺部位,针刺部位应选在手指两侧,避开指尖、指腹及甲沟处协助患者取合适体位	询问患者是否准备好餐食,询问患者选择哪个手指并选择合适的针刺部位		护患沟通	1. 操作的熟练程度 2. 动作的准确性 3. 工作的条理性 4. 院内感染的预防 5. 无菌观念 6. 应变能力
流程	**消毒皮肤** 用75%酒精有效消毒针刺部位2次,待干;准备棉签于易取之处		消毒采血部位	使用酒精消毒,并待干	
流程	**安装试纸** 正确取拿试纸,严禁触摸吸血区;正确安装试纸;自动开机、出现滴血信号,备好采血针		安装试纸	取用试纸方式正确	
流程	**正确采血** 再次核对患者信息;一手轻扶采血部位,一手持采血器紧贴针刺部位,快速刺破皮肤;将第一滴血弃去;将试纸与皮肤呈45°角,进行血液吸附;吸附足量血液直至听到"嘀"声;平放血糖仪,等待5~10秒显示数值;用干棉签按压穿刺处至不出血;血糖数值结果显示后弃去试纸条,仪器自动关机		核对患者 采血 读取结果	核对方法正确 正确吸附血液 仪器放平后方可读取数据	
流程	**健康指导** 询问患者感受;再次核对治疗单、患者及腕带信息(2个以上查对点);告知患者及家属本次血糖测试结果以及监测血糖的意义;血糖过高或者过低时,及时报告医生处理	告知患者监测的血糖数值与患者沟通,并做好解释	核对患者 告知意义	体现人文关怀	护士的沟通能力
流程	**整理取位** 整理床单位,清理操作用物,根据病情协助患者取合适体位	用物依据《消毒技术规范》和《医疗废物管理条例》做相应处理	整理用物	采血针放于锐器盒中	
流程	**洗手记录** 在治疗单上打钩,记录时间,签全名;在记录单上记录测量时间,血糖数值,签全名;如系危重患者,在危重护理记录单上按要求记录		洗手、记录	1. 洗手方法正确 2. 记录内容准确	洗手方法、揉搓时间正确
流程	操作结束	报告操作完毕			

（续表）

项目	步　骤	沟　通	操作要点	评分要点	考　点
评价	**操作**　查对无误,操作规范熟练、安全有效,记录及时准确,无菌观念强				
	沟通　仪态大方,关爱患者,评估解释准确,治疗性沟通有效,健康宣教到位,满足患者需求				
	防护　安全防护意识强、无污染、无意外				
	时间　6分钟				

70 糖尿病足护理

案 例

张××,男,60岁。患者血糖升高17年,未规律治疗,间断出现双足麻木伴有袜套感2年,1周前右足不慎踩铁钉破溃、周围红肿热伴脓性分泌物入院。

思维导图

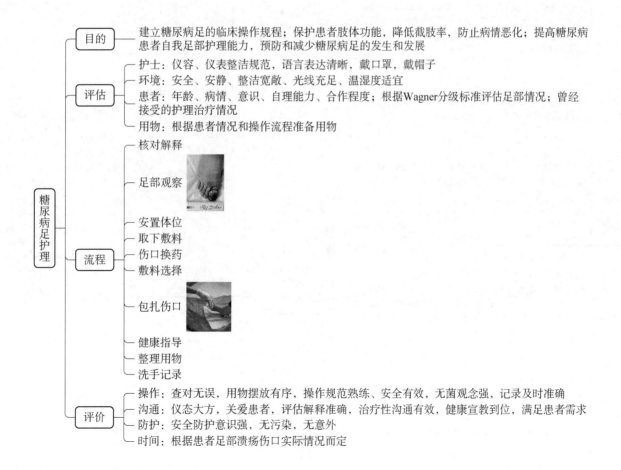

糖尿病足护理

目的: 建立糖尿病足的临床操作规程;保护患者肢体功能,降低截肢率,防止病情恶化;提高糖尿病患者自我足部护理能力,预防和减少糖尿病足的发生和发展

评估:
护士:仪容、仪表整洁规范,语言表达清晰,戴口罩,戴帽子
环境:安全、安静、整洁宽敞、光线充足、温湿度适宜
患者:年龄、病情、意识、自理能力、合作程度;根据Wagner分级标准评估足部情况;曾经接受的护理治疗情况
用物:根据患者情况和操作流程准备用物

流程:
核对解释
足部观察
安置体位
取下敷料
伤口换药
敷料选择
包扎伤口
健康指导
整理用物
洗手记录

评价:
操作:查对无误,用物摆放有序,操作规范熟练、安全有效,无菌观念强,记录及时准确
沟通:仪态大方,关爱患者,评估解释准确,治疗性沟通有效,健康宣教到位,满足患者需求
防护:安全防护意识强,无污染,无意外
时间:根据患者足部溃疡伤口实际情况而定

操作标准

项目	步骤	沟通	操作要点	评分要点	考点
目的	建立糖尿病足的临床操作规程,确保诊疗行为的规范性和可行性;保护患者肢体功能,降低截肢率,防止病情恶化;提高糖尿病患者自我足部护理能力,预防和减少糖尿病足的发生和发展	报告操作开始,护士自我介绍、报告操作项目名称			
评估	**护士** 仪容、仪表整洁规范,语言表达清晰,戴口罩、戴帽子 **环境** 安全、安静、整洁宽敞、光线充足、温湿度适宜 **患者** 年龄、病情、意识、自理能力、合作程度;根据Wagner分级标准评估患者的足部情况;曾经接受的护理治疗情况 **用物** 换药包(内有治疗碗1个、弯盘1个、无齿镊1把、无菌纱布5块、棉球10个)、酒精棉球、持物钳、生理盐水、双氧水、医用手套2副、灭菌剪刀2把、一次性治疗巾1块	报告评估结果:护士着装整洁,已修剪指甲、洗手、戴口罩;环境整洁、明亮;患者已了解操作目的并愿意配合;用物准备齐全	1. 按规定着装、戴口罩 2. 用物准备 3. 足部评估 4. 无菌物品的检查	1. 物品摆放合理 2. 用物准备齐全 3. 评估患者准确	1. 评估能力 2. 工作条理性 3. 无菌观念
流程	**核对解释** 携用物至床旁,核对,向患者和家属解释操作目的和方法,取得合作,调整床高度以适应操作,适当屏风遮挡	沟通并解释操作目的	核对	查对患者及腕带信息(2个以上核对点)	1. 核对、沟通、是否遮挡 2. 评估患者后取合适体位 3. 换药流程的条理性 4. 操作技术熟练程度 5. 敷料选择的合理性 6. 个人防护意识
	足部观察 观察足部有无畸形、肌肉萎缩、有无胼胝、水泡、足部有无水肿现象;观察皮肤颜色、温度、足背动脉搏动情况;观察伤口的部位、大小(长、宽、深)、组织形态、渗出液、颜色、感觉情况及伤口周围皮肤或组织状况	尽量做到每一步操作的沟通、解释工作;使患者和家属了解操作方法和目的,以取得更好的配合	患者足部外形的整体评估及伤口的观察、测量;并做好伤口动态变化的记录		
	安置体位 协助患者取舒适卧位,暴露换药部位,患肢下垫治疗巾		根据伤口位置协助取合适体位		
	取下敷料 依次取下伤口敷料,若敷料粘在伤口上,用生理盐水浸湿软化后缓慢取下		勿强行撕下外敷料,增加皮损面积	换药过程中,密切观察病情,出现异常情况及时报告医生	
	伤口换药 用酒精棉球消毒伤口外周,用生理盐水清洁伤口,若脓性分泌物过多,可做分泌物培养及药敏送检,然后再用双氧水清洗伤口。若脓肿形成,中心有波动感应及时切开引流,放置引流条,逐步去除异物、坏死组织等	1. 伤口清理一般选用生理盐水或碘伏消毒剂。严禁使用硬膏、鸡眼膏或有腐蚀性药物接触伤口。 2. 如有多处伤口需要换药,应先换清洁伤口,后换感染伤口;清洁伤口换药时,应从伤口中间向外消毒;感染伤口换药时,应从伤口外向中间消毒	根据患者伤口创面大小,采取蚕食性清创		
	敷料选择 根据伤口类型选择合适的伤口敷料	了解各种敷料特性,合理选择敷料可以提升患者的生活质量和治疗效果,促进伤口愈合	敷料选择	敷料选择正确	

（续表）

项 目	步 骤	沟 通	操作要点	评分要点	考 点
流程	**包扎伤口** 伤口包扎松紧适宜,过松以免敷料脱落,过紧以免影响血液循环	观察足部血液循环情况,防止局部受压	观察足部血液循环情况	足部血液循环良好	
	健康指导 进行健康教育指导	1. 告知患者及家属糖尿病足伤口定期换药及敷料观察的重要性 2. 告知患者做好糖尿病的自我管理,教会患者采用多种方法减轻足部压力 3. 告知患者新发生皮肤溃疡面或敷料浸渍严重时勿自行处理,应及时就医 4. 告知下一次换药时间	根据伤口渗出情况,制订计划伤口换药频率	健康教育正确、指导全面	
	整理用物 整理床单元,清理操作用物	用物依据《消毒技术规范》和《医疗废物管理条例》做好相应处理	物品分类	垃圾分类处理	
	洗手记录 洗手,记录换药时间、伤口情况,签全名		七步洗手法	达到洗手效果	
	操作结束	报告操作完毕			
评价	**操作** 查对无误,用物摆放有序,操作规范熟练、安全有效,无菌观念强,记录及时准确				
	沟通 仪态大方,关爱患者,评估解释准确,治疗性沟通有效,健康宣教到位,满足患者需求				
	防护 安全防护意识强、无污染、无意外				
	时间 根据患者足部溃疡伤口实际情况而定				

71 胰岛素泵护理

案 例

张××,女,40岁,主因"多饮、多尿1年,伴体重减轻3月余"入院。入院后测即刻血糖为17.3 mmol/L,护士小王遵医嘱给予胰岛素泵强化治疗,基础量12 IU,负荷量4-4-4 IU。

思维导图

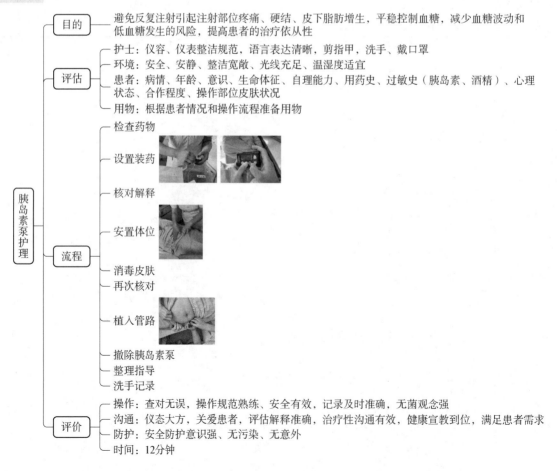

```
                ┌─ 目的 ── 避免反复注射引起注射部位疼痛、硬结、皮下脂肪增生,平稳控制血糖,减少血糖波动和
                │          低血糖发生的风险,提高患者的治疗依从性
                │          ┌ 护士:仪容、仪表整洁规范,语言表达清晰,剪指甲、洗手、戴口罩
                ├─ 评估 ──┤ 环境:安全、安静、整洁宽敞、光线充足、温湿度适宜
                │          │ 患者:病情、年龄、意识、生命体征、自理能力、用药史、过敏史(胰岛素、酒精)、心理
                │          │      状态、合作程度、操作部位皮肤状况
                │          └ 用物:根据患者情况和操作流程准备用物
                │          ┌ 检查药物
  胰                        │
  岛                        ├ 设置装药
  素                        │
  泵 ─┤                     ├ 核对解释
  护                        │
  理                        ├ 安置体位
                ├─ 流程 ──┤
                │          ├ 消毒皮肤
                │          ├ 再次核对
                │          │
                │          ├ 植入管路
                │          │
                │          ├ 撤除胰岛素泵
                │          ├ 整理指导
                │          └ 洗手记录
                │          ┌ 操作:查对无误,操作规范熟练、安全有效,记录及时准确,无菌观念强
                └─ 评价 ──┤ 沟通:仪态大方,关爱患者,评估解释准确,治疗性沟通有效,健康宣教到位,满足患者需求
                           │ 防护:安全防护意识强、无污染、无意外
                           └ 时间:12分钟
```

操作标准

项目	步 骤	沟 通	操作要点	评分要点	考 点
目的	避免反复注射引起注射部位疼痛、硬结、皮下脂肪增生出现,同时达到平稳控制血糖,减少血糖波动和低血糖发生的风险,利于提高患者的治疗依从性	报告操作开始,护士自我介绍、报告操作项目名称			
评估	**护士** 仪容、仪表整洁规范,语言表达清晰,剪指甲,洗手,戴口罩				
	环境 安全、安静、整洁宽敞、光线充足、温湿度适宜				
	患者 病情、年龄、意识、生命体征、自理能力、用药史、过敏史(胰岛素、酒精)、心理状态、合作程度、操作部位皮肤状况	报告评估结果:护士着装整洁,已修剪指甲、洗手、戴口罩;环境整洁、明亮;患者已了解操作目的并愿意配合;用物准备齐全,胰岛素泵性能良好	评估、检查用物	用物准备齐全	1. 用物准备 2. 评估是否全面
	用物 1. 治疗车上层:治疗单、胰岛素泵(MMT-712)、胰岛素输注装置(内有储药器、输注管路)、基础治疗盘(内有75%酒精、棉签、透明贴膜)、胰岛素基础率分布表、速干手消毒剂 2. 治疗车下层:医用废物收集袋、生活废物收集袋、锐器盒 3. 必要时备:屏风				
流程	**检查药物** 在治疗室2人核对医嘱、患者信息、药名、剂量及有效期,检查药液性状、瓶身有无破损,双签字	2人共同核对药液,报告药液准备结果	双人核对,并签字	核对是否全面	考核查对制度
	设置装药 根据医嘱,参照胰岛素基础率分布表设置基础率:按"ACT"键→选择"基础率"→选择"设定/编辑基础率"→按"ACT"键,开始根据基础率表进行设置;马达复位:按"ACT"键→选择"充盈"→按"ACT"键→选择"马达复位"→复位完成→按"ACT"键确认;用正确方法抽吸胰岛素于储药器内;连接输注管路;将储药器安装于胰岛素泵卡槽内,长按"ACT"键充盈排气,针尖有一滴胰岛素溢出即可;排气后将胰岛素泵置于治疗盘内备用	胰岛素泵性能良好,电量充足,日期、时间与当前相符	基础率设置	1. 基础率设置准确 2. 设置操作熟练 3. 抽取药液规范 4. 充盈到位,管路内无气泡	1. 仪器操作熟练度 2. 无菌意识
	核对解释 携用物至床旁,查对患者及腕带信息(2个以上核对点),自我介绍并解释操作目的,取得配合	沟通并解释操作目的及佩戴胰岛素泵的注意事项	核对、沟通	胰岛素泵治疗目的及注意事项告知是否全面	胰岛素泵治疗目的及注意事项的掌握程度
	安置体位 协助患者取平卧位,暴露操作部位皮肤	使用屏风或隔帘遮挡			人文关怀
	消毒皮肤 用75%酒精消毒皮肤2次,消毒范围>8cm×8cm,待干			消毒以穿刺点为中心,螺旋形无缝隙消毒2次	无菌操作意识及消毒规范
	再次核对 核对患者信息、药物、胰岛素泵基础率			核对方法正确	查对制度执行
	植入管路 1. 将胰岛素泵穿刺针安装于助针器上,撕下穿刺针胶贴纸和护针套丢弃于医用废物收集袋内;一手拇指和示指绷紧注射部位皮肤;另一手持助针器,将助针器垂直放于穿刺部位皮肤处,按压助针器按钮将针头快速垂直刺入皮下;退出助针器,固定针头,用透明贴膜2次固定穿刺部位;妥善固定管路,注明置入日期、时间,签全名;确认工作正常,妥善放置于腰带处;整理床单位,协助患者整理衣物并取合适体位;再次核对治疗单、患者及腕带信息(2个以上查对点)	1. 与患者沟通,减少紧张情绪,询问患者需求 2. 根据医嘱告知患者进餐前是否注射,及注射后进餐时间 3. 告知佩戴注意事项	避免污染针头,避免污染无菌区域	1. 未跨越无菌区 2. 指导有效 3. 记录准确、全面	1. 垃圾分类 2. 无菌观念 3. 沟通能力 4. 人文关怀 5. 查对制度 6. 药物知识 7. 健康指导能力

项 目	步　骤	沟　通	操作要点	评分要点	考　点
流程	2. 口述：根据医嘱告知患者进餐前是否注射胰岛素；再次告知注意事项，进行健康指导；洗手并记录				
	撤除胰岛素泵　血糖控制平稳，治疗结束，遵医嘱撤泵；正确方法去除透明贴膜，拔除针头，用棉签按压穿刺部位至无渗液	操作时与患者沟通	去除敷贴	去除敷贴方法正确	去除敷贴方法
	整理指导　整理床单位，清理操作用物，根据病情协助患者取合适体位；告知撤泵后，穿刺部位皮肤护理的注意事项；将仪器带回，清洁备用	用物依据《消毒技术规范》和《医疗废物管理条例》做相应处理	整理用物	告知到位	沟通能力
	洗手记录　洗手，记录停止撤泵时间及患者信息		记录	记录内容准确全面	记录
	操作结束	报告操作完毕			
评价	**操作**　查对无误，操作规范熟练、安全有效，记录及时准确，无菌观念强				
	沟通　仪态大方，关爱患者，评估解释准确，治疗性沟通有效，健康宣教到位，满足患者需求				
	防护　安全防护意识强、无污染、无意外				
	时间　12分钟				

72 备皮法

1. 素质目标:培养保护患者隐私的意识和轻柔操作的基本素质。
2. 能力目标:具备随机应变及操作安全有效的能力。
3. 知识目标:掌握符合手术要求的备皮范围,以及备皮后出现划痕等异常情况的处理。
4. 思政目标:树立生命至上、人文关怀理念和爱伤观念。

案 例

张××,女,35岁,入院诊断:右侧乳腺癌。患者定于今日 10:00 在全身麻醉下行"右乳癌改良根治术",护士小王遵医嘱给予备皮。

思维导图

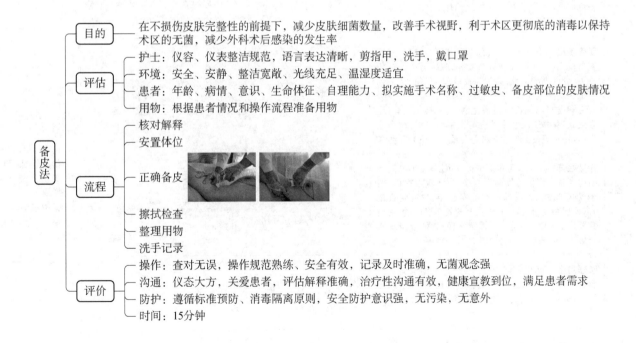

目的——在不损伤皮肤完整性的前提下,减少皮肤细菌数量,改善手术视野,利于术区更彻底的消毒以保持术区的无菌,减少外科术后感染的发生率

评估
- 护士:仪容、仪表整洁规范,语言表达清晰,剪指甲,洗手,戴口罩
- 环境:安全、安静、整洁宽敞、光线充足、温湿度适宜
- 患者:年龄、病情、意识、生命体征、自理能力、拟实施手术名称、过敏史、备皮部位的皮肤情况
- 用物:根据患者情况和操作流程准备用物

备皮法

流程
- 核对解释
- 安置体位
- 正确备皮
- 擦拭检查
- 整理用物
- 洗手记录

评价
- 操作:查对无误,操作规范熟练、安全有效,记录及时准确,无菌观念强
- 沟通:仪态大方,关爱患者,评估解释准确,治疗性沟通有效,健康宣教到位,满足患者需求
- 防护:遵循标准预防、消毒隔离原则,安全防护意识强,无污染,无意外
- 时间:15分钟

操作标准

项目	步 骤	沟 通	操作要点	评分要点	考 点
目的	在不损伤皮肤完整性的前提下,减少皮肤细菌数量,改善手术视野,利于术区更彻底地消毒以保持术区的无菌,减少外科术后感染的发生率	报告操作开始,护士自我介绍、报告操作项目名称			
评估	**护士** 仪容、仪表整洁规范,语言表达清晰,剪指甲,洗手,戴口罩	报告评估结果:护士着装整洁,已修剪指甲、洗手、戴口罩;环境整洁、明亮;患者知晓操作并愿意配合;操作用物已准备齐全	评估、检查用物	1. 规定时间内完成备物 2. 物品准备齐全,在有效期内 3. 物品放置合理 4. 符合护士仪表	1. 严格查对 2. 评估水平
	环境 安全、安静、整洁宽敞、光线充足、温湿度适宜				
	患者 年龄、病情、意识、生命体征、自理能力、拟实施手术名称、过敏史、备皮部位的皮肤情况				
	用物 1. 治疗车上层:治疗单、医用备皮包、手电筒、弯盘、速干手消毒剂 2. 治疗车下层:医用废物收集袋、生活废物收集袋、锐器盒 3. 床单元备:毛巾、脸盆、温水、清洁衣服 4. 必要时备:汽油、棉签				
流程	**核对解释** 携用物至床旁,查对患者及腕带信息(2个以上查对点),沟通、告知操作目的和方法,指导患者配合,告知患者及时反映自己的感觉及不适		核对床头卡,床号、姓名、诊断及手术名称,确认患者	沟通是否良好,内容是否完善	1. 动作准确性 2. 技术熟练度 3. 符合手术备皮范围 4. 皮肤无破损 5. 保护患者隐私
	安置体位 关闭门窗、遮挡屏风;检查并打开备皮包备用;协助患者取合适体位;协助患者脱衣,暴露备皮部位,注意保暖;垫一次性治疗巾;将弯盘放于治疗巾上,戴一次性 PE 手套		1. 检查备皮包 2. 保护患者隐私	检查备皮包有效期及包装有无破损	
	正确备皮 用滑石粉海绵涂抹备皮区域;取出并检查备皮刀;一手持 1 块纱布紧绷皮肤,另一手持备皮刀,分区剃净毛发;刀架与皮肤呈 45° 角,从上到下依次剃净毛发,注意不要划伤皮肤,粗大毛发顺着毛囊方向,细小毛发逆着毛囊,防止划伤毛囊;注意皮肤皱褶处,四肢手术应剪去指(趾)甲;剃净毛发后,用紧绷皮肤的纱布将毛发及时清理至弯盘内	涂抹滑石粉顺序从上到下,由内到外,从前向后	1. 涂抹滑石粉顺序 2. 检查刀片	1. 检查刀片是否锐利 2. 剃除效果	
	擦拭检查 用温水毛巾擦拭备皮范围;用手电筒照射检查备皮部位毛发是否剃净,皮肤有无损伤;擦干皮肤;口述:备皮部位的毛发已经剃净,皮肤完好,无损伤;脐孔污垢和皮肤上的胶布痕迹,可用棉签蘸汽油清除,再用清水棉签洗净;其他部位皮肤有破损、感染时,需采取相应的换药措施	1. 注意勿弄湿衣服、床单、被褥 2. 观察全身及局部情况	出现划痕、过敏等异常情况应给予处理	皮肤无破损	
	整理用物 脱去手套,去除治疗巾;根据情况协助患者取合适体位,整理床单元,整理用物,指导局部保洁,嘱患者沐浴,更换清洁衣物;撤去屏风,开窗通风	用物依据《消毒技术规范》和《医疗废物管理条例》做相应处理	卧床患者床上擦浴,取舒适体位		
	洗手记录 再次核对治疗单,患者及腕带信息(2个以上检查点);洗手;在治疗单上打钩,记录时间、内容,签名(如系危重患者,在危重护理记录单上按要求记录)				
	操作结束	报告操作完毕			

（续表）

项目	步　骤	沟　通	操作要点	评分要点	考　点
评价	**操作** 查对无误,操作规范熟练、安全有效、记录及时准确,无菌观念强				
	沟通 仪态大方,关爱患者,评估解释准确,治疗性沟通有效,健康宣教到位,满足患者需求				
	防护 遵循标准预防、消毒隔离原则,安全防护意识强,无污染,无意外				
	时间 15 分钟				

73 胃肠减压术

· 学习目标 ·

1. 素质目标:培养护士安全防护意识及有效沟通的基本素质。
2. 能力目标:操作规范熟练,具备较强的应对能力和病情观察能力。
3. 知识目标:掌握胃肠减压的有效性和胃液的观察要点。
4. 思政目标:树立生命至上、人文关怀理念。

案 例

张××,男,41岁,入院确诊为"急性胰腺炎"。责任护士小李遵医嘱为患者进行胃肠减压术。

思维导图

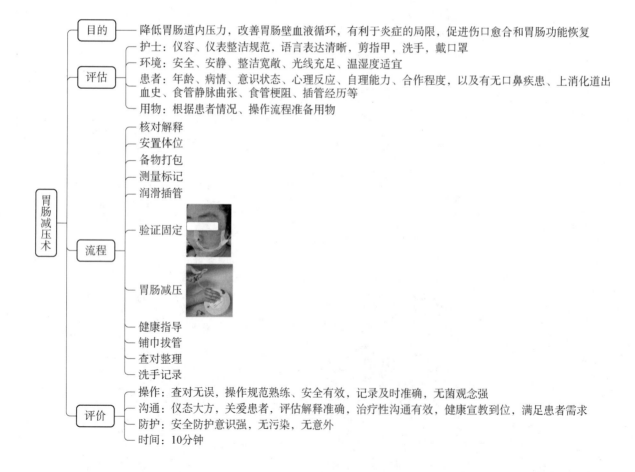

胃肠减压术

- 目的 —— 降低胃肠道内压力,改善胃肠壁血液循环,有利于炎症的局限,促进伤口愈合和胃肠功能恢复
- 评估
  - 护士: 仪容、仪表整洁规范,语言表达清晰,剪指甲,洗手,戴口罩
  - 环境: 安全、安静、整洁宽敞、光线充足、温湿度适宜
  - 患者: 年龄、病情、意识状态、心理反应、自理能力、合作程度,以及有无口鼻疾患、上消化道出血史、食管静脉曲张、食管梗阻、插管经历等
  - 用物: 根据患者情况、操作流程准备用物
- 流程
  - 核对解释
  - 安置体位
  - 备物打包
  - 测量标记
  - 润滑插管
  - 验证固定
  - 胃肠减压
  - 健康指导
  - 铺巾拔管
  - 查对整理
  - 洗手记录
- 评价
  - 操作: 查对无误,操作规范熟练、安全有效,记录及时准确,无菌观念强
  - 沟通: 仪态大方,关爱患者,评估解释准确,治疗性沟通有效,健康宣教到位,满足患者需求
  - 防护: 安全防护意识强,无污染,无意外
  - 时间: 10分钟

操作标准

项目	步骤	沟通	操作要点	评分要点	考点
目的	利用负压吸引原理,将胃肠道积聚的气体和液体吸出,以降低胃肠道内压力,改善胃肠壁血液循环,有利于炎症的局限,促进伤口愈合和胃肠功能恢复	报告操作开始,护士自我介绍、报告操作项目名称			
评估	**护士**　仪容、仪表整洁规范,语言表达清晰,剪指甲,洗手,戴口罩	报告评估结果:护士着装整洁,已修剪指甲、洗手、戴口罩;环境整洁、明亮、无异味;患者知晓操作并愿意配合,无口鼻疾患、近期无上消化道出血史、食管静脉曲张、食管梗阻炎症或出血;操作用物已准备齐全		1. 规定时间内完成备物 2. 物品准备齐全,在有效期内 3. 物品放置合理 4. 符合护士仪表	1. 严格查对 2. 评估水平
	环境　安全、安静、整洁宽敞、光线充足、温湿度适宜				
	患者　年龄、病情、意识状态、心理反应、自理能力、合作程度,以及有无口鼻疾患、上消化道出血史、食管静脉曲张、食管梗阻、插管经历等				
	用物 1. 治疗车上层:治疗盘内置治疗碗(盛生理盐水以纱布遮盖)、治疗巾、一次性胃管及胃减压器、胶布、听诊器、50 ml 注射器、夹子(皮圈)、无菌置管包1个(镊子、纱布2块、压舌板、石蜡油棉球)、处置单、速干手消毒剂、手套、胃管管路标识、弯盘 2. 治疗车下层:医用废物收集袋、生活废物收集袋				
流程	**核对解释**　携用物到床旁,查对,问好,解释目的及配合方法,告知操作过程中可能出现的不适,嘱患者及时反映自己的感觉及不适,取得合作		核对,确认患者		1. 动作准确性 2. 技术熟练度 3. 无菌观念 4. 爱伤观念 5. 留置胃管一次成功 6. 工作的条理性
	安置体位　协助患者取合适体位(可取坐位、半坐位、仰卧位或侧卧位),检查并用湿棉签清洁鼻孔,铺治疗巾于患者颌下及胸前		如有鼻腔疾患,应选择健侧		
	备物打包　备胶布2~3条,贴于易取之处;打开胃管包,将治疗巾围于颌下,并将弯盘置于口角旁,将餐巾纸放于便于取用处;戴手套;用空注射器注入胃管少量空气,检查胃管是否通畅	请您不要移动身体;随时用餐巾纸擦净面部以维持患者自尊	备物顺序	未污染被服和患者衣物	
	测量标记　测量自前额发际至剑突的距离,或自鼻尖经耳垂至剑突的距离,或参照胃管上刻度的距离,看明刻度并做标记	一般成人插入长度为45~55 cm			
	润滑插管　用石蜡油棉球润滑胃管的前端,用血管钳或调节夹夹闭胃管末端;左手持纱布托住胃管,右手持镊子夹住胃管前端,沿选定侧鼻孔先稍向上平行,再向后下缓缓插入,避免刺激咽后壁而引起恶心;插入至10~15 cm(咽喉部)时,嘱患者做吞咽动作,同时顺势将胃管轻轻插入;正确处理插管过程中可能出现的情况:插入不畅时可用手电筒和压舌板检查患者的咽部,了解胃管是否盘曲在口咽部;如果患者出现剧烈恶心、呕吐,可暂停插入,嘱其深呼吸或张口呼吸;如果患者出现咳嗽、呼吸困难或脸色发绀等现象,表明胃管误入气管,应立即停止插入并撤出胃管,休息片刻后重新插入;继续插入至预定长度,如遇阻力可将胃管抽回一小段,再小心插入	1. 润滑胃管减轻插管时的摩擦力 2. 现在要给您插胃管了,请做吞咽动作 3. 通过食管3个狭窄处易遇阻力:食管入口处,距切牙约15 cm;平气管分叉处,距切牙约25 cm;穿过膈肌的食管裂孔处,距切牙约40 cm	可通过呈现临床情景进行提问和处理,沟通或表述	1. 胃管有无污染 2. 护患沟通有效 3. 插管正确	

（续表）

项目	步骤	沟通	操作要点	评分要点	考点
流 程	**验证固定** 验证胃管是否在胃内；用注射器抽吸，见胃内容物；向胃管内注入 10 ml 空气，用听诊器在左上腹部听到气过水声；将胃管末端置于盛水治疗碗内，无气泡逸出，证实胃管在胃内后，用胶布将胃管固定在鼻翼及面颊部；反折胃管末端，或用夹子夹闭胃管末端	口述：也可采用"听气过水声法"或"观察胃管末端气泡法"	固定胃管	胃管固定牢固、美观	
	胃肠减压 打开一次性胃肠减压器外包装，关闭调节器，打开侧孔，将弹簧压下，驱除空气后关闭侧孔，检查减压器有无漏气；无漏气后将一次性胃肠减压器重新调节成负压状态并将其接头端与胃管末端连接，取下夹子；打开调节器，观察引流是否通畅，有无胃液流出及胃液的颜色、性状和量；发现引流不畅时应检查管道是否打折或扭曲；或用注射器抽取 20 ml 生理盐水冲洗胃管，观察有无堵塞；必要时调整胃管的长度；胃液引流通畅后，将胃肠减压器固定于妥善处	1. 根据一次性胃肠减压器的不同型号采用不同的方法进行检查 2. 负压吸力不可过强，以免堵塞管口和损伤胃黏膜			
	健康指导 协助患者取舒适卧位，盖好盖被；告知患者或家属注意事项，进行健康指导，洗手，记录引流量，再次查对，感谢患者或家属合作	记录 24 小时引流量	健康教育到位		
	铺巾拔管 遵医嘱停止胃肠减压时，给患者颌下铺治疗巾，戴一次性手套分离胃管与减压器，一手将胃管末端关闭，另一手用纱布包裹胃管近鼻孔处，嘱患者吸气并屏气，迅速将胃管拔出，脱去手套连同胃管一起投入医疗垃圾收集袋中，关闭胃肠减压器；清洁鼻腔及口鼻周围的污物，观察有无损伤	避免污染患者衣服和床单位	拔管手法	1. 拔管方法正确 2. 无污染	
	查对整理 根据病情协助患者取合适体位，必要时协助患者漱口或给予口腔护理；查对，感谢患者合作；整理用物，分类处理	用物依据《消毒技术规范》和《医疗废物管理条例》做相应处理			
	洗手记录 进行手部消毒；记录时间、内容（操作过程中患者的反应以及相应的处理过程，胃肠减压引流液的颜色、性状、量），签名				
	操作结束	报告操作完毕			
评 价	**操作** 查对无误，操作规范熟练、安全有效，记录及时准确，无菌观念强				
	沟通 仪态大方，关爱患者，评估解释准确，治疗性沟通有效，健康宣教到位，满足患者需求				
	防护 安全防护意识强，无污染，无意外				
	时间 10 分钟				

74 胸腔闭式引流的护理

• 学习目标 •

1. 素质目标:培养护士无菌观念,以及有效沟通、言行文明修养的基本素质。
2. 能力目标:操作规范熟练、管路连接正确,具备敏锐的观察能力。
3. 知识目标:掌握胸腔闭式引流的正确更换方法和胸腔引流管的固定法,了解胸腔闭式引流应急情况的处理方法。
4. 思政目标:培养"以患者为中心"的思想,在操作过程中秉承南丁格尔精神,注重人文关怀。

案 例

张××,45 岁,入院诊断"多发肋骨骨折、左侧血胸"。患者在局麻下行左侧胸腔闭式引流术,留置左侧胸腔排液管 1 根,护士小王遵医嘱更换胸腔闭式引流装置。

思维导图

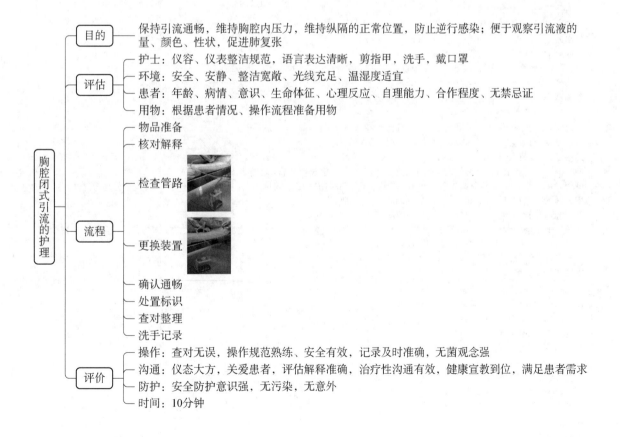

目的 —— 保持引流通畅,维持胸腔内压力,维持纵隔的正常位置,防止逆行感染;便于观察引流液的量、颜色、性状,促进肺复张

评估
- 护士:仪容、仪表整洁规范,语言表达清晰,剪指甲,洗手,戴口罩
- 环境:安全、安静、整洁宽敞、光线充足、温湿度适宜
- 患者:年龄、病情、意识、生命体征、心理反应、自理能力、合作程度、无禁忌证
- 用物:根据患者情况、操作流程准备用物

流程
- 物品准备
- 核对解释
- 检查管路
- 更换装置
- 确认通畅
- 处置标识
- 查对整理
- 洗手记录

评价
- 操作:查对无误,操作规范熟练、安全有效,记录及时准确,无菌观念强
- 沟通:仪态大方,关爱患者,评估解释准确,治疗性沟通有效,健康宣教到位,满足患者需求
- 防护:安全防护意识强,无污染,无意外
- 时间:10分钟

胸腔闭式引流的护理

操作标准

项目	步 骤	沟 通	操作要点	评分要点	考 点
目的	保持引流通畅,维持胸腔内压力,维持纵隔的正常位置,防止逆行感染;便于观察引流液的量、颜色、性状,促进肺复张	报告操作开始,护士自我介绍、报告操作项目名称			
评估	**护士** 仪容、仪表整洁规范,语言表达清晰,剪指甲,洗手,戴口罩	报告评估结果:护士着装整洁,已修剪指甲、洗手、戴口罩;环境整洁、明亮、无异味;患者知晓操作并愿意配合;操作用物已准备齐全,一次性胸腔闭式引流装置正常	评估、检查用物	1. 规定时间内完成备物 2. 物品准备齐全,在有效期内 3. 物品放置合理 4. 符合护士仪表 5. 在引流瓶水平线上注明日期和水量	1. 严格查对 2. 评估能力
	环境 安全、安静、整洁宽敞、光线充足、温湿度适宜				
	患者 年龄、病情、意识、生命体征、心理反应、自理能力、合作程度、无禁忌证				
	用物 1. 治疗车上层:治疗单、一次性胸腔闭式引流装置、一次性换药包(内有无菌手套、无菌治疗巾、无菌纱布数块、无菌镊两把、无菌治疗盘 2 个)、无菌碘伏棉球、生理盐水 500 ml、止血钳两把、胶布、管路标识、速干手消毒剂 2. 治疗车下层:医用废物收集袋、生活废物收集袋				
流程	**物品准备** 一次性胸腔闭式引流瓶内倒生理盐水 500 ml(长管没入水平面以下 3～4 cm 为宜);正确连接引流管并检查水封瓶大气端端口透气保护膜				1. 工作的条理性 2. 爱伤观念 3. 无菌观念
	核对解释 携用物到床旁,查对患者及腕带信息,问好,解释目的及配合方法,取得合作		核对	核对方法正确	
	检查管路 护士位于近胸腔引流管侧,协助患者取合适体位,充分暴露引流部位;查看胸腔引流管外露刻度,确认有无脱出移位;正确挤捏胸腔引流管,排出残余引流液,确认引流管通畅;指导患者深呼吸或咳嗽,观察水柱波动情况及引流液的色、量、性质;妥善放置胸腔引流管,取下透气保护膜				
	更换装置 洗手;检查并打开一次性换药包,铺无菌治疗巾与引流管连接部;用两把止血钳双向加闭引流管;无菌碘伏棉球置于无菌治疗盘内;戴无菌手套;取纱布分置两手,分离水封瓶与胸腔引流管连接处;连接管反插于胸腔闭式引流瓶体排气口,撤下的引流装置放于妥善处待处理;用无菌碘伏棉球消毒胸腔引流管内面及接口外侧 2 次,待干,并用无菌纱布保护;连接备好的一次性胸腔闭式引流装置与引流管;妥善固定胸腔引流管;胸腔闭式引流瓶应低于胸腔 60～100 cm;脱手套,洗手;标记水位线;胶布上缘与液面平齐,注明更换日期、时间,签全名;放置胸腔闭式引流瓶与安全处(打开底座支架或挂于床旁)	引流管长度适宜,翻身活动时防止受压、打折、扭曲、脱出	夹闭的位置不可低于断开处	各连接处均密封	
	确认通畅 松开止血钳,观察胸腔引流管内水柱上升情况,高出水面 8～10 cm;挤捏胸腔引流管或嘱患者咳嗽,观察水柱随患者呼吸波动 4～6 cm;确认胸腔引流管通畅、密闭、固定良好;撤治疗巾	在更换过程中应密切观察患者生命体征,呼吸状况,询问患者有无不适		密切观察患者反应,若水柱不动提示引流管不通	
	处置标识 一手持换下的引流瓶体,视线与液面平齐,准确读数并记录引流液的颜色、量、性质;更换后的胸腔闭式引流瓶,置于治疗车下层;贴管路标识与胸腔引流管末端处标明管路名称、置管时间,签名				

（续表）

项目	步　骤	沟　通	操作要点	评分要点	考　点
流程	**查对整理**　双人核对治疗单、患者及腕带信息；根据病情协助患者取半卧位，利于呼吸和引流；告知注意事项，进行健康指导；整理床单位，清理用物，分类处理	用物依据《消毒技术规范》和《医疗废物管理条例》做相应处理			
	洗手记录　进行手部消毒；记录时间、内容（引流液的量、颜色、性质，操作过程中患者的反应，以及相应的处理），签名				
	操作结束	报告操作完毕			
评价	**操作**　查对无误，操作规范熟练、安全有效，记录及时准确，无菌观念强				
	沟通　仪态大方，关爱患者，评估解释准确，治疗性沟通有效，健康宣教到位，满足患者需求				
	防护　安全防护意识强，无污染，无意外				
	时间　10 分钟				

75 肠造口护理及更换造口袋

案 例

张××,女,58 岁,入院诊断为"直肠癌"。患者行 Miles 术后 1 周,护士小王遵医嘱给予结肠造口护理及更换造口袋。

思维导图

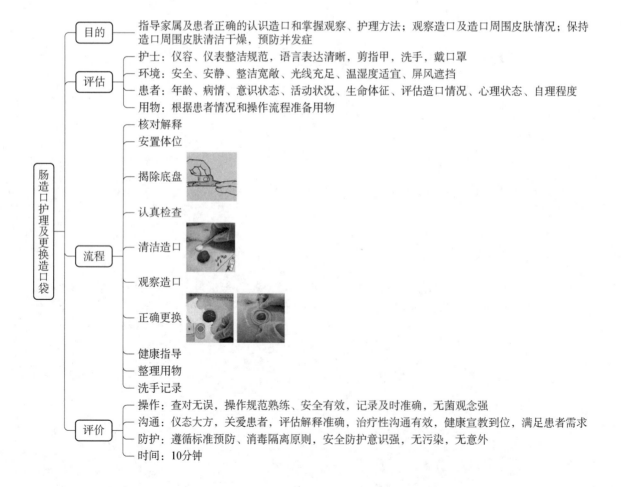

肠造口护理及更换造口袋

- **目的** 指导家属及患者正确的认识造口和掌握观察、护理方法;观察造口及造口周围皮肤情况;保持造口周围皮肤清洁干燥,预防并发症

- **评估**
  - 护士:仪容、仪表整洁规范,语言表达清晰,剪指甲,洗手,戴口罩
  - 环境:安全、安静、整洁宽敞、光线充足、温湿度适宜、屏风遮挡
  - 患者:年龄、病情、意识状态、活动状况、生命体征、评估造口情况、心理状态、自理程度
  - 用物:根据患者情况和操作流程准备用物

- **流程**
  - 核对解释
  - 安置体位
  - 揭除底盘
  - 认真检查
  - 清洁造口
  - 观察造口
  - 正确更换
  - 健康指导
  - 整理用物
  - 洗手记录

- **评价**
  - 操作:查对无误,操作规范熟练、安全有效,记录及时准确,无菌观念强
  - 沟通:仪态大方,关爱患者,评估解释准确,治疗性沟通有效,健康宣教到位,满足患者需求
  - 防护:遵循标准预防、消毒隔离原则,安全防护意识强,无污染,无意外
  - 时间:10分钟

操作标准

项目	步骤	沟通	操作要点	评分要点	考点
目的	1. 指导家属及患者正确的认识造口 2. 观察造口及造口周围皮肤情况 3. 保持造口周围皮肤清洁干燥,预防并发症 4. 指导家属及患者掌握造口观察及护理的方法	报告操作开始,护士自我介绍,报告操作项目名称			
评估	**护士** 仪容、仪表整洁规范,语言表达清晰,剪指甲,洗手,戴口罩 **环境** 安全、安静、整洁宽敞、光线充足、温湿度适宜、屏风遮挡 **患者** 年龄、病情、意识状态、活动状况、心肺功能、生命体征、用药史、过敏史等;评估患者的造口情况(评估造口的位置、类型、颜色、高度、形状、大小、黏膜皮肤缝合处、造口周围皮肤、袢氏造口支撑棒、排泄物),对人工肛门的认识、造口护理方法和知识掌握程度、沟通能力、心理状态和自理程度 **用物** 1. 治疗车上层:治疗盘、一次性治疗巾、弯剪、换药碗(碗内盛温开水及棉球)、湿纸巾、清洁纱布数块、造口底盘、造口袋、造口护肤粉、防漏膏(贴环)、弯盘、皮肤保护膜、手套、造口尺、造口固定腰带、棉签、纸巾、速干手消毒剂 2. 治疗车下层:医用废物收集袋、生活废物收集袋、锐器盒	报告评估结果:护士着装整洁,已修剪指甲,洗手、戴口罩;环境整洁、明亮;患者知晓操作并愿意配合;操作用物已准备齐全	评估、检查用物	1. 规定时间内完成备物 2. 物品准备齐全,在有效期内 3. 物品放置合理 4. 符合护士仪表	1. 严格查对 2. 评估水平
流程	**核对解释** 携用物至床旁,查对患者及腕带信息(2个以上查对点),沟通、告知操作目的和方法,指导患者配合,告知患者及时反映自己的感觉及不适		核对床头卡,床号、姓名、诊断及手术名称,确认患者	沟通是否良好,内容是否完善	
	安置体位 关闭门窗、遮挡屏风;协助患者取半坐卧位或坐位,暴露造口(根据病情取合适体位);铺一次性治疗巾;将弯盘放于治疗巾上,戴手套				1. 动作准确性 2. 技术熟练度 3. 检查项目(底盘、排泄物、造口、造口周围皮肤等)是否完整 4. 生活垃圾正确处理 5. 保护患者隐私 6. 爱伤观念
	揭除底盘 一手轻拉底盘揭除手柄,另一手轻压腹部皮肤,从上到下缓慢撕除底盘(底盘揭除疼痛者可用黏胶去除剂或生理盐水浸湿后揭除);观察揭除的底盘排泄物和造口处皮肤;如为两件式造口袋,先取下造口袋妥善放置,清洗后下次备用,再更换造口底盘,需每日更换	避免污染患者衣服和床单位	揭除底盘	1. 由上到下揭除底盘 2. 动作轻柔,注意保护皮肤,防止机械性损伤	
	认真检查 检查造口底盘黏胶:是否被腐蚀溶解,底盘黏胶变白1cm之后就建议更换底盘;是否有排泄物残留,正常的护理流程下底盘应该是清洁完整的;检查造口周围皮肤:是否有排泄物,是否发红,是否有溶解的黏胶;检查大便颜色、量及性状(与日常生活比较)				
	清洁造口 用生理盐水棉球清洁造口皮肤,用纱布蘸温水或湿纸巾清洁造口周围皮肤(顺序应从外向内),用清洁纱布蘸干造口周围皮肤		注意清洁方法		
	观察造口 观察造口及周围皮肤情况,如出现并发症给予对症处理;检查造口位置、类型、颜色、高度、形状;检查黏膜皮肤缝合处有无缝线松脱分离、出血、增生等异常情况;检查造口周围的皮肤情况:有无排泄物渗漏的痕迹,有无黏胶的残留,皮肤颜色是否改变(发红或破损);检查是否有支撑棒				

（续表）

项目	步 骤	沟 通	操作要点	评分要点	考 点
流 程	**正确更换** 1. 脱手套；使用造口测量尺测量造口大小（横径、直径、形状并做标记），裁剪底盘大于造口直径1～2 mm，并用手指摩擦裁剪环，保证其光滑；若造口周围皮肤发红，撒造口粉，用棉签涂抹均匀，待吸收，用纱布去除多余粉末；涂抹皮肤保护膜（由下向上涂，由内向外），待皮肤干燥；如果造口周围皮肤有凹陷，可使用防漏膏/条或防漏贴环，凸面底盘并佩戴造口腰带或造口胶带固定，必要时用蘸湿温水或生理盐水的棉签，进行塑形；撕去黏胶保护纸，由下到上粘贴造口袋； 2. 若两件式造口袋，造口袋与底盘紧扣，夹闭造口袋底端开口，妥善固定，轻压造口底盘内侧周围，再由内侧向外侧加压，使造口底盘能紧密粘贴在皮肤上；建议患者用手轻捂10～20分钟，用手温提高底盘黏合度，建议平卧30分钟再起身活动；在造口袋上注明更换日期	1. 用手捋顺内侧，防毛边刮伤皮肤 2. 使用造口粉，皮肤保护膜，防漏膏等护理用品 3. 若造口处有支撑棒，可先把造口底盘"一"字剪开1～2处对准造口，把支撑棒及肠管套入后再粘贴	1. 强调应待皮肤干燥时撒粉，以免涂粉不均 2. 注意由下到上粘贴底盘		
	健康指导 告知患者注意事项：更换造口袋时，应选择无便排出时或空腹，餐后2小时；造口袋1/3～1/2满时，宜排放造口袋内排泄物；造口底盘发白或卷边时或患者感觉有刺痛时，宜尽快更换；衣服以柔软、舒适、宽松为主，不使造口受压；均衡饮食，无须特殊忌口，多饮水和新鲜水果蔬菜，保持大便通畅；避免食用不易消化、产气较大、有刺激性的、可引起异味的食物；就餐时细嚼慢咽，尝试新品种的食物时应逐渐增加，以免引起腹泻等不适；回肠造口患者应避免一次性大量的进食或饮水，注意及时补充水分，防止脱水；高纤维和难消化食物（木耳、香菇等）注意烹调方式，以免难消化，导致肠造口堵塞引起腹胀、腹痛；口服药物后要注意观察药物是否从肠造口排出				
	整理用物 撤出治疗巾，弃于医疗垃圾收集袋内；根据情况协助患者取合适体位，整理床单元，整理用物，指导局部保暖，嘱患者沐浴，更换清洁衣物；撤去屏风，开窗通风	用物依据《消毒技术规范》和《医疗废物管理条例》做相应处理	已使用的造口袋属于生活垃圾，封口时采用鹅颈式封口法		
	洗手记录 再次核对治疗单，患者及腕带信息（2个以上检查点）；洗手；在治疗单上打钩，记录时间、内容，签名（如系危重患者，在危重护理记录单上按要求记录）；如有并发症，应详细记录并发症的名称、症状、处理过程及下次换药时间；造口记录单在换药后准确详细记录，包括患者相关信息				
	操作结束	报告操作完毕			
评 价	**操作** 查对无误，操作规范熟练、安全有效，记录及时准确，无菌观念强				
	沟通 仪态大方，关爱患者，评估解释准确，治疗性沟通有效，健康宣教到位，满足患者需求				
	防护 遵循标准预防、消毒隔离原则，安全防护意识强，无污染，无意外				
	时间 10分钟				

76 营养泵使用技术

· 学习目标 ·

1. 素质目标:充分认识合理使用营养泵的重要性,培养护士的决策能力及熟练操作的基本素质。
2. 能力目标:具备恰当沟通和规范操作的能力。
3. 知识目标:掌握营养泵的使用目的与方法,掌握确认胃管在胃内的方法、鼻饲的温度及鼻饲体位。
4. 思政目标:具有严谨求实的工作态度和爱伤观念,确保患者安全。

案 例

张××,女,30岁,自由职业。主因"右侧肢体活动不便伴进食呛咳"入院,入院诊断:脑梗死。患者严格控制进食速度,遵医嘱需执行营养泵进食。

思维导图

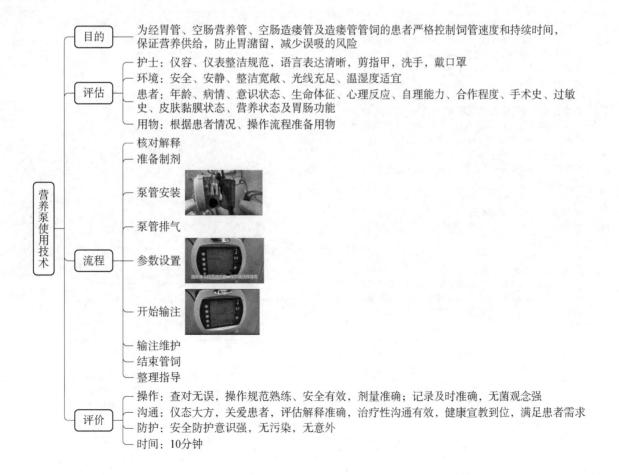

营养泵使用技术

目的　为经胃管、空肠营养管、空肠造瘘管及造瘘管管饲的患者严格控制饲管速度和持续时间,保证营养供给,防止胃潴留,减少误吸的风险

评估
护士:仪容、仪表整洁规范,语言表达清晰,剪指甲,洗手,戴口罩
环境:安全、安静、整洁宽敞、光线充足、温湿度适宜
患者:年龄、病情、意识状态、生命体征、心理反应、自理能力、合作程度、手术史、过敏史、皮肤黏膜状态、营养状态及胃肠功能
用物:根据患者情况、操作流程准备用物

流程
核对解释
准备制剂
泵管安装
泵管排气
参数设置
开始输注
输注维护
结束管饲
整理指导

评价
操作:查对无误,操作规范熟练、安全有效,剂量准确;记录及时准确,无菌观念强
沟通:仪态大方,关爱患者,评估解释准确,治疗性沟通有效,健康宣教到位,满足患者需求
防护:安全防护意识强,无污染,无意外
时间:10分钟

操作标准

项目	步　骤	沟　通	操作要点	评分要点	考　点
目的	为经胃管、空肠营养管、空肠造瘘管及造瘘管管饲的患者,严格控制饲管速度与持续时间,保证营养的供给,防止胃潴留,减少误吸的风险	护士自我介绍,报告操作项目名称及目的			
评估	**护士**　仪容、仪表整洁规范,语言表达清晰,剪指甲,洗手,戴口罩	报告评估结果:护士着装整洁,已修剪指甲,洗手、戴口罩;环境整洁、明亮、无异味;患者营养状态及胃肠功能正常,知晓操作并愿意配合;操作用物已准备齐全,营养泵性能良好	评估患者的意识状态、合作程度、生命体征、手术史、过敏史、皮肤黏膜状态,胃肠功能	1. 规定时间内完成备物 2. 物品准备齐全、在有效期内 3. 物品放置合理 4. 符合护士仪表	1. 评估内容完整性 2. 检查用物方法正确
评估	**环境**　安全、安静、整洁宽敞、光线充足、温湿度适宜				
评估	**患者**　年龄、病情、意识状态、生命体征、心理反应、自理能力、合作程度、手术史、过敏史、皮肤黏膜状态、营养状态及胃肠功能(如恶心、呕吐、腹泻、腹痛、腹胀气、肠鸣音减弱等)				
评估	**用物** 1. 治疗车上层:营养泵、肠内营养泵管、肠内营养制剂、温开水、20 ml 注射器、治疗巾、听诊器、PDA、速干手消毒剂、管饲标识、量杯、执行单 2. 治疗车下层:医用废物收集袋、生活废物收集袋 3. 床单位备:输液架				
流程	**核对解释**　携用物到床旁,双人查对医嘱及执行单、肠内营养液制剂的种类、输注速度、输注总量、输注时间;PDA 扫描腕带,确认患者无误;问好,解释目的及配合方法,取得合作	向患者解释操作目的及方法,取得配合	双人核对医嘱、患者、营养剂	核对方法正确	核对的严谨性
流程	**准备制剂**　若无禁忌,协助患者床头抬高 30°(病情不允许时可以取平卧位);再次核对执行单与肠内营养制剂;洗手;将肠内营养制剂、适量温开水倒入营养袋中,正确粘贴标识,标注床号、姓名及开始时间,执行单签字		正确取位	标识清晰	1. 护士工作的条理性 2. 使用营养泵技术的熟练度 3. 护士的沟通技巧 4. 护士的爱伤观念 5. 检查胃管在胃内的方法
流程	**泵管安装**　固定肠内营养泵,连接电源;安装营养液泵管路,U 型安装管路卡槽;长按肠内营养泵开关开机;选择维持参数设置或清除参数设置				
流程	**泵管排气**　选择预灌注泵管;选择自动灌注或手动灌注;选择完成				
流程	**参数设置**　选择流速设置;选择每小时流速设置,按医嘱选择速度;按回车键返回上一级菜单;选择总容量设置				
流程	**开始输注**　再次核对患者信息,铺开治疗巾将肠内营养泵管输注端与管饲管路连接;按运行键;开始肠内营养制剂输注;记录肠内营养制剂种类、剂量、时间及速度;告知患者管饲期间的不良反应及注意事项				
流程	**输注维护**　观察患者生命体征的变化;病情允许时,保持床头抬高 30°角;如遇到吸痰、翻身等操作时,应暂停管饲,防止误吸的发生,按暂停键,按 KTO(暂停 5 分钟后自动输注);观察营养泵的运行状态及患者有无恶心、呕吐、腹泻、腹痛、腹胀气等胃肠道反应		观察患者的生命体征和体位	观察患者生命体征变化,床头抬高 30°防止误吸	

（续表）

项目	步　骤	沟　通	操作要点	评分要点	考　点
流程	**结束管饲**　输注结束后，长按开关键关闭营养泵；分离管饲管路与肠内营养泵管路；取下肠内营养泵管(泵管路有效期为24小时)；根据鼻饲管路长度及肠内营养制剂性状用30~40 ml温开水脉冲式冲洗管路；封闭管饲管口，妥善固定；严密观察患者不良反应；维持患者床头抬高30°角1 h后，可协助取舒适体位		脉冲式冲洗管路		
	整理指导　进行健康指导；查对，感谢患者合作；整理床单元，清理用物，分类处理；进行手部消毒；记录肠内营养液制剂的名称、剂量和速度；营养泵带回清洗擦拭，充电备用	用物依据《消毒技术规范》和《医疗废物管理条例》做相应处理			
	操作结束	报告操作完毕			
评价	**操作**　查对无误，操作规范熟练、安全有效，剂量准确；记录及时准确，无菌观念强				
	沟通　仪态大方，关爱患者，评估解释准确，治疗性沟通有效，健康宣教到位，满足患者需求				
	防护　安全防护意识强，无污染，无意外				
	时间　10分钟				

77 膀胱冲洗技术

● 学习目标 ●

1. 素质目标:培养护士熟练操作、注重保护患者隐私及人文关怀的基本职业素质。
2. 能力目标:具备熟练掌握冲洗技巧,减少患者痛苦的能力。
3. 知识目标:掌握膀胱冲洗技术的适应证、操作流程及注意事项,充分认识清洁膀胱的重要性。
4. 思政目标:树立敬佑生命、甘于奉献的医者情怀及精益求精不断提升专业能力的科学品质。

案 例

王××,男,45岁,主因"言语不清,左侧肢体活动不利"入院。患者确诊脑梗死,既往合并前列腺增生,现留置尿管。入院诊断:脑梗死,前列腺增生。今日,患者尿管中肉眼可见白色絮状物沉积,为避免出现尿管堵管,护士小王执行医嘱:0.9%氯化钠注射液250 ml,密闭式膀胱冲洗1次。

思维导图

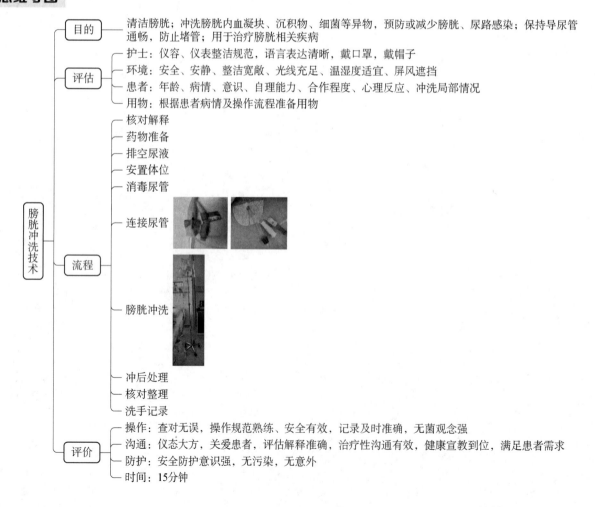

- **膀胱冲洗技术**
  - **目的**——清洁膀胱;冲洗膀胱内血凝块、沉积物、细菌等异物,预防或减少膀胱、尿路感染;保持导尿管通畅,防止堵管;用于治疗膀胱相关疾病
  - **评估**
    - 护士:仪容、仪表整洁规范,语言表达清晰,戴口罩,戴帽子
    - 环境:安全、安静、整洁宽敞、光线充足、温湿度适宜、屏风遮挡
    - 患者:年龄、病情、意识、自理能力、合作程度、心理反应、冲洗局部情况
    - 用物:根据患者病情及操作流程准备用物
  - **流程**
    - 核对解释
    - 药物准备
    - 排空尿液
    - 安置体位
    - 消毒尿管
    - 连接尿管
    - 膀胱冲洗
    - 冲后处理
    - 核对整理
    - 洗手记录
  - **评价**
    - 操作:查对无误,操作规范熟练、安全有效,记录及时准确,无菌观念强
    - 沟通:仪态大方,关爱患者,评估解释准确,治疗性沟通有效,健康宣教到位,满足患者需求
    - 防护:安全防护意识强,无污染,无意外
    - 时间:15分钟

操作标准

项目	步骤	沟通	操作要点	评分要点	考点
目的	清洁膀胱;冲洗膀胱内血凝块、沉积物、细菌等异物,预防或减少膀胱、尿路感染;保持导尿管通畅,防止堵管;用于治疗膀胱相关疾病	护士自我介绍,报告操作项目名称及目的			
评估	**护士** 仪容、仪表整洁规范,语言表达清晰,戴口罩,戴帽子	报告评估结果:护士着装整洁,已修剪指甲、洗手、戴口罩;环境整洁、明亮;患者已了解操作目的并愿意配合;用物准备齐全	评估、检查用物	1. 检查方法正确 2. 用物准备齐全,摆放合理	1. 评估 2. 核对 3. 用物摆放
	环境 安全、安静、整洁宽敞、光线充足、温湿度适宜、屏风遮挡				
	患者 年龄、病情、意识、自理能力、合作程度、心理反应、冲洗局部情况				
	用物 1. 治疗车上层 PDA、治疗盘(75%酒精溶液、安尔碘、棉签、污物杯、胶布、挂表)、速干手消毒剂、一次性检查手套(2 副)、0.9%氯化钠注射液 250 ml(温度 35~37 ℃)、一次性输液器、剪刀、执行单 2. 治疗车下层:医用废物收集袋、生活废物收集袋、剪刀、回收液体袋 3. 床单位备:输液架				
流程	**核对解释** 携用物至床旁,查对,双人核对医嘱单和执行单、患者及腕带信息;使用 PDA 扫码确认:进入护理执行界面—扫描患者腕带—确认护理执行;告知患者膀胱冲洗的目的、方法及注意事项,取得患者理解配合	向患者介绍膀胱冲洗的目的	正确核对患者	1. 核对方法正确 2. 护患沟通有效	核对的严谨性
	药物准备 将 0.9%氯化钠注射液与输液器连接,并悬挂在输液架上,排气后关闭输液器调节器备用;调节输液架位置,液面高于床面约 60 cm		调节输液架高度	液面高于床面约 60 cm,利于冲洗	1. 工作的条理性 2. 使用膀胱冲洗技术熟练度 3. 护士的沟通技巧 4. 查对制度 5. 爱伤观念 6. 隐私保护
	排空尿液 打开导尿管开关,排空患者膀胱内尿液				
	安置体位 协助患者取仰卧位,暴露导尿管		保护患者隐私		
	消毒尿管 将导尿袋固定在床边(低于膀胱水平),夹闭尿管开关;用 75%酒精溶液消毒 2 次导尿管尾端背水囊腔,备好固定胶布	告知患者不要随意动尿管位置	尿袋低于膀胱水平	尿袋固定位置	
	连接尿管 戴手套,将头皮针轻轻插入导尿管尾端背水囊腔一侧(三腔尿管冲洗),注意预留出钢针长度,针尖不要超过双腔分叉处,以免刺破囊腔;妥善固定头皮针;脱手套,快速手消毒	告知患者卧床休息,减少活动	避免刺破囊腔 固定稳妥、美观	插入尿管长度 固定妥善	
	膀胱冲洗 将膀胱冲洗标识贴于小壶上 10 cm 处;打开输液器调节器,遵医嘱调节 0.9%氯化钠注射液冲洗速度为 80~100 滴/min;患者有排尿感或冲洗液滴入 250 ml 后,关闭输液器调节器,嘱患者尽可能地保留,然后打开导尿管开关,排出冲洗液;冲洗过程中密切观察排出冲洗液的颜色、量、性状、有无漏尿,观察患者会阴、阴囊有无肿胀,询问患者有无下腹部不适主诉	询问患者不适主诉	标识位置 调整速度	标识位置正确 调整速度准确 注意引流管通畅,防止打折	
	冲后处理 治疗完毕,关闭输液器调节器;戴手套,撤除输液器,投入医用废物收集袋内;脱手套,快速手消毒;询问患者感受,协助患者取舒适体位		垃圾分类正确	人文关怀	

（续表）

项目	步　骤	沟　通	操作要点	评分要点	考　点
流 程	**核对整理**　再次核对治疗单、患者信息及腕带，使用 PDA 扫码确认；整理床单元，清理操作用物	用物依据《消毒技术规范》和《医疗废物管理条例》做好相应处理		垃圾分类处理	
	洗手记录　洗手，记录时间、内容，签全名		查对、记录	规范查对、准确记录	
	操作结束	报告操作完毕			
评 价	**操作**　查对无误，操作规范熟练、安全有效，记录及时准确，无菌观念强				
	沟通　仪态大方，关爱患者，评估解释准确，治疗性沟通有效，健康宣教到位，满足患者需求				
	防护　安全防护意识强，无污染，无意外				
	时间　15 分钟				

78　经外周静脉置入中心静脉导管维护

学习目标

1. 素质目标:充分认识无菌操作的重要性。
2. 能力目标:掌握正确维护方法,提高评估能力,确保导管功能正常。
3. 知识目标:掌握正确消毒方法,无张力粘贴贴膜,正确摆放导管外露部分。
4. 思政目标:引导学生树立医者仁心、敬佑生命的职业素养。

案例

王××,女,56岁,入院诊断:左乳癌改良根治术后。入院后预行化疗,患者右上臂留置外周中心静脉导管(PICC),需每周维护1次。现患者已留置PICC 1周,遵医嘱给予PICC导管维护。

思维导图

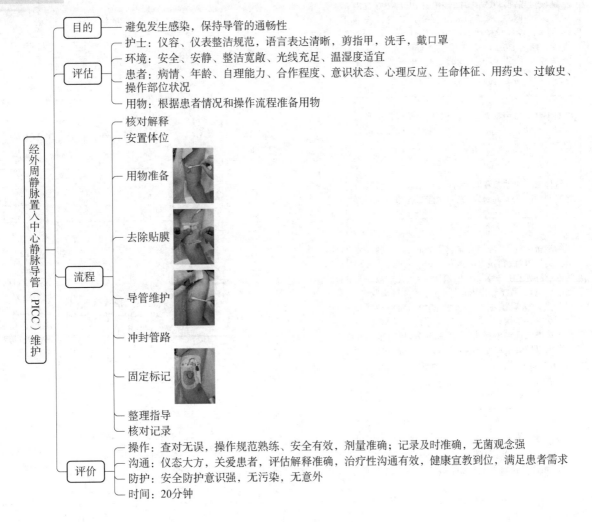

经外周静脉置入中心静脉导管(PICC)维护

- 目的 —— 避免发生感染,保持导管的通畅性
- 评估
  - 护士:仪容、仪表整洁规范,语言表达清晰,剪指甲,洗手,戴口罩
  - 环境:安全、安静、整洁宽敞、光线充足、温湿度适宜
  - 患者:病情、年龄、自理能力、合作程度、意识状态、心理反应、生命体征、用药史、过敏史、操作部位状况
  - 用物:根据患者情况和操作流程准备用物
- 流程
  - 核对解释
  - 安置体位
  - 用物准备
  - 去除贴膜
  - 导管维护
  - 冲封管路
  - 固定标记
  - 整理指导
  - 核对记录
- 评价
  - 操作:查对无误,操作规范熟练、安全有效,剂量准确;记录及时准确,无菌观念强
  - 沟通:仪态大方,关爱患者,评估解释准确,治疗性沟通有效,健康宣教到位,满足患者需求
  - 防护:安全防护意识强,无污染,无意外
  - 时间:20分钟

操作标准

项目	步　骤	沟　通	操作要点	评分要点	考　点
目 的	PICC 导管留置期间,需每周维护 1 次,以避免发生感染,保持导管的通畅性	报告操作开始,护士自我介绍、报告操作项目名称			
评 估	**护士**　仪容、仪表整洁规范,语言表达清晰,剪指甲,洗手,戴口罩	报告评估结果:护士着装整洁,已修剪指甲、洗手、戴口罩、戴帽子;环境整洁、明亮、无异味;患者无并发症发生,知晓操作并愿意配合;操作用物已准备齐全、完好、无破损,均在有效期内	评估、检查用物	1. 规定时间内完成备物 2. 物品准备齐全,在有效期内 3. 物品放置合理 4. 符合护士仪表 5. 评估准确	评估水平
	环境　安全、安静、整洁宽敞、光线充足、温湿度适宜				
	患者　病情、年龄、自理能力、合作程度、意识状态、心理反应、生命体征、用药史、过敏史、穿刺局部皮肤状况				
	操作部位　测量臂围(肘窝上 10 cm)并记录,与原始臂围比较;查看外露刻度,与原始记录比较;观察穿刺点有无红肿、疼痛、硬结、出血、渗出及静脉炎的表现,贴膜是否完好				
	用物 1. 治疗车上层:治疗单、维护手册、维护记录单、维护包(酒精棉片 2 片、酒精棉棒、葡萄糖酸洗必泰棉棒或碘伏棉棒、无菌纱布 1 块、无菌手套 1 副、透明贴膜、胶贴 1 片、垫巾、包巾)、治疗盘内有:75%酒精、棉签、10 ml 预充式导管冲洗器(或 0.9%氯化钠注射液 10 ml、10 ml 注射器)、无针输液接头、软尺、速干手消毒剂 2. 治疗车下层:医用废物收集袋、生活废物收集袋、锐器盒				
流 程	**核对解释**　携用物到床旁,查对患者及腕带信息(2 点以上查对点),问好,告知患者操作目的,以取得合作		核对	核对正确	核对方法
	安置体位　协助患者取合适体位,置管侧手臂与身体成 90°角,头偏向对侧,充分暴露穿刺部位				
	用物准备　洗手;无菌方式打开维护包;穿刺肢体下方铺垫巾,做到最大无菌化;取出预充式导管冲洗器,释放阻力,安装无针输液接头,无针输液接头勿取出包装,置于垫巾内;去除固定输液接头胶贴,用 75%酒精棉签去除胶痕;手消毒后,将酒精棉片"ㄱ"状撕开备用;一手拿起导管,另一手用无菌纱布包裹原无针输液接头,取下并弃去;用酒精棉片包裹消毒导管接口处,包括接口处横截面及接口周边,用力多方擦拭,至少 15 秒;连接无针输液接头与导管		无菌区域与非无菌区域,分区明确;用力擦拭	物品摆放合理,不跨越无菌区;时间不少于 15 s	去除胶痕时,均匀用力,勿损伤皮肤,并避开有皮肤破损处;擦拭手法正确
	去除贴膜　去除固定输液接头胶贴,用 75%酒精棉签去除胶痕;去除原有敷料,一手轻压穿刺点,另一手"0"角度平拉自下而上去除贴膜		手不能触及穿刺点及贴膜下的皮肤和导管		勿将导管带出体外

（续表）

项目	步骤	沟通	操作要点	评分要点	考点
流 程	**导管维护** 1. 洗手；戴无菌手套；取下白色固定翼，酒精棉片消毒后，放于维护包无菌区内；打开酒精棉棒包，夹在两指之间；一手用无菌纱布覆盖无针输液接头，轻提导管离开皮肤；另一手用酒精棉棒距离穿刺点 1 cm 处顺时针、逆时针、顺时针消毒皮肤 3 次，待干 2. 消毒范围：10 cm×12 cm；打开葡萄糖酸洗必泰或碘伏棉棒包，夹在两指之间；一手用无菌纱布覆盖无针输液接头，放平并固定导管；另一手用葡萄糖酸洗必泰棉棒或碘伏棉棒以穿刺点为中心，顺时针、逆时针、顺时针依次翻转导管，消毒导管、皮肤 3 次，包括外露导管、连接器、皮肤，待干 3. 再次确认导管外露长度，与原始记录相符（口述）距离穿刺点 1 cm 处放置白色固定翼；将体外导管摆放成"U"形或"L"形，确保导管无扭曲、打折、牵拉、脱出；用胶贴固定导管蝶形连接口，确保导管稳妥（胶带先蝶形交叉固定，再横向固定）；用 10 cm×12 cm 透明贴膜以穿刺点为中心，无张力粘贴，脱手套		1. 用力擦拭，彻底清除皮肤上的污垢及皮屑 2. 酒精棉棒不可触及穿刺点及导管 3. 消毒导管各个面 4. 透明贴膜塑形好，中间无气泡	1. 酒精消毒范围 >10 cm×12 cm 2. 葡萄糖酸洗必泰或碘伏消毒，范围大于透明贴膜面积而小于酒精消毒面积 3. 透明贴膜以穿刺点为中心固定 4. 无张力粘贴	1. 酒精消毒范围 2. 用力擦拭 3. 充分待干 4. 有效消毒 5. 翻转导管，消毒导管各个面 6. 无张力粘贴手法正确 7. 透明贴膜塑形好 8. 勿将导管拔出
	冲封管路　抽回血（至可视窗），确定导管通畅；脉冲式冲洗导管，观察导管有无漏液，余 3～5 ml 时正压封管，勿将空气推入导管；预充式导管冲洗器与无针输液接头分离并弃于医用废物收集袋内				
	固定标记　将透明贴膜上的"U"形贴，反向贴于透明贴膜上固定导管，再用一条胶贴"十"字交叉固定导管，另一条胶贴封口；纱布包裹无针输液接头，高举平台法固定无针输液接头；标签上注明置管时间、维护时间、臂围、外露长度、置入长度、签全名				
	整理指导　整理床单位，根据病情协助患者取合适体位；告知注意事项，进行健康宣教	用物依据《消毒技术规范》和《医疗废物管理条例》做相应处理			
	核对记录　再次核对治疗单、维护记录单、患者及腕带信息（2 点以上查对）；洗手；填写维护记录单、维护手册，治疗单打钩、记录时间、签全名				
	操作结束	报告操作完毕			
评 价	**操作**　查对无误，操作规范熟练，安全有效，记录及时准确，无菌观念强				
	沟通　仪态大方，关爱患者，评估解释准确，治疗性沟通有效，健康宣教到位，满足患者需求				
	防护　安全防护意识强，无污染，无意外				
	时间　20 分钟				

79 呼吸功能锻炼法

学习目标

1. 素质目标：认识呼吸训练对改善患者呼吸肌的肌力、耐力及改善通气的作用，培养护士对呼吸功能锻炼方法应用的能力及爱心、耐心、慎独精神。
2. 能力目标：具备根据患者病情指导其呼吸训练的能力。
3. 知识目标：掌握腹式呼吸训练、缩唇呼吸训练的方法和要领。
4. 思政目标：树立"以患者为中心"的理念，在操作过程中秉承南丁格尔精神，注重人文关怀。

案 例

李××,65 岁,诊断慢性阻塞性肺疾病 10 余年,此次因受凉导致急性加重入院。入院后给予抗炎、平喘、对症治疗,经医生、护士、康复治疗师共同评估,患者需进行呼吸功能锻炼。

一、 腹式呼吸训练

思维导图

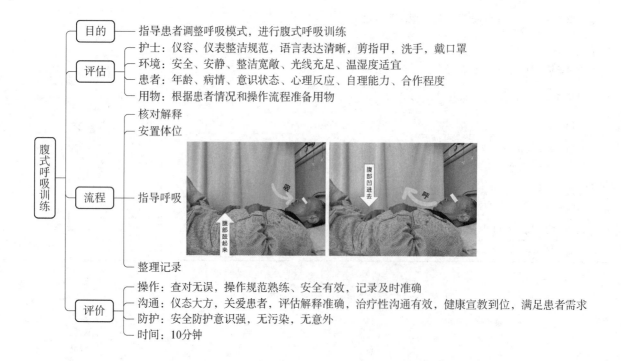

腹式呼吸训练

- 目的 —— 指导患者调整呼吸模式,进行腹式呼吸训练
- 评估
  - 护士:仪容、仪表整洁规范,语言表达清晰,剪指甲,洗手,戴口罩
  - 环境:安全、安静、整洁宽敞、光线充足、温湿度适宜
  - 患者:年龄、病情、意识状态、心理反应、自理能力、合作程度
  - 用物:根据患者情况和操作流程准备用物
- 流程
  - 核对解释
  - 安置体位
  - 指导呼吸
  - 整理记录
- 评价
  - 操作:查对无误,操作规范熟练、安全有效,记录及时准确
  - 沟通:仪态大方,关爱患者,评估解释准确,治疗性沟通有效,健康宣教到位,满足患者需求
  - 防护:安全防护意识强,无污染,无意外
  - 时间:10分钟

操作标准

项目	步　骤	沟　通	操作要点	评分要点	考　点
目的	指导患者调整呼吸模式,进行腹式呼吸训练	报告操作开始,护士自我介绍、报告操作项目名称			
评估	**护士**　仪容、仪表整洁规范,语言表达清晰,剪指甲,洗手,戴口罩	报告评估结果:护士着装整洁,已修剪指甲,洗手,戴口罩;环境整洁、明亮,患者知晓操作并愿意配合呼吸训练;操作用物已准备齐全	评估、检查用物	1. 规定时间内完成备物 2. 物品准备齐全 3. 物品放置合理 4. 符合护士仪表	1. 严格查对 2. 评估能力
评估	**环境**　安全、安静、整洁宽敞、光线充足、温湿度适宜				
评估	**患者**　年龄、病情、意识状态、心理反应、自理能力、合作程度				
评估	**用物**　床单元、软枕1个				
流程	**核对解释**　携用物至床旁,用正确的方法核对床号、姓名,向患者解释操作目的及注意事项,取得患者配合	请您放松,勿紧张,跟着我的指导进行呼吸	患者自述姓名	至少采用2种以上核对方式	1. 查对意识 2. 查对方法 3. 达到腹式呼吸训练效果 4. 操作熟练 5. 指导正确
流程	**安置体位**　固定床刹车;嘱/协助患者取仰卧位,放松全身,屈髋屈膝,在膝下垫一软枕,使腹肌放松;护士两手分别放在患者前胸和上腹部			将患者摆放为腹肌放松体位,两手分别放在患者前胸和上腹部	
流程	**指导呼吸**　嘱患者用鼻缓慢吸气时,最大限度地向外扩张腹部,使腹部的手向上抬起的感觉,而胸部的手保持不动;嘱患者用口呼气时,最大限度地向内收缩腹部,使腹部的手有下降感;与患者做好沟通及相关宣教	一呼一吸掌握在6～8秒左右,每次训练10分钟,每天练习3～4次	与患者沟通了解患者感受		
流程	**整理记录**　查对,感谢患者合作;整理床单元,清理用物,分类处理;进行手部消毒;作好记录,密切观察患者腹式呼吸训练的效果和反应	用物依据《消毒技术规范》和《医疗废物管理条例》做相应处理	病床单位干净、整洁、用物归位	1. 用物处理正确 2. 记录正确	
流程	操作结束	报告操作完毕			
评价	**操作**　查对无误,操作规范熟练、安全有效,记录及时准确				
评价	**沟通**　仪态大方,关爱患者,评估解释准确,治疗性沟通有效,健康宣教到位,满足患者需求				
评价	**防护**　安全防护意识强,无污染,无意外				
评价	**时间**　10分钟				

二、缩唇呼吸训练

思维导图

- 缩唇呼吸训练
  - 目的 —— 指导患者调整呼吸模式，进行缩唇呼吸训练
  - 评估
    - 护士：仪容、仪表整洁规范，语言表达清晰，剪指甲，洗手，戴口罩
    - 环境：安全、安静、整洁宽敞、光线充足、温湿度适宜
    - 患者：年龄、病情、意识状态、心理反应、自理能力、合作程度
    - 用物：根据患者情况、操作流程准备用物
  - 流程
    - 核对解释
    - 安置体位
    - 指导呼吸
    - 整理记录
  - 评价
    - 操作：正确查对无误、操作规范熟练、安全有效、记录及时准确
    - 沟通：仪态大方，关爱患者，评估解释准确，治疗性沟通有效，健康宣教到位，满足患者需求
    - 防护：安全防护意识强，无污染，无意外
    - 时间：10分钟

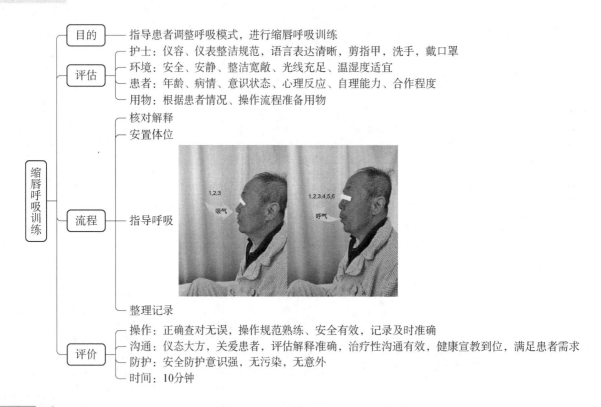

操作标准

项目	步　　骤	沟　　通	操作要点	评分要点	考　点
目的	护士指导患者调整呼吸模式,进行缩唇呼吸训练	报告操作开始,护士自我介绍、报告操作项目名称			
评估	**护士** 仪容、仪表整洁规范,语言表达清晰,剪指甲,洗手,戴口罩	报告评估结果:护士着装整洁,已修剪指甲、洗手、戴口罩;环境整洁、明亮;患者知晓操作并愿意配合呼吸训练;操作用物已准备齐全	评估、检查用物	1. 规定时间内完成备物 2. 用物准备齐全 3. 符合护士仪表	1. 严格查对 2. 评估水平
	环境 安全、安静、整洁宽敞、光线充足、温湿度适宜				
	患者 年龄、病情、意识状态、心理反应、自理能力、合作程度				
	用物 床单元、椅子1把				
流程	**核对解释** 携用物至床旁,用正确的方法核对床号、姓名,向患者解释操作目的及注意事项,取得患者配合	请您放松,勿紧张,跟着我的指导进行呼吸	患者自述姓名	至少采用两种以上核对方式	1. 查对意识 2. 查对方法 3. 达到缩唇呼吸训练效果 4. 操作熟练 5. 指导正确
	安置体位 指导患者取端坐位于椅子上,双手扶膝			患者为端坐位	
	指导呼吸 嘱患者用鼻子吸气;把嘴唇撅起来,做成缩唇呼吸状(类似于吹口哨的口型),使肺内气体通过缩窄的口唇慢慢呼出;同时收缩腹部,要求呼气时间稍长一些,尽量多呼出气体,吸气与呼气的时间比例为1∶2,逐渐延长至1∶3或1∶4,每次训练15~20分钟,每天练习3~4次;与患者做好沟通及相关宣教	每次呼气持续4~6秒;与患者沟通了解患者感受;指导其口唇呈"吹口哨"状缓慢呼气	指导呼吸	指导呼吸正确	

（续表）

项目	步　骤	沟　通	操作要点	评分要点	考　点
流程	**整理记录**　查对,感谢患者合作;整理床单元,清理用物,分类处理;进行手部消毒;作好记录,密切观察患者缩唇呼吸训练的效果和反应	用物依据《消毒技术规范》和《医疗废物管理条例》做相应处理			
	操作结束	报告操作完毕			
评价	**操作**　查对无误,操作规范熟练、安全有效,记录及时准确				
	沟通　仪态大方,关爱患者,评估解释准确,治疗性沟通有效,健康宣教到位,满足患者需求				
	防护　安全防护意识强,无污染,无意外				
	时间　10 分钟				

80 定量雾化吸入器的使用

·学习目标·

1. 素质目标:认识吸入治疗的意义,培养爱心、耐心、同理心及慎独精神。
2. 能力目标:具备根据患者情况指导其正确使用定量雾化吸入器的能力。
3. 知识目标:掌握定量雾化吸入器的使用方法、要领。
4. 思政目标:培养"以患者为中心"的理念,在操作过程中秉承南丁格尔精神,注重人文关怀。

案 例

李××,34岁,诊断为"支气管哮喘"。经住院积极治疗后患者病情平稳,拟与近日出院,医生告知其出院后需坚持吸入治疗,护士小李指导其定量雾化吸入器的使用方法。

思维导图

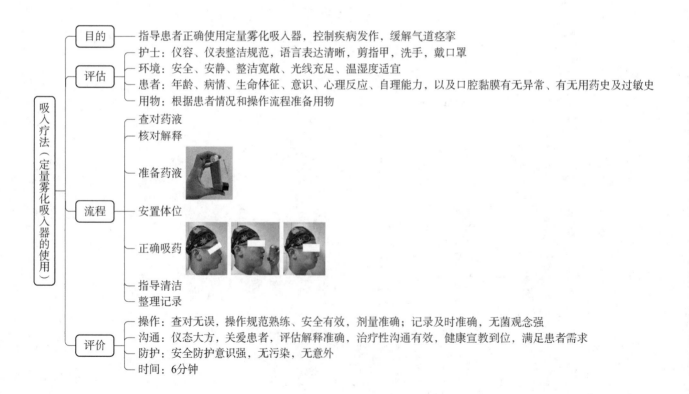

吸入疗法(定量雾化吸入器的使用)

- **目的**——指导患者正确使用定量雾化吸入器,控制疾病发作,缓解气道痉挛
- **评估**
  - 护士:仪容、仪表整洁规范,语言表达清晰,剪指甲,洗手,戴口罩
  - 环境:安全、安静、整洁宽敞、光线充足、温湿度适宜
  - 患者:年龄、病情、生命体征、意识、心理反应、自理能力,以及口腔黏膜有无异常、有无用药史及过敏史
  - 用物:根据患者情况和操作流程准备用物
- **流程**
  - 查对药液
  - 核对解释
  - 准备药液
  - 安置体位
  - 正确吸药
  - 指导清洁
  - 整理记录
- **评价**
  - 操作:查对无误,操作规范熟练、安全有效,剂量准确;记录及时准确,无菌观念强
  - 沟通:仪态大方,关爱患者,评估解释准确,治疗性沟通有效,健康宣教到位,满足患者需求
  - 防护:安全防护意识强,无污染,无意外
  - 时间:6分钟

操作标准

项目	步 骤	沟 通	操作要点	评分要点	考 点
目的	指导患者正确使用定量雾化吸入器,控制疾病发作,缓解气道痉挛	报告操作开始,护士自我介绍,报告操作项目名称			
评估	**护士** 仪容、仪表整洁规范,语言表达清晰,剪指甲,洗手,戴口罩	报告评估结果:护士着装整洁,已修剪指甲、洗手、戴口罩;环境整洁、明亮、无异味;患者知晓操作并愿意配合;操作用物已准备齐全		1. 评估准确 2. 物品准备齐全、正确,放置合理,在有效期内 3. 符合护士仪表规范	1. 评估能力 2. 用物检查
	环境 安全、安静、整洁宽敞、光线充足、温湿度适宜				
	患者 年龄、病情、生命体征、意识、心理反应、自理能力,以及口腔黏膜有无异常、有无用药史及过敏史				
	用物 定量雾化吸入器、PDA、速干手消毒剂、通知单、医嘱单				
流程	**查对药液** 双人在治疗室内核对患者床号、姓名,药物名称、剂量、浓度、使用方法、时间(一人拿医嘱单口述信息,一人拿通知单和药物进行核对)		核对药液	核对无误	1. 查对意识 2. 查对方法
	核对解释 携用物至床旁,用正确的方法核对床号、姓名,向患者解释操作目的及配合技巧,取得患者配合	请您放松,勿紧张,平静呼吸	患者自述姓名	至少采用 2 种以上核对方式	1. 查对意识 2. 查对方法
	准备药液 握住定量雾化吸入器,将其加温至体温;将咬嘴盖子移除,摇匀药液;若是新的定量雾化吸入器或已经长时间未用,要先初始化		上下摇晃药液;初始化:振摇吸入器 5 秒,向空气中喷出药物(远离面部),重复数次	1. 药物摇匀方法正确 2. 初始化方法正确	1. 加温 2. 打开、摇匀方法 3. 初始化方法
	安置体位 根据操作需要及病情取合适体位,患者坐直或站立		使患者头部保持直立位置	体位正确	体位
	正确吸药 嘱患者完全呼气;张口将定量雾化吸入器放置在牙齿之间,闭上嘴唇;以深而慢的方式经口吸气,在吸气的开始同时按压定量雾化吸入器金属罐;在吸气末屏气 10 秒,若患者无法屏气 10 秒,然后尽可能憋气,指导患者默数 1-2-3……10,缓慢呼气;休息 3 分钟后可再重复使用 1 次直至达到医嘱的剂量为止;如果使用药物含类醇,患者需在完成吸入后用清水漱口数次,然后将漱口水吐出	1. 请您将舌头平坦放置在咬嘴之下,不要阻塞咬嘴 2. 您的吸入次数是根据医嘱要求的剂量及频次 3. 请您尽可能含漱	深呼气至不能再呼,患者吸气同时按压金属罐,手口协调	1. 吸入过程正确、规范 2. 两次吸入间隔 3 分钟 3. 根据使用药物告知	1. 吸入过程 2. 间隔时间 3. 了解药物成分
	指导清洁 用干纸巾擦拭咬嘴,将咬嘴盖子盖回,干燥保存;协助患者取舒适卧位	询问患者有无不适	保存方法	放置药物地点正确	爱伤观念
	整理记录 再次核对患者信息,确认无误,感谢患者合作;整理用物,分类处理;进行手部消毒;作好记录,密切观察患者用药后的效果和反应	用物依据《消毒技术规范》和《医疗废物管理条例》做相应处理	病床单位干净、整洁、用物归位	1. 用物处理正确 2. 记录正确	1. 终末处理 2. 文书记录
	操作结束	报告操作完毕			
评价	**操作** 查对无误,操作规范熟练、安全有效,记录及时准确,无菌观念强				
	沟通 仪态大方,关爱患者,评估解释准确,治疗性沟通有效,健康宣教到位,满足患者需求				
	防护 安全防护意识强,无污染,无意外				
	时间 6 分钟				

81 都保装置的使用

● 学习目标 ●

1. 素质目标:认识吸入治疗的意义,培养爱心、耐心、同理心及慎独精神。
2. 能力目标:具备根据患者情况指导其正确使用都保装置的能力。
3. 知识目标:掌握都保装置的使用方法和要领。
4. 思政目标:培养"以患者为中心"的思想,在操作过程中秉承南丁格尔精神,注重人文关怀。

案 例

李××,女,34岁,诊断为"支气管哮喘"。经住院积极治疗后患者病情平稳,拟于近日出院,医生告知其出院后需坚持吸入治疗,护士小李指导其都保装置的使用方法。

思维导图

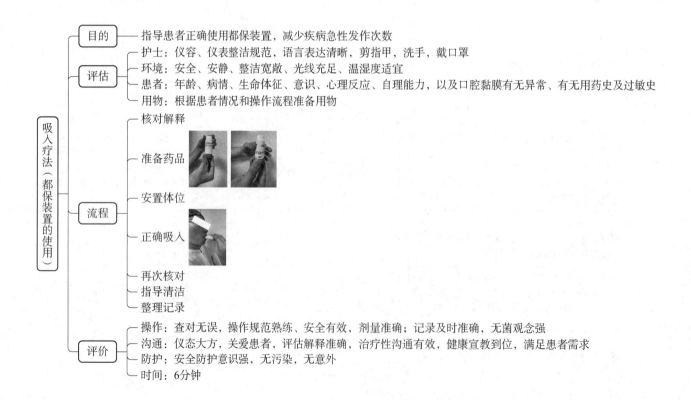

吸入疗法(都保装置的使用)

- 目的
  - 指导患者正确使用都保装置,减少疾病急性发作次数

- 评估
  - 护士:仪容、仪表整洁规范,语言表达清晰,剪指甲,洗手,戴口罩
  - 环境:安全、安静、整洁宽敞、光线充足、温湿度适宜
  - 患者:年龄、病情、生命体征、意识、心理反应、自理能力,以及口腔黏膜有无异常、有无用药史及过敏史
  - 用物:根据患者情况和操作流程准备用物

- 流程
  - 核对解释
  - 准备药品
  - 安置体位
  - 正确吸入
  - 再次核对
  - 指导清洁
  - 整理记录

- 评价
  - 操作:查对无误,操作规范熟练、安全有效,剂量准确;记录及时准确,无菌观念强
  - 沟通:仪态大方,关爱患者,评估解释准确,治疗性沟通有效,健康宣教到位,满足患者需求
  - 防护:安全防护意识强,无污染,无意外
  - 时间:6分钟

操作标准

项目	步　骤	沟　通	操作要点	评分要点	考　点
目的	指导患者正确使用都保装置,减少疾病急性发作次数	报告操作开始,护士自我介绍、报告操作项目名称			
评估	**护士**　仪容、仪表整洁规范,语言表达清晰,剪指甲,洗手,戴口罩	报告评估结果:护士着装整洁,已修剪指甲、洗手、戴口罩;环境整洁、明亮、无异味;患者知晓操作并愿意配合;操作用物已准备齐全		1. 评估准确 2. 物品准备齐全、正确,放置合理,在有效期内 3. 符合护士仪表规范	1. 评估能力 2. 用物检查
	环境　安全、安静、整洁宽敞、光线充足、温湿度适宜				
	患者　年龄、病情、生命体征、意识、心理反应、自理能力,以及口腔黏膜有无异常、有无用药史及过敏史				
	用物　都保装置、PDA、速干手消毒剂、通知单、医嘱单				
流程	**核对解释**　携用物至床旁,用正确的方法核对床号、姓名,向患者解释操作目的及配合技巧,取得患者配合	请您放松,勿紧张,平静呼吸	患者自述姓名	至少采用两种以上核对方式	1. 查对意识 2. 查对方法
	准备药品　手拿都保装置底部,旋松并拔出瓶盖,确保红色旋柄在下方;拿直都保装置,握住红色旋柄部分和都保中间部分,向某一个方向旋转到底,再向反方向旋转到底,听到"咔哒"一声,即完成一次装药;若是新的都保装置,要先初始化即完成2次正反方向旋转;初始化完成后再装药	请您不要随意扭动都保装置,以免导致计数器不准,当剂量指示窗出现红色标记时,表示还有20个剂量	装药初始化	1. 药物打开方法正确 2. 装药方法正确 3. 初始化方法正确	1. 打开药物并装药 2. 初始化方法
	安置体位　根据操作需要及病情取合适体位,患者坐直或站立		使患者头部保持直立位置	体位正确	体位
	正确吸入　装置以水平方向握住;嘱患者完全呼气;张口将吸嘴含于口中,双唇包住吸嘴;用力且深长的吸气,然后将吸嘴拿出,继续屏气5秒	请您勿对吸嘴呼气;您把舌头平坦放置在吸嘴之下,不要阻塞吸嘴	深呼气至不能再呼	1. 手持吸入器方法正确 2. 吸入过程正确、规范	1. 手持吸入器方法 2. 吸入过程
	恢复呼吸　恢复正常呼吸;如果使用含类固醇药物,患者需在完成吸入后用清水漱口数次,然后将漱口水吐出	告知患者药粉吸入剂量少,且无色无味,只要按照上述步骤操作,可确信已吸入所需剂量	告知患者尽可能含漱	根据使用药物告知	了解药物成分
	再次核对　再次核对患者信息,确认无误		患者自述姓名	至少采用2种以上核对方式	1. 查对意识 2. 查对方法
	指导清洁　干纸巾擦拭吸嘴后,将瓶盖盖回,干燥保存;告知患者不可用湿巾或流动水清洁吸嘴,以免干粉结块堵塞通道;晃动瓶身时听到的声音为干燥剂的声音;协助患者根据病情需要取舒适卧位,注意保暖	询问患者有无不适	干纸巾擦拭吸嘴	放置药物地点正确	1. 保存方法 2. 爱伤观念
	整理记录　查对,感谢患者合作;整理用物,分类处理;进行手部消毒;作好记录,密切观察患者用药后的效果和反应	用物依据《消毒技术规范》和《医疗废物管理条例》做相应处理	病床单位干净、整洁,用物归位	用物处理正确记录正确	1. 终末处理 2. 文书记录
	操作结束	报告操作完毕			

（续表）

项 目	步　骤		沟　通	操作要点	评分要点	考　点
评 价	**操作**	查对无误，操作规范熟练、安全有效，记录及时准确，无菌观念强				
	沟通	仪态大方，关爱患者，评估解释准确，治疗性沟通有效，健康宣教到位，满足患者需求				
	防护	安全防护意识强，无污染，无意外				
	时间	6分钟				

82 乳房自我检查法

学习目标

1. 素质目标:培养敏锐观察、果断决策、规范演示及指导的能力。
2. 能力目标:具备根据临床情景做出决策,采取适当措施解决问题的能力。
3. 知识目标:掌握乳房检查的正确手法,以及判断乳房异常的能力。
4. 思政目标:养成遵守护士职业道德、慎独精神及依法行护的法治素养。

案 例

王××,女,36 岁,入院诊断:右侧乳腺癌。入院后患者行右侧乳腺癌保乳术,术后应定期进行乳房自我检查。护士指导患者掌握乳房自我检查的方法。

思维导图

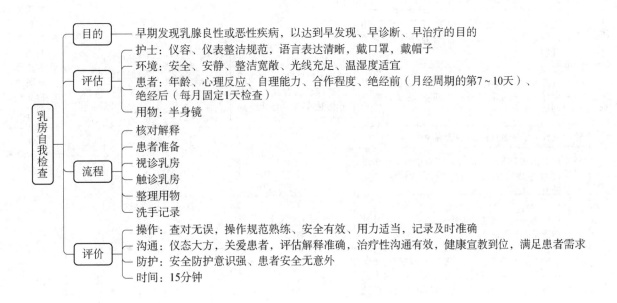

操作标准

项目	步　骤	沟　通	操作要点	评分要点	考　点
目的	早期发现乳腺良性或恶性疾病,以达到早发现、早诊断、早治疗的目的	报告操作开始,护士自我介绍,报告操作项目名称			
评估	**护士**　仪容、仪表整洁规范,语言表达清晰,戴口罩,戴帽子	报告评估结果:护士着装整洁,已修剪指甲、洗手、戴口罩;环境整洁、明亮;患者已了解操作目的并愿意配合;用物准备齐全			
	环境　安全、安静、整洁宽敞、光线充足、温湿度适宜、屏风遮挡				
	患者　年龄、心理反应、自理能力、合作程度、绝经前(月经周期的第7～10天)、绝经后(每月固定1天检查)				
	用物　半身镜				
流程	**核对解释**　携用物至床旁,核对,向患者解释操作目的和方法,取得合作,屏风遮挡	沟通并解释操作目的	核对隐私保护	查对产妇及腕带信息(2个以上核对点)	
	患者准备　脱去上衣,充分暴露双侧乳房				
	视诊乳房　患者立于镜子前依次做以下检查 1. 双上肢下垂 2. 双手叉腰 3. 举起双侧手臂高于头顶,左右旋转身体;以上每一种体位,均需观察乳房外形有无改变,双侧乳房大小、形状、轮廓是否对称,有无局限性隆起,有无"酒窝征"或"橘皮征",乳头有无凹陷、回缩、抬高,乳晕有无湿疹等	沟通并解释操作步骤、要领;告知患者操作中切不可用手抓捏乳房,因为用手抓捏会将肿块与正常腺体混淆,无法做出正确的判断	示指、中指、无名指的指腹轻轻触摸乳房	1. 动作轻柔 2. 保护隐私 3. 指导到位	1. 护士讲解触摸要领的有效性 2. 护士观察与纠正患者操作的准确性 3. 指导动作的规范性 4. 操作的熟练度 5. 保护隐私
	触诊乳房　立于镜子前,左侧手臂上举置于枕后				
	右侧手掌平伸,将示指、中指、无名指并拢,用最敏感的示指、中指、无名指的指腹轻轻触摸乳房				
	以乳头为中心环形或以乳头为中心放射状方向仔细检查左乳房每一个部位,感觉是否有肿块				
	同样的手法触摸腋窝,是否有肿块				
	用拇指和示指轻轻挤压乳头,观察有无乳头溢液,如发现有混浊的、微黄色或血性溢液,应立即就医				
	用拇指及示指轻轻夹起乳头,感觉乳头下及其周围是否有肿块				
	右侧手臂上举置于枕后,左手同法触摸右侧乳房、腋窝、乳头;也可采取仰卧位,以小枕头或将浴巾垫于肩下,同样手法触摸乳房、腋窝、乳头,左手触摸右侧乳房,右手触摸左侧乳房				
	整理用物　协助患者穿好上衣,撤去屏风	用物依据《消毒技术规范》和《医疗废物管理条例》做好相应处理			

（续表）

项目	步骤	沟通	操作要点	评分要点	考点
流程	**洗手记录** 洗手，记录检查时间、结果，签全名		七步洗手法	达到洗手效果	
	操作结束	报告操作完毕			
评价	**操作** 查对无误，操作规范熟练、安全有效、用力适当，记录及时准确，患者掌握自我检查的方法				
	沟通 仪态大方，关爱患者，评估解释准确，治疗性沟通有效，健康宣教到位，满足患者需求				
	防护 安全防护意识强，患者安全无意外				
	时间 15分钟				

83 产后盆底修复操

· 学习目标 ·

1. 素质目标:培养护士敏锐的观察力、果断决策、规范演示与指导的能力。
2. 能力目标:具备根据临床情景做出决策,采取适当措施解决问题的能力。
3. 知识目标:掌握产后盆底修复操的评估内容、动作要领;理解产后进行康复锻炼的重要性。
4. 思政目标:树立敬佑生命、甘于奉献的医者情怀及精益求精不断提升专业能力的科学品质。

案 例

李××,28岁,阴道分娩5日。产后子宫复旧良好,恶露正常,外阴无肿胀等不适。遵医嘱可进行盆底康复锻炼,护士指导产妇做盆底修复操。

思维导图

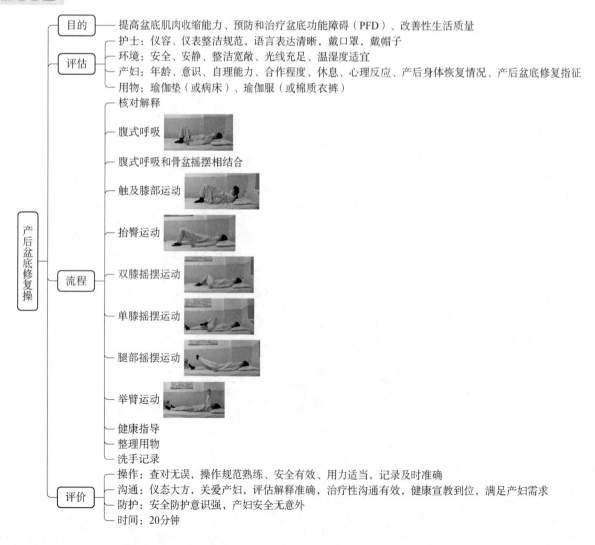

产后盆底修复操

- 目的 —— 提高盆底肌肉收缩能力、预防和治疗盆底功能障碍(PFD)、改善性生活质量
- 评估
  - 护士:仪容、仪表整洁规范,语言表达清晰,戴口罩、戴帽子
  - 环境:安全、安静、整洁宽敞、光线充足、温湿度适宜
  - 产妇:年龄、意识、自理能力、合作程度、休息、心理反应、产后身体恢复情况、产后盆底修复指征
  - 用物:瑜伽垫(或病床)、瑜伽服(或棉质衣裤)
- 流程
  - 核对解释
  - 腹式呼吸
  - 腹式呼吸和骨盆摇摆相结合
  - 触及膝部运动
  - 抬臀运动
  - 双膝摇摆运动
  - 单膝摇摆运动
  - 腿部摇摆运动
  - 举臂运动
  - 健康指导
  - 整理用物
  - 洗手记录
- 评价
  - 操作:查对无误,操作规范熟练、安全有效、用力适当,记录及时准确
  - 沟通:仪态大方,关爱产妇,评估解释准确,治疗性沟通有效,健康宣教到位,满足产妇需求
  - 防护:安全防护意识强,产妇安全无意外
  - 时间:20分钟

操作标准

项目	步 骤	沟 通	操作要点	评分要点	考 点
目 的	提高盆底肌肉收缩能力、预防和治疗盆底功能障碍(PFD)、改善性生活质量	报告操作开始,护士自我介绍,报告操作项目名称			操作目的明确
评 估	**护士** 仪容、仪表整洁规范,语言表达清晰,戴口罩,戴帽子	报告评估结果:护士着装整洁,已修剪指甲、洗手、戴口罩;环境整洁、明亮;产妇已了解操作目的并愿意配合;用物准备齐全	评估、检查用物、产妇合作程度	1. 评估内容正确 2. 产妇休息充分、精神放松	操作目的明确
评 估	**环境** 安全、安静、整洁宽敞、光线充足、温湿度适宜				
评 估	**产妇** 年龄、意识、自理能力、合作程度、休息、心理反应、产后身体恢复情况、产后盆底修复指征				
评 估	**用物** 瑜伽垫(或病床)、瑜伽服(或棉质舒适衣裤)				
流 程	**核对解释** 携用物至床旁,核对,向产妇解释操作目的和方法,告知产妇掌握做操的技巧,取得合作,屏风遮挡	沟通并解释操作目的	核对	查对产妇及腕带信息	1. 护士讲解操作要领的有效性 2. 护士观察与纠正产妇操作的准确性 3. 指导动作的规范性 4. 操作的熟练度 5. 体位正确
流 程	**腹式呼吸** 产妇取屈膝仰卧位;通过鼻腔深吸气,保持胸腔不动,使腹部向上扩张;腹部肌肉收缩时慢慢匀速用嘴呼气,保持3~5秒,放松	告知操作方法	鼻吸嘴呼	体位正确,产妇能进行腹式呼吸	
流 程	**腹式呼吸和骨盆摇摆相结合** 产妇取屈膝仰卧位;当深吸气时,放平后背使骨盆向后推动;缓慢匀速呼气,同时收紧腹部肌肉和臀部,呼气时保持3~5秒,放松	告知操作方法	收紧腹肌及臀部	体位正确,产妇能收紧腹肌及臀部	
流 程	**触及膝部运动** 产妇取屈膝仰卧位;吸气时,下颌尽量触及胸部;呼气时,慢慢抬起头和肩部,双手伸直触及膝盖;背部自然弯曲,腰部不要离开床面,然后慢慢回到起始姿势,放松	告知操作方法	双手触膝	体位正确,动作规范	
流 程	**抬臀运动** 产妇取仰卧位,双臂放于身体两侧,屈膝,双脚放平,慢慢抬起臀部弓背;然后慢慢恢复到开始的姿势	告知操作方法	抬臀弓背	体位正确,动作规范	
流 程	**双膝摇摆运动** 产妇取屈膝仰卧位;保持双肩平放双脚不动,慢慢摆动双膝向左接触地面或床面,然后慢慢将双膝向右侧摆动接触到地面或床面,回到起始姿势,放松	告知操作方法	双膝左右摆	体位正确,动作规范	
流 程	**单膝摇摆运动** 产妇平躺,右腿伸直左腿屈膝;保持双肩平放,缓慢平稳的摆动左膝向右,触及地板或床面,然后回到起始姿势;换腿,右膝向左触及地板或床面,然后回到起始姿势,放松	告知操作方法	单膝摆动	体位正确,动作规范	
流 程	**腿部摇摆运动** 产妇双腿伸直平躺,保持双肩平放和双腿伸直,慢慢抬起左腿并向右侧旋转,接触到地面或床面,然后回到起始动作;右腿重复,向左侧旋转,放松		双腿左右摆	体位正确,动作规范	
流 程	**举臂运动** 产妇平躺,双臂上举与身体呈90°角,双手接触,然后慢慢放低,放松		动作规范	体位正确,动作规范	
流 程	**健康指导** 产后盆底修复操于产后第2日开始(如有会阴切口,待愈合后进行),以预防产后出现盆底脏器脱垂、压力性尿失禁、排尿困难、性功能异常、便秘、慢性盆腔痛等疾病,告知产妇认真、坚持做操的重要性	告知产后盆底修复操的意义	告知正确	沟通良好	

（续表）

项 目	步 骤	沟 通	操作要点	评分要点	考 点
流程	**整理用物** 整理床单元,清理操作用物	用物依据《消毒技术规范》和《医疗废物管理条例》做好相应处理	物品分类	垃圾分类处理	
	洗手记录 洗手,记录做操时间、产妇盆底恢复情况,签全名		七步洗手法	达到洗手效果	
	操作结束	报告操作完毕			
评价	**操作** 查对无误,操作规范熟练、安全有效、用力适当,记录及时准确				
	沟通 仪态大方,关爱产妇,评估解释准确,治疗性沟通有效,健康宣教到位,满足产妇需求				
	防护 安全防护意识强,产妇安全无意外				
	时间 20分钟				

84 母乳喂养

案 例

王××,26岁,产后第2日。新生儿哭闹,有觅食反射,产妇不会哺乳。护士指导产妇哺乳的方法,帮助其实现母乳喂养。

思维导图

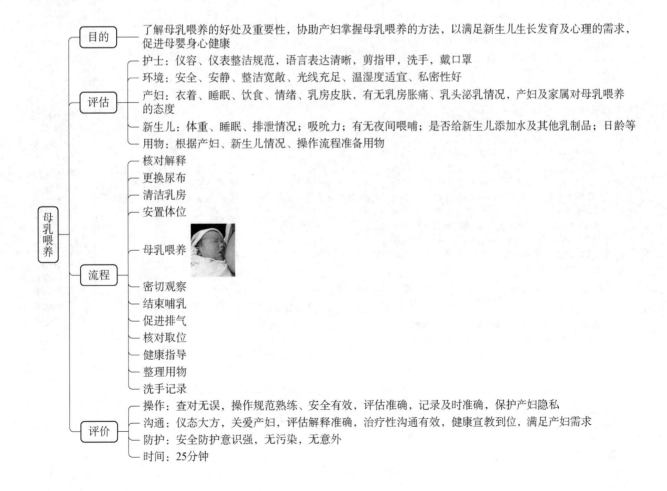

母乳喂养

目的 了解母乳喂养的好处及重要性,协助产妇掌握母乳喂养的方法,以满足新生儿生长发育及心理的需求,促进母婴身心健康

评估
- 护士:仪容、仪表整洁规范,语言表达清晰,剪指甲,洗手,戴口罩
- 环境:安全、安静、整洁宽敞、光线充足、温湿度适宜、私密性好
- 产妇:衣着、睡眠、饮食、情绪、乳房皮肤,有无乳房胀痛、乳头泌乳情况,产妇及家属对母乳喂养的态度
- 新生儿:体重、睡眠、排泄情况;吸吮力;有无夜间喂哺;是否给新生儿添加水及其他乳制品;日龄等
- 用物:根据产妇、新生儿情况、操作流程准备用物

流程
- 核对解释
- 更换尿布
- 清洁乳房
- 安置体位
- 母乳喂养
- 密切观察
- 结束哺乳
- 促进排气
- 核对取位
- 健康指导
- 整理用物
- 洗手记录

评价
- 操作:查对无误,操作规范熟练、安全有效,评估准确,记录及时准确,保护产妇隐私
- 沟通:仪态大方,关爱产妇,评估解释准确,治疗性沟通有效,健康宣教到位,满足产妇需求
- 防护:安全防护意识强,无污染,无意外
- 时间:25分钟

操作标准

项目	步骤	沟通	操作要点	评分要点	考点
目的	了解母乳喂养的好处及重要性,协助产妇掌握母乳喂养的方法,以满足新生儿生长发育及心理的需求,促进母婴身心健康	报告操作开始,护士自我介绍、报告操作项目名称	口述目的	内容正确	
评估	**护士** 仪容、仪表整洁规范,语言表达清晰,剪指甲,洗手,戴口罩	报告评估结果:护士符合规范;环境整洁、安静、温湿度适宜,私密性好;产妇休息充分,精神放松,乳房无假体植入、无整形、无胀痛,局部皮肤完整、无破损、无瘢痕、无硬结、无水肿,乳头无凹陷,乳汁分泌通畅,新生儿一般情况良好,吸吮力正常;已了解操作目的并愿意配合;操作用物已准备齐全,水温适宜	评估、检查用物	1. 物品准备齐全 2. 物品放置合理 3. 符合护士仪表 4. 评估产妇、新生儿内容完整、正确	1. 评估内容的完整性 2. 沟通的技巧
	环境 安全、安静、整洁宽敞、光线充足、温湿度适宜、私密性好				
	产妇 衣着、睡眠、饮食、情绪、乳房皮肤,有无乳房胀痛、乳头泌乳情况,产妇及家属对母乳喂养的态度				
	新生儿 体重、睡眠、排泄情况;吸吮力;有无夜间喂哺;是否给新生儿添加水及其他乳制品;日龄等				
	用物 洗手液或肥皂、清洁毛巾、温水、脸盆				
流程	**核对解释** 携用物到床旁,询问产妇姓名,核对手腕带信息,向产妇及家属解释目的及配合方法,取得合作	告知产妇及家属母乳喂养对母婴、家庭及社会的好处、方法及注意事项	核对	严格执行查对制度	查对的正确性
	更换尿布 为新生儿更换尿布				
	清洁乳房 指导产妇洗净双手,协助产妇用温水清洁乳房及乳头;乳头处如有痂垢,应先用油脂浸软后再用温水洗净	告知乳房及乳头清洁的方法	清洁乳房	动作轻柔	
	安置体位 协助产妇取舒适体位,一般为坐位或侧卧位,屏风遮挡,暴露乳房,注意保暖,柔和地按摩乳房,刺激泌乳反射	告知哺乳的姿势及乳房护理的方法	安置体位	体位安置合理,保护产妇隐私	
	母乳喂养 母亲用一只手臂托住新生儿的肩背部,手掌托住新生儿的臀部,使新生儿头与身体呈一条直线,新生儿与母亲胸贴胸,腹贴腹,下颌贴乳房;母亲的另一手采用"C"字形手势轻托住乳房,大拇指轻压乳房上部,乳晕后方,其余四指靠在乳房下的胸壁上;母亲用乳头触碰新生儿上唇中间部分,使新生儿张嘴,也可挤出少量乳汁刺激新生儿吸吮,待新生儿把嘴张得非常大时,将乳头及大部分乳晕放入新生儿口中;放入时将乳头方向朝着新生儿上颚方向,新生儿的下巴贴着乳房,嘴唇最好完全翻出来,紧紧地贴在乳晕上,确保没有东西堵住新生儿的口鼻,新生儿可以自由呼吸	告知哺乳的方法 告知新生儿含接的方法	1. 喂哺姿势 2. 喂哺手法 3. 含接姿势正确时可看到新生儿面颊鼓起,听到有节奏地吸吮和吞咽声	1. 做到"三贴合" 2. "C"字形手势 3. 新生儿充分而有效地吸吮	1. 护士指导正确 2. 产妇哺乳舒适 3. 新生儿能有效吸吮 4. 新生儿安全,无溢奶发生 5. 告知沟通有效 6. 达到母乳喂养效果 7. 母乳喂养方法正确
	密切观察 母乳喂养过程中,密切观察母亲泌乳情况,新生儿吸吮能力,喂养姿势和含接姿势是否正确等	产后1小时内开始哺乳,按需哺乳,开始每次吸吮3~5分钟,以后逐渐延长,但不要超过15~20分钟	密切观察	产妇舒适,姿势正确	
	结束哺乳 喂哺结束后,用示指轻轻向下按压新生儿下颌,取出乳头及乳晕,应避免在口腔负压情况下拉出乳头而引起乳头损伤;哺乳后挤出少许乳汁涂在乳头上,待其自然干燥	告知避免乳头皲裂的方法	挤奶方法		

（续表）

项目	步 骤	沟 通	操作要点	评分要点	考 点
流　　程	**促进排气** 将毛巾放在母亲的肩膀上，使新生儿靠近母亲的身体，其头部靠在母亲的肩上；一手支持新生儿，另一手呈杯状轻拍新生儿背部1～2分钟，排出胃内空气	以防新生儿溢奶，引起窒息；避免损伤新生儿	动作轻柔	保护新生儿颈部	
	核对取位 再次核对，协助新生儿取侧卧位，帮助产妇穿好衣服，指导产妇佩戴合适棉质乳罩，询问产妇需要	告知产妇新生儿取合适体位的重要性，以防溢奶引起窒息，危及生命	再次核对	严格执行查对制度	
	健康指导 为产妇进行相关健康指导 1. 按需哺乳，早接触、早吸吮、早开奶，保持心情舒畅 2. 乳量较少时，吸完一侧再吸另一侧；乳量较多时，每次可吸吮一侧乳房，下一次再吸另一侧，做到有效吸吮 3. 患乳腺炎时可酌情进行母乳喂养；若有乳房胀痛，应进行乳房护理，帮助新生儿吸吮乳房，必要时用吸奶器吸出乳汁 4. 勿用肥皂水、酒精等刺激性物品清洗乳头 5. 不可随意给新生儿添加水及其他饮料 6. 睡觉时注意不要使乳房受压，要坚持夜间哺乳	乳汁达到供需平衡状态时，母亲感觉舒服，乳房不胀痛，可以产生与新生儿相应需求的乳汁；若母亲感觉乳房充盈，要及时喂奶，如果新生儿不吃，母亲又觉得难受，需要挤奶时可以适量挤出至舒服为止	语言柔和	宣教内容准确，态度和蔼可亲	
	整理用物 整理床单位，清理操作用物	用物依据《消毒技术规范》和《医疗废物管理条例》做相应处理			
	洗手记录 洗手；记录时间、效果评估（新生儿吸吮、含接情况、母亲乳头情况、乳汁分泌情况等内容），签全名		记录	记录准确及时	
	操作结束	报告操作完毕			
评　价	**操作** 查对无误，操作规范熟练、安全有效，评估准确，记录及时准确，保护产妇隐私				
	沟通 仪态大方，关爱产妇，评估解释准确，治疗性沟通有效，健康宣教到位，满足产妇需求				
	防护 安全防护意识强，无污染，无意外				
	时间 25分钟				

85 阴道冲洗术

案 例

王××,女,45岁,入院诊断"多发性子宫肌瘤"。定于×日全麻下行腹腔镜全子宫切除术,积极完善术前准备,遵医嘱术前1日行阴道冲洗。

思维导图

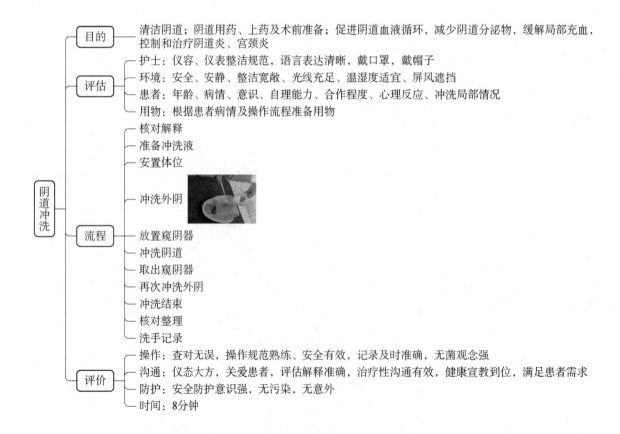

```
              ┌─ 目的 ─── 清洁阴道;阴道用药、上药及术前准备;促进阴道血液循环,减少阴道分泌物,缓解局部充血,
              │           控制和治疗阴道炎、宫颈炎
              │         ┌ 护士:仪容、仪表整洁规范,语言表达清晰,戴口罩,戴帽子
              │         ├ 环境:安全、安静、整洁宽敞、光线充足、温湿度适宜、屏风遮挡
              ├─ 评估 ──┤ 患者:年龄、病情、意识、自理能力、合作程度、心理反应、冲洗局部情况
              │         └ 用物:根据患者病情及操作流程准备用物
              │         ┌ 核对解释
              │         ├ 准备冲洗液
              │         ├ 安置体位
              │         │
              │         ├ 冲洗外阴
 阴道冲洗 ────┤         │
              │         ├ 放置窥阴器
              ├─ 流程 ──┤ 冲洗阴道
              │         ├ 取出窥阴器
              │         ├ 再次冲洗外阴
              │         ├ 冲洗结束
              │         ├ 核对整理
              │         └ 洗手记录
              │         ┌ 操作:查对无误、操作规范熟练、安全有效,记录及时准确,无菌观念强
              │         ├ 沟通:仪态大方,关爱患者,评估解释准确,治疗性沟通有效,健康宣教到位,满足患者需求
              └─ 评价 ──┤ 防护:安全防护意识强,无污染,无意外
                        └ 时间:8分钟
```

操作标准

项目	步　骤	沟　通	操作要点	评分要点	考　点
目的	清洁阴道;阴道用药、上药及术前准备;促进阴道血液循环,减少阴道分泌物,缓减局部充血,控制和治疗阴道炎、宫颈炎	报告操作开始,护士自我介绍、报告操作项目名称			
评估	**护士**　仪容、仪表整洁规范,语言表达清晰,戴口罩、戴帽子				
	环境　安全、安静、整洁宽敞、光线充足、温湿度适宜、屏风遮挡				
	患者　年龄、病情、意识、自理能力、合作程度、心理反应、冲洗局部情况	报告评估结果:护士着装整洁,已修剪指甲、洗手、戴口罩;环境整洁、明亮;患者已了解操作目的并愿意配合;用物准备齐全		准确核对医嘱及患者床头卡及腕带	1. 操作目的明确 2. 严格查对制度
	用物 1. 治疗车上层:治疗单、一次性医用垫、无菌窥阴器1个、消毒干棉球数个、阴道冲洗器1套、一次性冲洗头1个、冲洗溶液(遵医嘱配置41～43℃冲洗溶液500～1000 ml)、无菌手套1副、卵圆钳、弯盘、碘伏、纱球、水温计、速干手消毒剂 2. 治疗车下层:污水桶、医用废物收集袋、生活废物收集袋 3. 另备:输液架				
流程	**核对解释**　携用物至检查床,查对,双人核对医嘱单和治疗单、患者及腕带信息;告知患者阴道冲洗的目的、方法及注意事项,取得合作		核对患者信息	1. 查对 2. 向患者解释操作目的,体现人文关怀	查对的正确性
	准备冲洗液　检查并取出冲洗器,连接冲洗器橡皮管与冲洗头,遵医嘱配制冲洗液500～1000 ml,排去管内空气,关闭调节器;将装有冲洗液的冲洗器挂于高出检查床60～70 cm处,测水温(41～43℃为宜)		冲洗液的量、温度、冲洗器悬挂的高度		1. 阴道冲洗的体位,先配置好冲洗液,测好体温,再安置体位 2. 冲洗液的量、温度、冲洗器悬挂的高度
	安置体位　协助患者取膀胱截石位,臀下垫臀垫,暴露外阴,污水桶放于检查床下		安置体位	患者体位正确	
	冲洗外阴　一手持卵圆钳夹干棉球斜形呈45°角,另一手持冲洗头,按外阜→两侧大小阴唇→阴道口→肛门的顺序冲洗外阴,边冲边擦,冲洗毕关闭调节器		1. 外阴冲洗的顺序 2. 正确放置窥阴器 3. 冲洗时旋转窥阴器 4. 正确取出窥阴器	1. 外阴冲洗的顺序正确 2. 放置窥阴器之前石蜡润滑 3. 窥阴器闭合沿阴道后壁缓慢放入 4. 取出窥阴器时先稍后退,然后闭合旋转取出	1. 操作的准确性 2. 技术熟练度 3. 无菌意识 4. 人文关怀
	放置窥阴器　检查并打开无菌窥阴器包装,戴无菌手套取出,用石蜡油润滑窥阴器前2/3,一手拇指、示指分开小阴唇,暴露阴道口;另一手将双叶闭合的窥阴器沿阴道后壁缓慢送入阴道,边推进边将窥阴器逐渐放平、打开,充分暴露阴道壁、阴道后穹隆部及宫颈				
	冲洗阴道　将冲洗头放入阴道穹隆处,打开调节器,冲洗宫颈,旋转无菌窥阴器,冲洗阴道穹隆及阴道各壁				
	取出窥阴器　阴道各部位冲洗干净,剩余部分冲洗溶液(约100 ml),关闭调节器,取出冲洗头,将阴道窥器向下压待阴道内残留液体流出,用无菌棉球擦净阴道内积液,将无菌窥阴器稍后退,避开宫颈处,再闭合旋转取出				
	再次冲洗外阴　打开调节器,再冲洗1遍外阴				

（续表）

项目	步　骤	沟　通	操作要点	评分要点	考　点
流程	**冲洗结束**　冲洗毕，协助患者擦净外阴，更换臀垫，穿好衣裤，采取舒适卧位				
	核对整理　再次核对治疗单、患者信息及腕带；整理、检查床，清理操作用物	用物依据《消毒技术规范》和《医疗废物管理条例》做好相应处理			垃圾分类处理
	洗手记录　洗手，记录时间、内容，签全名		查对、记录	规范查对、准确记录	查对制度
评价	**操作**　查对无误，操作规范熟练、安全有效，记录及时准确，无菌观念强				
	沟通　仪态大方，关爱患者，评估解释准确，治疗性沟通有效，健康宣教到位，满足患者需求				
	防护　安全防护意识强，无污染，无意外				
	时间　8分钟				

86 间断性胎心音听诊

学习目标

1. 素质目标：理解监测胎心的重要性，培养护士敏锐的观察力以及果断决策、敏捷操作的能力。
2. 能力目标：具备根据临床情景做出决策，识别并适当处理胎心异常的能力。
3. 知识目标：掌握胎心的正常范围，掌握听诊胎心音的方法。
4. 思政目标：培养"以孕妇为中心"和"生命至上"的理念，在操作过程中秉承南丁格尔精神，注重人文关怀。

案 例

李××，26岁，G_1P_0，宫内妊娠39周入院。护士为评估胎儿在子宫内的生长发育情况，进行听诊胎心音操作。

思维导图

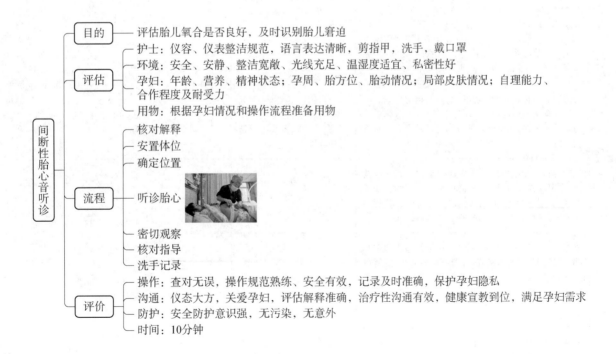

间断性胎心音听诊
- 目的：评估胎儿氧合是否良好，及时识别胎儿窘迫
- 评估
  - 护士：仪容、仪表整洁规范，语言表达清晰，剪指甲，洗手，戴口罩
  - 环境：安全、安静、整洁宽敞、光线充足、温湿度适宜、私密性好
  - 孕妇：年龄、营养、精神状态；孕周、胎方位、胎动情况；局部皮肤情况；自理能力、合作程度及耐受力
  - 用物：根据孕妇情况和操作流程准备用物
- 流程
  - 核对解释
  - 安置体位
  - 确定位置
  - 听诊胎心
  - 密切观察
  - 核对指导
  - 洗手记录
- 评价
  - 操作：查对无误，操作规范熟练、安全有效，记录及时准确，保护孕妇隐私
  - 沟通：仪态大方，关爱孕妇，评估解释准确，治疗性沟通有效，健康宣教到位，满足孕妇需求
  - 防护：安全防护意识强，无污染，无意外
  - 时间：10分钟

操作标准

项目	步　骤	沟　通	操作要点	评分要点	考　点
目的	评估胎儿氧合是否良好,及时识别胎儿窘迫	报告操作开始,护士自我介绍、报告操作项目名称			
评估	**护士**　仪容、仪表整洁规范,语言表达清晰,剪指甲,洗手,戴口罩	报告评估结果:护士着装整洁,已修剪指甲、洗手、戴口罩;环境整洁、明亮、私密性好;孕妇一般情况良好、胎动正常、腹部皮肤完整,知晓操作并愿意配合;操作用物已准备齐全	评估、检查用物	1. 物品准备齐全 2. 物品放置合理 3. 符合护士仪表 4. 评估孕妇情况无遗漏	1. 评估内容的准确性 2. 沟通的有效性 3. 物品准备的完整性
	环境　安全、安静、整洁宽敞、光线充足、温湿度适宜、私密性好				
	孕妇　年龄、营养、精神状态;孕周、胎方位、胎动情况;局部皮肤情况;自理能力、合作程度及耐受力				
	用物 1. 治疗车上层:胎心听诊仪、耦合剂、手表、纸巾、速干手消毒剂、治疗盘 2. 治疗车下层:医用废物收集袋、生活废物收集袋				
流程	**核对解释**　携用物到床旁,询问孕妇姓名,核对手腕带信息,向孕妇及家属解释目的及配合方法,取得合作;嘱孕妇排空膀胱、放松心情	告知孕妇及家属听诊胎心音的目的、方法及注意事项	核对	严格执行查对制度	查对的正确性
	安置体位　协助孕妇取平卧位或半仰卧位,告之孕妇,请其放松腹肌,适当暴露孕妇腹部,必要时用屏风遮挡		安置体位	安置体位合理,保护孕妇隐私	1. 护士的应对处理能力 2. 护士健康教育的方法 3. 按要求口述内容的正确性 4. 听诊方法正确 5. 测量胎心率数值准确
	确定位置　确定听诊胎心音位置 1. 妊娠18～20周:在孕妇腹壁上可以听到胎心音 2. 妊娠24周以前:胎心音多在脐下正中或稍偏左或右听到 3. 妊娠24周后:胎心音多在胎儿背部听得最清楚 4. 妊娠28周时:触清胎方位确定听诊胎心音位置,枕先露时,胎心音在脐下方左或右侧;臀先露时,胎心音在脐上方左或右侧;肩先露时,胎心音在脐部下方听得最清楚	听诊胎心音用四步触诊法,在胎儿肩背部胎心音最强		多普勒听诊仪放置位置正确	
	听诊胎心　在相应位置涂抹耦合剂,用多普勒胎心听诊仪探头紧贴腹壁听诊,胎心音呈双音,第一音与第二音相接近,听到如钟表的"滴答"声后同时看表,计数30秒,异常时听诊1分钟,做好记录	若有宫缩,选择宫缩后间歇期听诊,注意与子宫杂音、腹主动脉音及脐带杂音相鉴别	动作宜轻柔	听诊胎心音数值正确	
	密切观察　操作过程中注意观察孕妇有无异常情况,出现异常及时处理;若胎心率<110次/min或者>160次/min,协助孕妇取左侧卧位,必要时给予低流量吸氧,进行胎心监护,并及时通知医生	孕妇取左侧卧位,可以改善胎盘血液供应,避免胎儿在宫内缺氧			
	核对指导　听诊胎心音完成后,用纸巾擦去孕妇腹部残留的耦合剂;再次核对;帮助孕妇取合适卧位;为孕妇进行相关健康宣教:正常胎心率为110～160次/min		动作宜轻柔再次核对语言柔和	严格执行查对制度 宣教内容准确,态度和蔼可亲	
	整理床单位				
	洗手记录　整理床单元,清理操作用物,洗手,询问孕妇需要,记录胎心音听诊时间、次数及其他异常情况,签全名	用物依据《消毒技术规范》和《医疗废物管理条例》做相应处理		记录应准确及时	
	操作结束	报告操作完毕			

（续表）

项目		步　骤	沟　通	操作要点	评分要点	考　点
评价	**操作**	查对无误,操作规范熟练、安全有效,记录及时准确,保护孕妇隐私				
	沟通	仪态大方,关爱孕妇,评估解释准确,治疗性沟通有效,健康宣教到位,满足孕妇需求				
	防护	安全防护意识强,无污染,无意外				
	时间	10 分钟				

87 新生儿臀部护理

学习目标

1. 素质目标:培养护士高尚的医德情操,具备强烈的责任感、耐心、细心、慈母心。
2. 能力目标:培养护士细致的观察力、敏锐的分析判断能力及精准熟练的操作技能。
3. 知识目标:掌握臀部护理的目的、观察要点、操作规范、注意事项和尿布皮炎的处理方法。
4. 思政目标:引导学生树立医者仁心、敬佑生命的职业素养。

案 例

患儿,男,生后10天,因"呛奶1天,面色发黄"入院。患儿为足月新生儿,入院查体:体温36.8℃,脉搏138次/min,呼吸50次/min,体重2900g,呼吸稍促,口周轻度发绀,呛奶,巩膜及全身皮肤中度黄染,臀部皮肤发红。入院后诊断为"新生儿肺炎",遵医嘱抗感染治疗,加强臀部护理。

思维导图

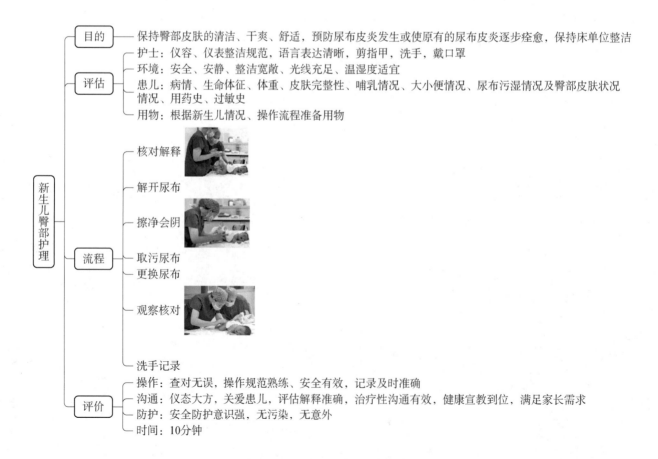

- 目的 —— 保持臀部皮肤的清洁、干爽、舒适,预防尿布皮炎发生或使原有的尿布皮炎逐步痊愈,保持床单位整洁
- 评估
  - 护士:仪容、仪表整洁规范,语言表达清晰,剪指甲,洗手,戴口罩
  - 环境:安全、安静、整洁宽敞、光线充足、温湿度适宜
  - 患儿:病情、生命体征、体重、皮肤完整性、哺乳情况、大小便情况、尿布污湿情况及臀部皮肤状况情况、用药史、过敏史
  - 用物:根据新生儿情况、操作流程准备用物
- 流程
  - 核对解释
  - 解开尿布
  - 擦净会阴
  - 取污尿布
  - 更换尿布
  - 观察核对
  - 洗手记录
- 评价
  - 操作:查对无误、操作规范熟练、安全有效、记录及时准确
  - 沟通:仪态大方、关爱患儿、评估解释准确、治疗性沟通有效、健康宣教到位、满足家长需求
  - 防护:安全防护意识强、无污染、无意外
  - 时间:10分钟

（新生儿臀部护理）

操作标准

项目	步　骤	沟　通	操作要点	评分要点	考　点
目的	保持臀部皮肤的清洁、干爽、舒适，预防尿布皮炎发生或使原有的尿布皮炎逐步痊愈，保持床单位整洁	报告操作开始，护士自我介绍、报告操作项目名称			
评估	**护士**　仪容、仪表整洁规范，语言表达清晰，剪指甲，洗手，戴口罩				
	环境　安全、安静、整洁宽敞、光线充足、温湿度适宜	报告评估结果：护士符合规范，家长已了解此操作的目的，愿意配合此项操作；环境整洁、明亮，适合操作；操作用物已准备齐全	评估、检查用物	评估方法	评估内容
	患儿　病情、生命体征、体重、皮肤完整性、哺乳情况、大小便情况、尿布污湿及臀部皮肤状况、用药史、过敏史				
	用物 1. 治疗车上层：型号适宜的一次性纸尿裤（或尿布），根据需要备湿巾纸（或柔软小毛巾1块）、温水一盆、水温计、棉签、护臀霜或鞣酸软膏、医嘱执行单、快速手消毒剂、尿布桶 2. 治疗车下层：医用垃圾收集袋、生活垃圾收集袋				
流程	**核对解释**　携用物至床旁，核对医嘱及患儿信息或使用PDA核对；告知家长操作的目的、方法及注意事项，取得其合作；指导家长如何观察患儿反应			核对床头卡，手腕带与执行单患儿信息是否一致（两种以上核对方式）	
	解开尿布　拉开盖被，将患儿取仰卧位，解开纸尿裤				
	擦净会阴　一手握住患儿双足并提起，露出臀部，同时观察大小便性质与量，如有异常遵医嘱留取标本送检，另一手用纸尿裤洁净的一端擦净会阴及臀部，并以此盖上污湿部分垫于臀下；用湿巾纸（避免使用含酒精的湿巾）或小毛巾蘸温水从前向后轻柔且非摩擦方式擦净会阴和臀部皮肤，注意擦净皮肤的皱褶部分；如果有尿布性炎或皮疹或腹泻患儿，应每次便后用小毛巾和温水洗净臀部	注意观察臀部有无皮疹、尿布皮炎；水温冬季38~39℃，夏季37~38℃	提起患儿双足，角度不宜过大 从前向后擦（洗）净会阴和臀部	擦净会阴、臀部，遮盖臀下污湿尿布 擦拭方法正确，臀部会阴清洁	1. 护士精明、灵活 2. 护士工作的条理性 3. 爱伤观念 4. 操作熟练度 5. 动作轻柔 6. 记录规范
	取污尿布　取出污湿的纸尿裤（或尿布）放于尿布桶中；如为暖箱或光疗箱中的患儿，从近足侧操作窗中取出（口述）	暖箱或光疗箱中的患儿，从近足侧操作窗中取出			
	更换尿布 1. 打开备用纸尿裤，一手握住并提起患儿双足，使臀部略抬高，另一手将清洁纸尿裤的一端垫于患儿臀背部，放下双足；从双腿间拉出纸尿裤另一端，待皮肤干后，臀部用棉签涂抹护臀霜或鞣酸软膏，将其覆盖于下腹部，将纸尿裤系上； 2. 有尿布皮炎患儿根据分级及医嘱进行相应处理，敏感性皮肤患儿增加更换频次，每日固定时间解开纸尿裤充分暴露30~60分钟，每日3次，注意保暖（口述）；新生儿脐带未脱落时，可将纸尿裤前部的上端向下折，保持脐带残端处于暴露状态	注意涂抹易于接触排泄物或皮肤发红部位	方法正确，松紧适度		
	观察核对　拉平衣服，包好包被；观察排泄物性状，或根据需要称量尿不湿；再次核对患儿信息（医嘱执行单、腕带、床头卡或使用PDA核对）；告知患儿家长注意事项，进行健康指导		或使用PDA核对	核对正确	

（续表）

项目	步　骤	沟　通	操作要点	评分要点	考　点
流程	**洗手记录**　整理床单元，整理操作用物，洗手，记录观察内容（大便颜色、性状，小便情况），根据医嘱记录出入量，签名	用物依据《消毒技术规范》和《医疗废物管理条例》做相应处理			
	操作结束	报告操作完毕			
评价	**操作**　查对无误，操作规范熟练、安全有效，记录及时准确				
	沟通　仪态大方，关爱患儿，评估解释准确，治疗性沟通有效，健康宣教到位，满足家长需求				
	防护　安全防护意识强、无污染、无意外				
	时间　10分钟				

88 早产儿暖箱的应用

案 例

患儿,男,出生后6小时,因早产体温低、四肢皮肤发凉入院。患儿为胎龄28周早产,入院查体:体温35.2℃,脉搏134次/min,呼吸45次/min,体重1450 g。入院后遵医嘱该患儿需入暖箱进行保暖复温,维持体温稳定。

思维导图

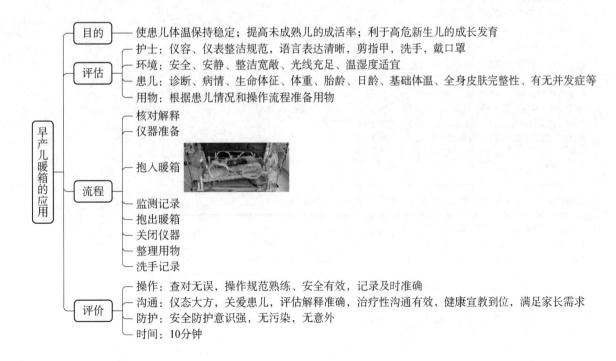

- 早产儿暖箱的应用
  - 目的 —— 使患儿体温保持稳定;提高未成熟儿的成活率;利于高危新生儿的成长发育
  - 评估
    - 护士:仪容、仪表整洁规范,语言表达清晰,剪指甲,洗手,戴口罩
    - 环境:安全、安静、整洁宽敞、光线充足、温湿度适宜
    - 患儿:诊断、病情、生命体征、体重、胎龄、日龄、基础体温、全身皮肤完整性、有无并发症等
    - 用物:根据患儿情况和操作流程准备用物
  - 流程
    - 核对解释
    - 仪器准备
    - 抱入暖箱
    - 监测记录
    - 抱出暖箱
    - 关闭仪器
    - 整理用物
    - 洗手记录
  - 评价
    - 操作:查对无误,操作规范熟练、安全有效,记录及时准确
    - 沟通:仪态大方,关爱患儿,评估解释准确,治疗性沟通有效,健康宣教到位,满足家长需求
    - 防护:安全防护意识强,无污染,无意外
    - 时间:10分钟

操作标准

项目	步　　骤	沟　　通	操作要点	评分要点	考　　点
目的	以科学的方法,创造一个温湿度适宜、安全的隔离环境,使患儿体温保持稳定;提高未成熟儿的成活率;利于高危新生儿的成长发育	报告操作开始,护士自我介绍、报告操作项目名称			
评估	**护士**　仪容、仪表整洁规范,语言表达清晰,剪指甲,洗手,戴口罩	报告评估结果:护士仪表整洁规范,洗手、戴口罩;患儿家长知晓并愿意配合操作;环境整洁、明亮;操作用物已准备齐全、暖箱性能良好	评估、检查暖箱	暖箱性能良好,各部位零件无缺损,是否消毒,是否在有效期内	
	环境　安全、安静、整洁宽敞、光线充足、温湿度适宜				
	患儿　诊断、病情、生命体征、体重、胎龄、日龄、基础体温、全身皮肤完整性、有无并发症等,患儿全身裸露仅着尿不湿,修剪指(趾)甲				
	用物 1. 消毒后的暖箱 2. 治疗车上层:消毒后的暖箱、温湿度表、灭菌注射用水、鸟巢、肩垫、干净包被、遮光布、医嘱执行单、快速手消液;必要时准备手足保护套、水垫、人工皮等 3. 治疗车下层:医用垃圾收集袋、生活垃圾收集袋				
流程	**核对解释**　携暖箱及备好的物品置于患儿床旁,核对医嘱及患儿信息或使用 PDA 核对;告知家长操作的目的、方法及注意事项,取得其合作;指导家长如何观察患儿反应				1. 护士精明、灵活 2. 护士工作的条理性 3. 动作准确性 4. 技术熟练度 5. 防护意识
	仪器准备　将暖箱铺好鸟巢,水槽内加入适量灭菌注射用水至水位线;接通电源,打开暖箱开关;检查暖箱各项指标显示是否正常;遵医嘱,根据患儿体重、日龄、胎龄、选择适宜的温湿度,预热暖箱;观察加热灯是否亮着;观察空气温度指示灯是否达到设定温度	硬肿症患儿按硬肿症复温原则调节箱温;指示灯熄灭表示加热已停止;灯亮警铃响表示暖箱温差大	调设暖箱温湿度	正确选择、调设暖箱温湿度预定值	
	抱入暖箱　箱温达到预定温湿度;再次核对患儿信息(医嘱执行单、腕带、床头卡或使用 PDA 核对),护士再次洗手;打开暖箱门,将患儿轻轻抱入暖箱内鸟巢中,根据病情选择合适体位,头偏向一侧,肩上垫小枕,床头抬高 15～30° 角,关闭暖箱门,罩上遮光布;如使用肤温模式调控暖箱温度,还应将肤温探头固定于患儿剑突和脐之间的腹部区域,避开皮肤破损处	一切护理操作应尽量在箱内进行		核对床头卡,手腕带与执行单患者信息是否一致(两种以上核对方式);肤温探头固定方法正确	
	监测记录　定时监测体温:患儿体温未升至正常之前应 30～60 分钟监测 1 次,升至正常后可每 4 h 测 1 次,记录箱温和患儿体温;监测病情,观察患儿生命体征、吸吮能力、吃奶量、大小便、体重以及皮肤情况;核对患儿信息,将床头卡挂于暖箱上	保持体温在 36～37 ℃ 之间,根据体温随时调节箱温,并维持相对湿度;如为新生儿硬肿症,观察硬肿消退情况,有无肺出血			
	抱出暖箱　停止使用暖箱时,再次核对婴儿信息(医嘱执行单、腕带、床头卡或使用 PDA 核对);清洁皮肤,更换清洁婴儿服,兜好尿布,用棉被包裹患儿出暖箱,将床头卡挂于婴儿车上,再次核对		或使用 PDA 核对	2 个以上查对点	
	关闭仪器　关闭暖箱开关,切断电源				

（续表）

项目	步　骤	沟　通	操作要点	评分要点	考　点
流 程	**整理用物**　暖箱终末消毒处理备用（放掉水槽内蒸馏水，用消毒液擦拭清洁，紫外线灯照射 30 分钟）	用物依据《消毒技术规范》和《医疗废物管理条例》做相应处理			
	洗手记录　洗手，记录停止时间、内容，签全名				
	操作结束	报告操作完毕			
评 价	**操作**　查对无误，操作规范熟练、安全有效，记录及时、准确				
	沟通　仪态大方，关爱患儿，评估解释准确，治疗性沟通有效，健康宣教到位，满足患儿需求				
	防护　安全防护意识强，无污染，无意外				
	时间　10 分钟				

89 新生儿体重、身长、头围、胸围、腹围测量

· 学习目标 ·

1. 素质目标:培养护士高尚的医德情操,具备强烈的责任感、耐心、细心、慈母心及良好的沟通能力。
2. 能力目标:培养护士细致的观察力、敏锐的分析能力,以及精准熟练的操作技能。
3. 知识目标:掌握新生儿体重、身高、头围、胸围和腹围测量的目的、标准参考值、操作规范和注意事项。
4. 思政目标:引导学生树立医者仁心、敬佑生命的职业素养。

案 例

李××,男,足月,生后7天,足月儿貌,反应尚好,面色红润,吸吮好。今对新生儿进行体格发育检测,遵医嘱为该新生儿实施体重、身高、头围、胸围和腹围测量。

思维导图

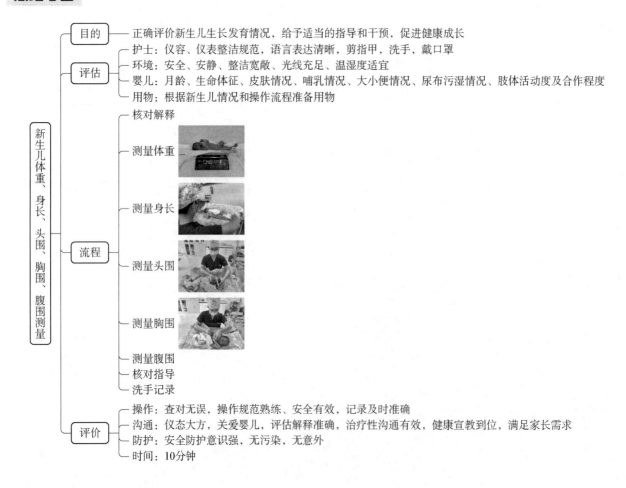

新生儿体重、身长、头围、胸围、腹围测量

- 目的 —— 正确评价新生儿生长发育情况,给予适当的指导和干预,促进健康成长
- 评估
  - 护士:仪容、仪表整洁规范,语言表达清晰,剪指甲,洗手,戴口罩
  - 环境:安全、安静、整洁宽敞,光线充足,温湿度适宜
  - 婴儿:月龄、生命体征、皮肤情况、哺乳情况、大小便情况、尿布污湿情况、肢体活动度及合作程度
  - 用物:根据新生儿情况和操作流程准备用物
- 流程
  - 核对解释
  - 测量体重
  - 测量身长
  - 测量头围
  - 测量胸围
  - 测量腹围
  - 核对指导
  - 洗手记录
- 评价
  - 操作:查对无误,操作规范熟练、安全有效,记录及时准确
  - 沟通:仪态大方,关爱婴儿,评估解释准确,治疗性沟通有效,健康宣教到位,满足家长需求
  - 防护:安全防护意识强,无污染,无意外
  - 时间:10分钟

操作标准

项目	步　骤	沟　通	操作要点	评分要点	考　点
目的	通过测量,正确评价新生儿的生长发育情况,给予适当的指导和干预,促进健康成长	报告操作开始,护士自我介绍、报告操作项目名称			
评估	**护士** 仪容、仪表整洁规范,语言表达清晰,剪指甲,洗手,戴口罩				
	环境 安全、安静、整洁宽敞、光线充足、温湿度适宜				
	婴儿 月龄、生命体征、皮肤情况、哺乳情况、大小便情况、尿布污湿情况、肢体活动度及合作程度	报告评估结果:护士仪表整洁规范,洗手、戴口罩;婴儿家长知晓并愿意配合操作;环境整洁、明亮;操作用物已准备齐全	评估、检查用物	用物评估	评估内容、方法
	用物 1. 治疗车上层:婴儿电子秤、一次性中单 1 块、治疗盘、弯盘、棉球、75%酒精棉片,测量身长的专用量床 1 个,测量头围、胸围专用量尺 1 把,医嘱执行单、速干手消毒剂 2. 治疗车下层:医用垃圾收集袋、生活垃圾收集袋				
流程	**核对解释** 携用物至床旁,核对医嘱及婴儿信息或使用 PDA 核对;告知家长操作的目的、方法及注意事项,取得其合作;指导家长如何观察婴儿反应			核对床头卡,手腕带与执行单婴儿信息是否一致(2种以上核对方式)	
	测量体重 洗手;将婴儿电子秤平稳地放在平整结实的台面上;清洁消毒婴儿电子秤人体托盘;接通电源,打开电源开关,待显示器数字恢复至"0"时,仪器进入稳定状态;人体托盘上垫一次性中单,按"去皮键"使显示值为"0";确认体重秤数值为"0",将婴儿轻轻抱入托盘,从显示屏上直接读出体重数值,所得重量减去婴儿衣物、尿裤重量,即得出婴儿的净重量;测量体重时间最好在喂奶前或喂奶后2 h	1. 绿色显示屏亮时,表示婴儿秤已通电 2. 若体重差异过大需更换体重秤重新测量	方法正确	1. 动作轻柔 2. 注意保暖	1. 护士精明、灵活 2. 护士工作的条理性 3. 爱伤观念 4. 操作熟练度 5. 测量方法正确 6. 记录规范
	测量身长 清洁消毒测量床;婴儿取仰卧位,两手自然平放;脱去婴儿鞋、帽、袜,穿单衣,仰卧于测量床底板中线上,扶正头,头顶轻触头板,测量者位于婴儿右侧,使婴儿双膝伸直,移动足板触及足跟部,读数并记录,精确到 0.1 cm				
	测量头围 清洁消毒测量尺;婴儿取仰卧位,两手自然平放;测量者立于婴儿右前方,用量尺从左侧眉弓上缘、枕骨隆突最高处及右侧眉弓上缘回至起点,量尺应紧贴皮肤,左右对称;读出数值,量尺刻度应准确到 0.1 cm				
	测量胸围 清洁消毒测量尺;婴儿取仰卧位,两手自然平放;测量者位于婴儿右侧,用左手拇指将量尺"0"点固定与婴儿乳头下缘,右手将量尺由右侧绕背部或两侧肩胛下角下缘,经身体左侧回至"0"点,取婴儿平静呼吸时的中间数值,数值精确到 0.1 cm				
	测量腹围 清洁消毒测量尺;婴儿取仰卧位,两手自然平放;自脐水平绕腹部 1 周,读取数值;数值精确到 0.1 cm;将婴儿抱起,穿好衣物与尿裤,将体重秤电源关闭,刻度归零				

（续表）

项目	步　骤	沟　通	操作要点	评分要点	考　点
流程	**核对指导**　再次核对婴儿信息（医嘱执行单、腕带、床头卡或使用 PDA 核对）；告知婴儿家长注意事项，进行健康指导		或使用 PDA 核对	核对床头卡，手腕带与执行单婴儿信息是否一致（2 种以上核对方式）	
	洗手记录　整理操作用物，洗手，记录	用物依据《消毒技术规范》和《医疗废物管理条例》做相应处理			
	操作结束	报告操作完毕			
评价	**操作**　查对无误，操作规范熟练、安全有效，记录及时准确				
	沟通　仪态大方，关爱婴儿，评估解释准确，治疗性沟通有效，健康宣教到位，满足家长需求				
	防护　安全防护意识强，无污染，无意外				
	时间　10 分钟				

90 新生儿沐浴

案　例

患儿,女,足月,生后 15 天。查体:体温 36.6 ℃,脉搏 138 次/min,呼吸 50 次/min,体重 4 000 g,生命体征平稳,面色红润,全身皮肤完整性良好。护士为该新生儿实施沐浴。

思维导图

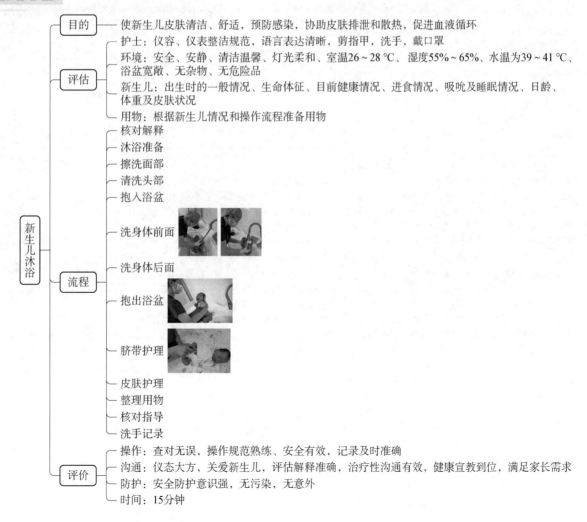

新生儿沐浴

- 目的 —— 使新生儿皮肤清洁、舒适,预防感染,协助皮肤排泄和散热,促进血液循环

- 评估
  - 护士:仪容、仪表整洁规范,语言表达清晰,剪指甲,洗手,戴口罩
  - 环境:安全、安静、清洁温馨、灯光柔和、室温26～28 ℃、湿度55%～65%、水温为39～41 ℃、浴盆宽敞、无杂物、无危险品
  - 新生儿:出生时的一般情况、生命体征、目前健康情况、进食情况、吸吮及睡眠情况、日龄、体重及皮肤状况
  - 用物:根据新生儿情况和操作流程准备用物

- 流程
  - 核对解释
  - 沐浴准备
  - 擦洗面部
  - 清洗头部
  - 抱入浴盆
  - 洗身体前面
  - 洗身体后面
  - 抱出浴盆
  - 脐带护理
  - 皮肤护理
  - 整理用物
  - 核对指导
  - 洗手记录

- 评价
  - 操作:查对无误,操作规范熟练、安全有效,记录及时准确
  - 沟通:仪态大方,关爱新生儿,评估解释准确,治疗性沟通有效,健康宣教到位,满足家长需求
  - 防护:安全防护意识强,无污染,无意外
  - 时间:15分钟

操作标准

项目	步 骤	沟 通	操作要点	评分要点	考 点
目的	使新生儿皮肤清洁、舒适,预防感染,协助皮肤排泄和散热,促进血液循环	报告操作开始,护士自我介绍、报告操作项目名称			
评估	**护士** 仪容、仪表整洁规范,语言表达清晰,剪指甲,洗手,戴口罩	报告评估结果:护士着装整洁,已修剪指甲、洗手、戴口罩;环境清洁温馨、温湿度适宜;新生儿皮肤完整性良好,家长已知晓操作目的并愿意配合;操作用物已准备齐全	评估、检查用物	1. 护士摘除手部饰物,衣服口袋内避免有坚硬、尖锐物 2. 沐浴在喂奶前后 1 小时,新生儿处于清醒状态	评估内容
评估	**环境** 安全、安静、清洁温馨、灯光柔和、室温 26～28℃、湿度 55%～65%、水温 39～41℃、浴盆宽敞、无杂物、无危险品				
评估	**新生儿** 出生时的一般情况、生命体征、目前健康情况、进食情况、吸吮及睡眠情况、日龄、体重及皮肤状况				
评估	**用物** 1. 治疗车上层:洗浴池或浴盆、躺托、水温计、热水、婴儿浴液和洗发水、消毒小毛巾 1 块、浴巾 2 块、体重秤、婴儿爽身粉、湿巾纸、纸尿裤、清洁衣服、包被、护臀霜或鞣酸软膏、复合碘(或碘伏)皮肤消毒剂、弯盘、棉签、医嘱执行单,根据需要备液体石蜡油和指甲剪 2. 治疗车下层:医用垃圾收集袋、生活垃圾收集袋				
流程	**核对解释** 携用物至床旁,核对医嘱及新生儿信息或使用 PDA 核对;告知家长操作的目的、方法及注意事项,取得其合作;指导家长如何观察新生儿反应,希望家长共同参与		核对 2 个以上查对点	核对床头卡,手腕带与执行单、新生儿信息是否一致	1. 护士精明、灵活 2. 护士工作的条理性 3. 技术的熟练度 4. 手法轻柔 5. 达到新生儿安全舒适,家长满意并掌握基本要领
流程	**沐浴准备** 护士洗手,穿围裙或隔离衣,必要时戴手套;按顺序备好浴巾、衣服、纸尿裤、包被等;浴盆置于床旁凳上,内备 2/3 热水,用水温计或用手腕内侧测试水温,(口述)39～41℃;或洗浴池内置躺托			洗手不规范视为未做	
流程	**擦洗面部** 脱去新生儿衣服(此时可根据需要称体重),用浴巾包裹全身(保留纸尿裤);用小毛巾打湿拧干为新生儿擦洗双眼,由内眦洗向外眦;有眼部分泌物者先行眼部护理,并注意先擦洗无分泌物侧,避免毛巾使用导致交叉感染;再洗净脸部,前额、鼻翼两侧、面颊、下颌耳后、颈后等	有眼部分泌物者先行眼部护理,并注意先擦洗无分泌物侧,避免毛巾使用导致交叉感染	毛巾做成手套式	手法、顺序正确	
流程	**清洗头部** 用左手掌和腕部托住新生儿头部,左手拇指和中指将新生儿双耳廓向内盖住耳孔,防止水流入耳道内造成感染;使用小毛巾沾水湿润头部,将洗发水涂于手掌上,环形按摩方式清洗头发;注意不要用指甲在新生儿头皮上用力抓;用毛巾沾水清洗头发并擦干	洗头时防止水流入耳道内造成感染;注意不要用指甲在新生儿头皮上用力抓			
流程	**抱入浴盆** 解开包裹的浴巾,去掉纸尿裤;操作者以左手横过新生儿背部至其左腋下,握住左肩及腋窝处,使其头颈部枕于操作者左前臂,右手轻轻握住新生儿的双脚;轻轻将新生儿放于浴盆洗浴池内				
流程	**洗身体前面** 用右手涂抹浴液按顺序清洗颈部、腋下、手臂、手指、胸部、腹部、生殖器和腿部,边洗边冲净浴液			手法、顺序正确	

（续表）

项目	步　骤	沟　通	操作要点	评分要点	考　点
流 程	**洗身体后面**　以右手横过新生儿前胸至其左腋下握住其左手臂,使其头部俯于操作者右前臂,左手涂抹浴液清洗新生儿后颈、背部、臀部及下肢,边洗边冲净浴液				
	抱出浴盆　将新生儿从水中按抱入的方法抱出,迅速用浴巾包裹全身并将水分吸干,再次对全身皮肤进行检查、评估,特别是受压部位;必要时修剪指甲	对全身皮肤进行评估,特别是受压部位			
	脐带护理　脐带未脱落者,用复合碘(或碘伏)消毒,范围包括脐带残端和脐周,以保持脐带清洁、干燥、促进脱落				
	皮肤护理　扑撒爽身粉,用手掌遮盖新生儿口鼻;女婴注意遮盖会阴部;臀部擦抹护臀霜或鞣酸软膏	扑爽身粉时注意用手掌遮盖新生儿口鼻			
	整理用物　更换清洁衣服及纸尿裤,包好包被,取舒适体位,整理床单元,清理用物	用物依据《消毒技术规范》和《医疗废物管理条例》做相应处理			
	核对指导　再次核对新生儿信息(医嘱执行单、腕带、床头卡或使用 PDA 核对);告知家长注意事项,进行健康指导		再次核对	核对正确	
	洗手记录　洗手;记录时间、观察内容(新生儿全身情况,面色、呼吸有无异常,皮肤及肢体活动)等,签全名				
	操作结束	报告操作完毕			
评 价	**操作**　查对无误,操作规范熟练、安全有效,记录及时准确				
	沟通　仪态大方,关爱新生儿,评估解释准确,治疗性沟通有效,健康宣教到位,满足家长需求				
	防护　安全防护意识强,无污染,无意外				
	时间　15 分钟				

91 新生儿抚触

・学习目标・

1. 素质目标:培养高尚的医德情操,具备强烈的责任感、耐心、细心、慈母心及良好的沟通能力。
2. 能力目标:培养护士细致的观察力、敏锐的分析判断能力及精准熟练的操作技能。
3. 知识目标:掌握新生儿抚触的相关知识、目的、应用指征,掌握抚触操作规范和注意事项。
4. 思政目标:引导学生树立医者仁心、敬佑生命的职业素养。

案 例

新生儿,女,足月,生后15天。查体:体温36.6℃,脉搏138次/min,呼吸45次/min,体重4 000 g,生命体征平稳,面色红润,全身皮肤完整性良好。护士为新生儿实施抚触护理。

思维导图

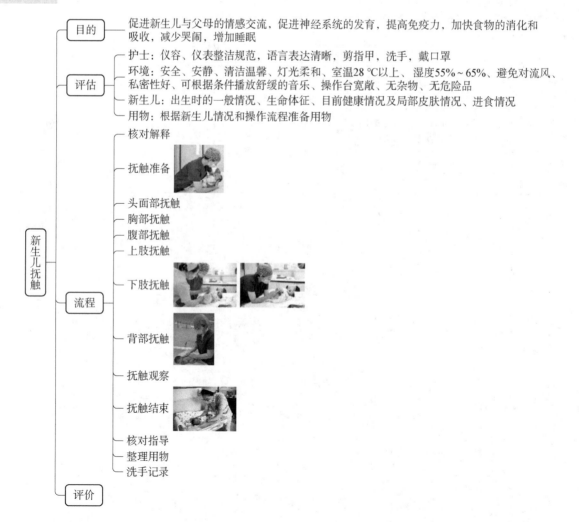

目的 —— 促进新生儿与父母的情感交流,促进神经系统的发育,提高免疫力,加快食物的消化和吸收,减少哭闹,增加睡眠

评估 ——
护士:仪容、仪表整洁规范,语言表达清晰,剪指甲,洗手,戴口罩
环境:安全、安静、清洁温馨、灯光柔和、室温28℃以上、湿度55%~65%、避免对流风、私密性好、可根据条件播放舒缓的音乐、操作台宽敞、无杂物、无危险品
新生儿:出生时的一般情况、生命体征、目前健康情况及局部皮肤情况、进食情况
用物:根据新生儿情况和操作流程准备用物

新生儿抚触

流程 ——
核对解释
抚触准备
头面部抚触
胸部抚触
腹部抚触
上肢抚触
下肢抚触
背部抚触
抚触观察
抚触结束
核对指导
整理用物
洗手记录

评价

操作标准

项目	步　骤	沟　通	操作要点	评分要点	考　点
目的	促进新生儿与父母的情感交流,促进神经系统的发育,提高免疫力,加快食物的消化和吸收,减少哭闹,增加睡眠	报告操作开始,护士自我介绍、报告操作项目名称			
评估	**护士**　仪容、仪表整洁规范,语言表达清晰,戴口罩,操作前剪指甲、洗手并温暖双手				
	环境　安全、安静、清洁温馨、灯光柔和、室温 28 ℃以上、湿度 55%～65%、避免对流风、私密性好、可根据条件播放舒缓的音乐、操作台宽敞、无杂物、无危险品	报告评估结果:护士着装整洁,已修剪指甲、洗手、戴口罩;环境清洁温馨、温湿度适宜;新生儿皮肤完整性良好,家长已知晓操作目的并愿意配合;操作用物已准备齐全	评估、检查用物	抚触时间准确:出生 1 天后,午睡后或晚睡前,在 2 次喂奶之间,沐浴后	
	新生儿　出生时的一般情况、生命体征,以及目前的健康情况及局部皮肤情况、进食情况				
	用物 1. 治疗车上层:干毛巾、纸尿裤、湿纸巾、更换的衣物、包被、婴儿润肤油、医嘱执行单、快速手消毒剂,必要时备护臀膏 2. 治疗车下层:医用垃圾收集袋、生活垃圾收集袋				
流 程	**核对解释**　携用物至床旁,核对医嘱及新生儿信息或使用 PDA 核对;告知家长操作的目的、方法及注意事项,取得其合作;指导家长如何观察新生儿反应,希望家长共同参与		核对 2 个以上查对点	核对床头卡,手腕带与执行单、新生儿信息是否一致	
	抚触准备　护士洗手,温暖双手;松解新生儿包被,脱去衣服,观察全身皮肤情况;必要时清洗臀部,更换纸尿裤;操作者在手掌中倒适量婴儿润肤油,将手搓热;新生儿先仰卧后俯卧,每个动作重复做 4～6 次	注意动作要轻柔,尤其是开始时,逐渐增加压力,让新生儿慢慢适应	动作轻柔	口述正确	
	头面部抚触 1. 前额:操作者两手拇指指腹从新生儿前额眉心沿眉骨向两侧推压至发际 2. 下颌:两手拇指指腹从下颌中央向两侧耳垂滑动,使上下唇形成微笑状 3. 头部:一手托头,用另一手的指腹从前额发际向上向后抚向脑后,避开囟门,并停止于两耳后乳突处,轻轻按压;换手,同法抚触另一半	观察新生儿情况,发现呕吐、发绀应立即停止	抚触顺序:眉心、发际、下颌、耳垂、前额、后发际	避开囟门	1. 护士精明、灵活 2. 护士工作的条理性 3. 技术的熟练度 4. 手法轻柔 5. 达到新生儿安全舒适,家长满意并掌握基本要领
	胸部抚触　两手放在新生儿的两侧肋骨下,腋中线交叉点为起点,向对侧外上方推进,在胸部划成一个大的交叉,止于肩部	胸部抚触时应避开乳头		避开乳头	
	腹部抚触　两手依次从新生儿的右下腹向上腹再向左下腹移动(呈顺时针方向划半圆),同时用温馨的语言与婴儿交流	目的是把排泄物推向结肠位置	顺时针移动	避开脐部和膀胱部	
	上肢抚触　两手交替抓住新生儿的一侧上肢,从上臂到手腕轻轻滑行,在滑行的过程中从近端向远端分段挤捏;用拇指指腹从掌面向手指方向推进,从手指两侧轻轻提拉每个手指,抚触手掌、手背和各手指,对侧做法相同	目的是增强上臂和手的灵活反应,增加运动协调功能			
	下肢抚触　方法同上肢,从新生儿的大腿开始轻轻挤捏至膝、小腿,然后按摩脚踝、小脚、脚趾	目的是增强腿和脚的灵活反应,增加运动协调功能			

项目	步　骤	沟　通	操作要点	评分要点	考　点
流 程	**背部抚触**　协助新生儿俯卧在床上,头偏向一侧,使其呼吸顺畅 1. 背部:以脊柱为中分线,用两手指腹分别自新生儿颈部至骶尾部沿脊柱两侧做横向抚触,然后做纵向抚触,要避开脊柱 2. 臀部:双手掌心在两侧臀部同时做环行抚触	背部抚触时应避开脊柱		避开脊柱	
	抚触观察　抚触过程中应密切观察新生儿反应,若出现哭闹、肌张力提高、活动兴奋性增加、肤色发生变化或呕吐等应立即暂停;抚触过程中,应根据新生儿的反应及时调整抚触方式和力度	口述			
	抚触结束　抚触结束,协助新生儿取仰卧位,测体重,为新生儿穿好衣服,换好纸尿裤,包好包被				
	核对指导　再次核对新生儿信息(医嘱执行单、腕带、床头卡或使用 PDA 核对);告知家长注意事项,进行健康指导		核对	核对正确	
	整理用物　整理床单元,清理操作用物	用物依据《消毒技术规范》和《医疗废物管理条例》做相应处理			
	洗手记录　洗手;记录时间、抚触观察所见、新生儿体重等内容,签全名				
	操作结束	报告操作完毕			
评 价	**操作**　查对无误,操作规范熟练、安全有效,记录及时准确				
	沟通　仪态大方,关爱新生儿,评估解释准确,治疗性沟通有效,健康宣教到位,满足家长需求				
	防护　安全防护意识强,无污染,无意外				
	时间　15 分钟				

92　光照疗法

学习目标

1. 素质目标:培养高尚的医德情操,具备强烈的责任感、耐心、细心、慈母心及良好的沟通能力。
2. 能力目标:培养细致的观察力及敏锐的分析能力、快速敏捷的反应能力及精准熟练的操作技能。
3. 知识目标:掌握光照疗法目的、相关知识、监测要点,掌握应用指征及操作规范和注意事项、光疗箱终末消毒处理方法。
4. 思政目标:引导学生树立医者仁心、敬佑生命的职业素养。

案　例

患儿,女,生后 3 天,因"皮肤黄染 2 天"入院。患儿系 G_2P_2,母孕 39 周,顺产,出生体重 3 050 g,无窒息抢救史。患儿 2 天前无明显诱因出现皮肤及巩膜黄染并逐渐加重。入院后查体:患儿足月儿貌,反应尚好,巩膜黄染,全身皮肤黄染呈柠檬色,手足心黄染,生命体征平稳,各生理反射正常,血清胆红素 280 μmol/L。医生开医嘱给予患儿实施光照疗法。

思维导图

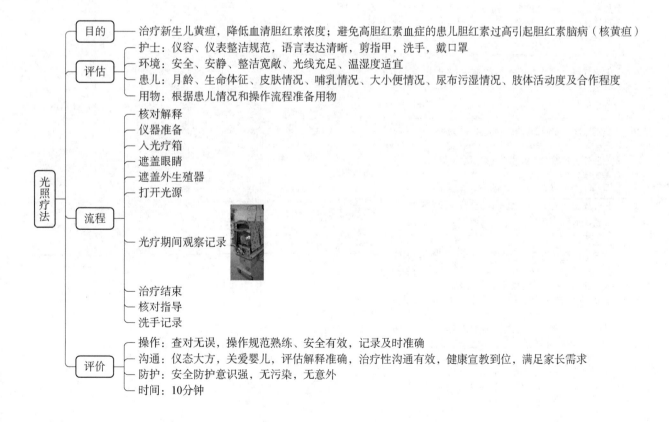

光照疗法
- 目的 —— 治疗新生儿黄疸,降低血清胆红素浓度;避免高胆红素血症的患儿胆红素过高引起胆红素脑病(核黄疸)
- 评估
  - 护士:仪容、仪表整洁规范,语言表达清晰,剪指甲,洗手,戴口罩
  - 环境:安全、安静、整洁宽敞、光线充足、温湿度适宜
  - 患儿:月龄、生命体征、皮肤情况、哺乳情况、大小便情况、尿布污湿情况、肢体活动度及合作程度
  - 用物:根据患儿情况和操作流程准备用物
- 流程
  - 核对解释
  - 仪器准备
  - 入光疗箱
  - 遮盖眼睛
  - 遮盖外生殖器
  - 打开光源
  - 光疗期间观察记录
  - 治疗结束
  - 核对指导
  - 洗手记录
- 评价
  - 操作:查对无误,操作规范熟练、安全有效,记录及时准确
  - 沟通:仪态大方,关爱婴儿,评估解释准确,治疗性沟通有效,健康宣教到位,满足家长需求
  - 防护:安全防护意识强,无污染,无意外
  - 时间:10分钟

操作标准

项目	步　骤	沟　通	操作要点	评分要点	考　点
目的	1. 治疗新生儿黄疸,降低血清胆红素浓度 2. 避免高胆红素血症的患儿胆红素过高引起胆红素脑病(核黄疸)	报告操作开始,护士自我介绍、报告操作项目名称			
评估	**护士**　仪容、仪表整洁规范,语言表达清晰,剪指甲,洗手,戴口罩	报告评估结果:护士仪表整洁规范,洗手、戴口罩;患儿家长知晓并愿意配合操作;环境整洁、明亮;用物齐全完好	评估、检查用物	用物评估	评估内容、方法
	环境　安全、安静、整洁宽敞、光线充足、温湿度适宜				
	患儿　月龄、生命体征、皮肤情况、哺乳情况、大小便情况、尿布污湿情况、肢体活动度及合作程度				
	用物 1. 新生儿光疗箱 2. 治疗车上层:温湿度表、体温计、遮光眼罩、光疗护阴(蓝光)型号适宜纸尿裤(或遮盖尿布)、手足保护套、灭菌注射用水、蓝光防护眼镜、医嘱执行单、速干手消毒剂、记录单、遮光布 3. 治疗车下层:医用垃圾收集袋、生活垃圾收集袋				
流 程	**核对解释**　携用物至床旁,核对医嘱及患儿信息或使用 PDA 核对;告知家长操作的目的、方法及注意事项,取得其合作;指导家长如何观察患儿反应		核对,2 个以上核对点		
	仪器准备　洗手,戴蓝光防护眼镜;水槽内加入适量灭菌注射用水,接通电源,打开光疗箱灯源,检查灯管亮度,根据医嘱设置箱温,温湿度达到预定值后,关闭光疗灯源	箱温 28 ~ 32 ℃,湿度 55%~65%			1. 护士精明、灵活 2. 护士工作的条理性 3. 爱伤观念 4. 操作熟练度 5. 测量方法正确 6. 记录规范
	入光疗箱　为患儿测量体温、体重,将患儿抱入已预热光疗箱内,取舒适体位,脱除其衣物,手脚用手足保护套包裹	避免患儿烦躁时造成皮肤损伤			
	遮盖眼睛　双眼佩戴遮光眼罩以保护眼睛	避免光线损伤视网膜			
	遮盖外生殖器　穿型号适宜尿不湿护阴纸尿裤(或遮盖尿布)	尽可能多地暴露皮肤面积			
	打开光源　关闭箱门,放下遮光布,打开光疗灯,记录开始时间	安置好患儿再打开灯源			
	光疗期间观察记录　患儿置于床中央,俯卧位时应加强巡视,避免口鼻受压,影响呼吸;监测体温和箱温变化,每 4 小时测体温 1 次或根据病情随时测量;随时根据体温调节箱温;保持患儿尿布及眼罩无滑脱,皮肤清洁完整,保持玻璃床板透明度,如患儿呕吐或大便,应及时清除;观察患儿反应、哺乳吸吮、全身皮肤黄疸消退情况,有无皮肤发红、皮疹等光疗反应,若患儿烦躁,移动体位,应及时纠正;准确记录出入量,观察大小便性质、形状、次数,保证水分及营养,光疗过程中应按医嘱静脉补液或按需哺乳,2 次喂奶间喂水	体温超过 37.8℃ 或低于 35℃ 要暂停光疗,待体温恢复正常后再继续			

（续表）

项目	步　骤	沟　通	操作要点	评分要点	考　点
流程	**治疗结束**　根据医嘱停止光疗,核对床头卡、手腕带、执行单、患儿信息;关闭光疗灯,预热清洁的衣物;为患儿摘去遮光眼罩,检查全身皮肤情况,穿好衣服,包好包被,放入婴儿床;测量体温;记录停止时间及灯管使用时间,关闭箱门,切断电源	尤其是保护眼部和会阴部,若灯管使用超过1 000小时必须更换(按说明)			
	核对指导　再次核对患儿信息(医嘱执行单、腕带、床头卡或使用PDA核对);告知婴儿家长注意事项,进行健康指导		核对	核对床头卡,手腕带与执行单婴儿信息是否一致(2种以上核对方式)	
	洗手记录　整理操作用物,光疗箱终末消毒处理备用;洗手;记录观察内容(体温、饮食、排便、皮肤情况、胆红素值)、治疗开始和结束时间,根据医嘱记录出入量,签全名	用物依据《消毒技术规范》和《医疗废物管理条例》做相应处理			
	操作结束	报告操作完毕			
评价	**操作**　查对无误,操作规范熟练、安全有效,记录及时准确				
	沟通　仪态大方,关爱患儿,评估解释准确,治疗性沟通有效,健康宣教到位,满足患儿需求				
	防护　安全防护意识强,无污染,无意外				
	时间　10分钟				

93 婴儿溢奶/呛奶护理

学习目标

1. 素质目标:培养高尚的医德情操,具备强烈的责任感、耐心、细心、慈母心及良好的沟通能力。
2. 能力目标:培养护士细致的观察力及敏锐的分析能力、快速敏捷的反应能力、精准熟练的操作技能。
3. 知识目标:掌握婴儿呛奶护理的目的、观察要点、操作流程,掌握婴儿呛奶的急救方法。
4. 思政目标:引导学生树立医者仁心、敬佑生命的职业素养。

案 例

患儿,男,3月龄,突然出现呛咳,呼吸不畅,面色苍白,口唇青紫,哭不出声,口鼻有奶液呛出。确定该婴儿发生呛奶,需进行紧急处置。

思维导图

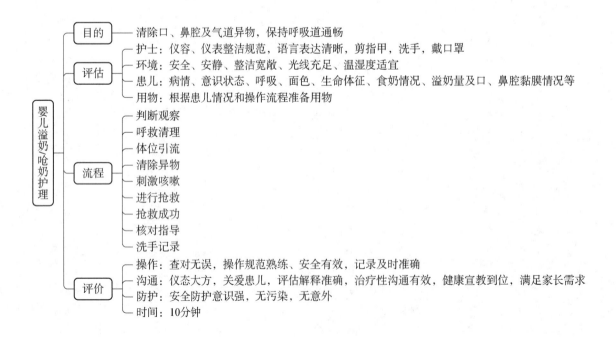

操作标准

项目	步　骤	沟　通	操作要点	评分要点	考　点
目的	清除口、鼻腔及气道异物,保持呼吸道通畅	报告操作开始,护士自我介绍、报告操作项目名称			
评估	**护士**　仪容、仪表整洁规范,语言表达清晰,剪指甲,洗手,戴口罩	报告评估结果:护士仪表整洁规范,洗手、戴口罩;婴儿家长知晓并愿意配合操作;环境整洁、明亮;操作用物已准备齐全	评估、检查用物	用物评估	评估内容、方法
	环境　安全、安静、整洁宽敞、光线充足、温湿度适宜				
	患儿　病情、意识状态、呼吸、面色、生命体征、食奶情况、溢奶量及口、鼻腔黏膜情况等				
	用物 1. 治疗车上层:治疗盘内置棉签1包、无菌纱布数块、弯盘、型号适宜的一次性吸痰管、一次性吸引管、无菌生理盐水1瓶、无菌带盖容器1个、负压吸引装置1套(或电动吸引器)、无菌手套、医嘱执行单、快速手消液,必要时备舌钳、开口器、压舌板、手电筒、听诊器、吸氧装置、简易呼吸器、指脉氧 2. 治疗车下层:医用废物收集袋、生活废物收集袋、锐器盒				
流程	**判断观察**　患儿出现呛咳、呼吸不畅、面色红紫、哭不出声、口鼻有奶液呛出,确定为呛奶		呛奶判断	判断呛奶正确、及时	
	呼救清理　携用物至床旁,大声呼救,寻求帮助,通知医生;迅速拉下床挡,解开盖被,移开枕头,将患儿头偏向一侧;用棉签清理两侧鼻孔;用纱布卷在手指上将口腔内的奶液清理干净,保持呼吸道通畅		方法正确		
	体位引流 方法1:操作者将患儿侧卧,一手向上抬高患儿髋部(也可用枕头垫高其髋部),使患儿处于头低脚高位;另一只手呈空心掌,用力适度,快速叩击两侧肩胛骨下缘之间 方法2:操作者取坐位,将患儿面朝下,俯卧于其腿上,一手托住患儿胸部,另一手用手掌叩击患儿背部,边叩击边观察,使患儿气道中奶液排除;再次用棉签及时清理鼻腔内的奶液,用毛巾清理口腔流出的奶液	避免二次误吸	体位引流	体位引流方法正确	1. 护士精明、灵活 2. 护士工作的条理性 3. 动作准确性 4. 操作熟练度 5. 引流方法正确 6. 处置安全有效
	清除异物　必要时,连接负压吸引装置(或电动吸引器),迅速清理患儿口、咽、鼻腔内奶液、痰液、呕吐物				
	刺激咳嗽　如患儿仍无反应,轻拍患儿背部或足底,因疼痛使其哭闹或咳嗽,有利于将气管内的奶液咳出				
	进行抢救　根据病情给予心肺复苏,给氧,开放静脉通路等抢救措施				
	抢救成功　患儿哭声响亮、面色红润、呼吸通畅、意识恢复;协助患儿取侧卧、头高脚底位				

（续表）

项目	步　骤	沟　通	操作要点	评分要点	考　点
流程	**核对指导**　核对患儿信息（医嘱执行单、腕带、床头卡或使用 PDA 核对）；告知患儿家长注意事项，进行健康指导		或使用 PDA核对	核对床头卡，手腕带与执行单、患儿信息是否一致（2种以上核对方式）	
	洗手记录　整理操作用物，洗手，记录	用物依据《消毒技术规范》和《医疗废物管理条例》做相应处理			
	操作结束	报告操作完毕			
评价	**操作**　查对无误，操作规范熟练、安全有效，记录及时准确				
	沟通　仪态大方，关爱患儿，评估解释准确，治疗性沟通有效，健康宣教到位，满足家长需求				
	防护　安全防护意识强、无污染、无意外				
	时间　10 分钟				

94 新生儿脐部护理

学习目标

1. 素质目标:培养高尚的医德情操,具备强烈的责任感、耐心、细心、慈母心及良好的沟通能力。
2. 能力目标:培养细致的观察力、敏锐的分析能力及精准熟练的操作技能。
3. 知识目标:掌握新生儿脐部护理的相关知识、目的、应用指征,掌握脐部护理观察要点、操作规范和注意事项。
4. 思政目标:引导学生树立医者仁心、敬佑生命的职业素养。

案例

患儿,女,足月,生后 6 天,因"脐部有渗液 2 天"入院。患儿足月儿貌,反应尚好,面色轻度黄染,体温 37.1 ℃,脉搏 130 次/min,呼吸 50 次/min,体重 3 000 g,生命体征平稳。查体:患儿脐部有红肿、血性分泌物,全身其他部位皮肤完整性良好。遵医嘱为该患儿实施脐部护理。

思维导图

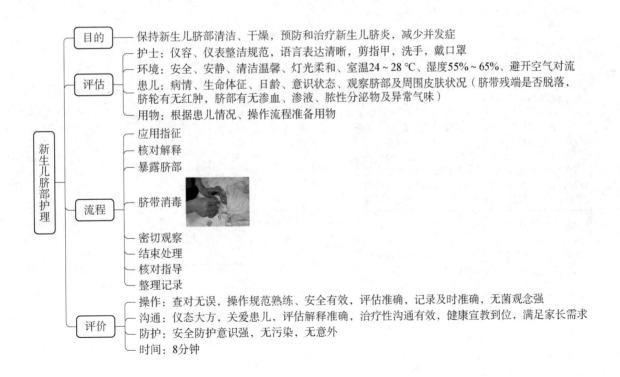

- 新生儿脐部护理
  - 目的：保持新生儿脐部清洁、干燥，预防和治疗新生儿脐炎，减少并发症
  - 评估
    - 护士：仪容、仪表整洁规范，语言表达清晰，剪指甲，洗手、戴口罩
    - 环境：安全、安静、清洁温馨、灯光柔和、室温24～28 ℃、湿度55%～65%、避开空气对流
    - 患儿：病情、生命体征、日龄、意识状态、观察脐部及周围皮肤状况（脐带残端是否脱落，脐轮有无红肿，脐部有无渗血、渗液、脓性分泌物及异常气味）
    - 用物：根据患儿情况、操作流程准备用物
  - 流程
    - 应用指征
    - 核对解释
    - 暴露脐部
    - 脐带消毒
    - 密切观察
    - 结束处理
    - 核对指导
    - 整理记录
  - 评价
    - 操作：查对无误、操作规范熟练、安全有效，评估准确，记录及时准确，无菌观念强
    - 沟通：仪态大方、关爱患儿，评估解释准确，治疗性沟通有效，健康宣教到位，满足家长需求
    - 防护：安全防护意识强，无污染，无意外
    - 时间：8分钟

操作标准

项目	步骤	沟通	操作要点	评分要点	考点
目的	保持脐部清洁干燥,预防和治疗新生儿脐炎,减少并发症	报告操作开始,护士自我介绍、报告操作项目名称			
评估	**护士** 仪容、仪表整洁规范,语言表达清晰,剪指甲,洗手,戴口罩	报告评估结果:护士着装整洁,已修剪指甲、洗手、戴口罩;环境清洁温馨、温湿度适宜;家长已知晓操作目的并愿意配合;操作用物已准备齐全	评估、检查用物	1. 护士评估 2. 用物评估 3. 患儿评估	评估内容
	环境 安全、安静、清洁温馨、灯光柔和、室温 24~28℃、湿度 55%~65%、避开空气对流				
	患儿 病情、生命体征、日龄、意识状态、脐部及周围皮肤状况(脐带残端是否脱落,脐轮有无红肿,脐部有无渗血、渗液、脓性分泌物及异常气味)				
	用物 1. 治疗车上层:治疗盘、75% 酒精、安尔碘(茂康碘)、弯盘、无菌棉签、医嘱执行单、快速手消毒液、酌情准备一次性手套、3% 过氧化氢溶液、纸尿裤(或尿布)、无菌纱布、胶布、结扎线、遵医嘱备药以及培养标本容器 2. 治疗车下层:医用垃圾收集袋、生活垃圾收集袋				
流程	**应用指征** 口述:新生儿脐部护理的应用指征,脐带结扎到出生后 28 天内的新生儿;脐部有红肿、渗血、渗液、异常气味等脐部感染的患儿			口述正确	
	核对解释 携用物至床旁,核对医嘱及患儿信息或使用 PDA 核对;告知家长操作的目的、方法及注意事项,取得其合作;指导家长如何观察患儿反应		核对 2 个以上查对点	核对床头卡,手腕带与执行单、患儿信息是否一致	
	暴露脐部 协助患儿取仰卧位;打开包被,打开纸尿裤,适当暴露脐部			注意保暖	
	脐带消毒 除去原有的脐带敷料,用 75% 酒精或安尔碘(茂康碘)棉签从脐窝根部由内向外环形消毒 2 次;有结扎线头者,可将脐带轻柔外提,暴露脐带根部,消毒范围直径>6 cm	一般情况不宜包裹,保持干燥,易于脱落(口述)	方法正确		1. 动作轻柔 2. 工作的条理性 3. 脐部护理有效 4. 无菌观念强
	密切观察 脐部有渗血者,注意擦净血痂,但不要过分用力,以免再次出血;有脐轮红肿或分泌物者用 3% 过氧化氢溶液棉签清洗数次后再用 75% 酒精或安尔碘(茂康碘)消毒;结扎线或脐带夹如有脱落、脐带过长等情况时,应视情况重新结扎;如有特殊感染及局部改变应报告医生,采取相应措施,遵医嘱使用药物(消炎药、止血药)和留取分泌物送培养				
	结束处理 消毒完毕,暴露脐部,必要时覆盖无菌纱布;穿好衣服,更换纸尿裤(或尿布),包好包被				
	核对指导 再次核对患儿信息(医嘱执行单、腕带、床头卡或使用 PDA 核对);告知家长注意事项,进行健康指导		再次核对	核对正确	
	整理记录 整理床单元,清理操作用物,垃圾分类处理;洗手;记录时间、脐部及周围皮肤状况、患儿反应	用物依据《消毒技术规范》和《医疗废物管理条例》做相应处理			
	操作结束	报告操作完毕			

（续表）

项目	步　骤	沟　通	操作要点	评分要点	考　点
评价	**操作**　查对无误,操作规范熟练、安全有效,评估准确,记录及时、准确,无菌观念强				
	沟通　仪态大方,关爱患儿,评估解释准确,治疗性沟通有效,健康宣教到位,满足家长需求				
	防护　安全防护意识强,无污染,无意外				
	时间　8分钟				

95 腹部手术铺无菌手术巾技术

· 学习目标 ·

1. 素质目标:充分认识腹部手术铺无菌手术巾的重要性,培养无菌观念的形成。
2. 能力目标:具备根据患者腹部手术情况铺无菌手术巾的能力。
3. 知识目标:掌握腹部手术铺无菌手术巾的原则、步骤及注意事项。
4. 思政目标:培养"以患者为中心"的思想,在操作过程中秉承南丁格尔精神,注重人文关怀、隐私保护。

案 例

李××,男,56岁。现在全麻下行胆囊切除术,洗手护士小王和术者均已进行外科手消毒,手术部位消毒等术前准备已完成,准备进行手术铺单。

思维导图

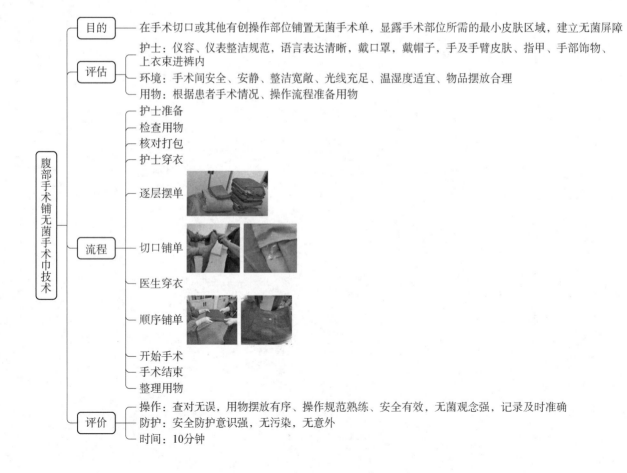

- 目的 —— 在手术切口或其他有创操作部位铺置无菌手术单,显露手术部位所需的最小皮肤区域,建立无菌屏障
- 评估
  - 护士:仪容、仪表整洁规范,语言表达清晰,戴口罩,戴帽子,手及手臂皮肤、指甲、手部饰物、上衣束进裤内
  - 环境:手术间安全、安静、整洁宽敞、光线充足、温湿度适宜、物品摆放合理
  - 用物:根据患者手术情况、操作流程准备用物
- 流程
  - 护士准备
  - 检查用物
  - 核对打包
  - 护士穿衣
  - 逐层摆单
  - 切口铺单
  - 医生穿衣
  - 顺序铺单
  - 开始手术
  - 手术结束
  - 整理用物
- 评价
  - 操作:查对无误,用物摆放有序、操作规范熟练、安全有效,无菌观念强,记录及时准确
  - 防护:安全防护意识强,无污染,无意外
  - 时间:10分钟

腹部手术铺无菌手术巾技术

操作标准

项目	步　骤	沟　通	操作要点	评分要点	考　点
目的	在手术切口或其他有创操作部位铺置无菌手术单,显露手术部位所需的最小皮肤区域,建立无菌屏障	报告操作开始,护士自我介绍、报告操作项目名称			
评估	**护士**　仪容、仪表整洁规范,语言表达清晰,戴口罩,戴帽子,手及手臂皮肤、指甲、手部饰物、上衣束进裤内	报告评估结果:护士规范更衣,戴帽子、口罩,手部无饰物、无破损,已修剪指甲;环境整洁、明亮;手术间温湿度适宜;操作用物已准备齐全	1. 评估护士着装 2. 评估、检查用物	1. 规定时间内完成备物 2. 物品准备齐全且符合手术室无菌物品要求 3. 物品放置合理 4. 符合手术护士仪表 5. 评估的物品种类、大小与手术方式相匹配 6. 选择靠近送风口,远离回风口安置器械台	1. 手术切口感染预防 2. 严格查对 3. 评估水平
评估	**环境**　手术间安全、安静、整洁宽敞、光线充足、温湿度适宜、物品摆放合理				
评估	**用物** 1. 治疗车上层:速干手消毒剂、无菌中单包、腹部手术敷料包、无菌手术衣包、无菌手套 2. 治疗车下层:医用废物收集袋、生活废物收集袋 3. 手术间备:手术床、麻醉头架、器械托盘、大中小器械台				
流程	**护士准备**　洗手;穿手术衣,上衣束进裤内;戴口罩,口罩遮住口鼻,松紧适宜;戴帽子,帽子遮住所有头发;剪指甲、摘掉手部戒指、手表进行外科手消毒				1. 手术铺单原则 2. 护士工作的条理性 3. 护士的无菌观念 4. 手术切口的感染预防
流程	**检查用物**　核对所有手术物品是否齐全;打开无菌铺单包前检查各类无菌包及一次性无菌物品的名称、有效期、消毒是否合格;化学指示胶带各项信息;包布是否整洁、有无潮湿或破损				
流程	**核对打包**　将腹部手术敷料包、无菌手术衣包、无菌中单包分别放置于大、中、小器械台中央,用手打开第一层包布;打开无菌持物钳,注明开罐时间;用无菌持物钳打开第二层包布并夹出 3M 灭菌指示卡查看变色情况,双人确认灭菌合格;用持物钳夹持无菌手套至腹部手术敷料包的第二层包布内				
流程	**护士穿衣**　在巡回护士协助下穿无菌手术衣,戴无菌手套	口述:已经外科手消毒并举手示意			
流程	**逐层摆单**　按铺单顺序放置无菌手术单,等待手术区域皮肤消毒	口述:手术区域皮肤已消毒	按顺序摆放铺单	顺序:小单、中单、手术大单	
流程	**切口铺单**　1/3 折边向着手术助手递上第 1 块小单,覆盖手术野下方;同法传递第 2 及第 3 块小单,覆盖手术野上方及对侧;1/3 折边向着自己递上第 4 块小单,覆盖手术野同侧(手术助手同侧);递 4 把布巾钳固定好的小单,或一次铺下一块长方孔巾形成无菌区;既要显露手术切口,又要尽量减少切口周围皮肤的暴露;手术切口巾距离手术切口 2~3cm 以内铺置	1. 切口铺单 1/3 折边确保手术铺单层数,手术切口周围保证 4~6 层覆盖,其他部位至少 2 层以上 2. 不可随意移动已铺置的无菌手术单,如需移动则向切口外移 3. 应遵循先污后洁原则,先铺置相对不洁区(如下腹部、会阴部)最后铺置靠近操作者的一侧	1. 站立于手术床右侧或手术患者患侧传递 2. 打开无菌手术单时不可触及操作者腰以下的无菌手术衣	1. 传递手术切口巾时,手术医生未戴无菌手套的手不可触及洗手护士的手 2. 洗手护士传递手术单时需手持单角,向内翻转遮住手背,不可暴露在手术单外 3. 手术医生完成以上操作后才能与洗手护士铺置其他层次的无菌手术单 4. 遵循先头侧后足侧的原则铺置,覆盖麻醉头架及足侧,悬垂至手术床左右缘 30cm 以上	1. 动作准确性 2. 技术熟练度 3. 防护意识 4. 无菌观念 5. 传递手法正确 6. 铺单有效
流程	**医生穿衣**　手术医生再次进行外科手消毒,在巡回护士协助下穿无菌手术衣,在洗手护士协助下戴无菌手套				
流程	**顺序铺单**　传递 2 块中单铺于托盘上;传递 2 块中单铺于托盘与手术野之间;递 1 块中单铺于头架上;递手术大单,标志箭头朝向患者头部覆盖全身、头架和托盘;手术铺单上方头端覆盖麻醉头架,下方脚端覆盖器械托盘;手术单应悬垂至手术床左右缘 30cm 以上				

(续表)

项目	步　骤	沟　通	操作要点	评分要点	考　点
流程	**开始手术**		无菌操作	手术视野无污染	
	手术结束　手术敷贴保护切口,逐层撤去大单、中单和小单				
	整理用物　整理手术台、手术间,清理用物,垃圾分类处理	用物依据《消毒技术规范》和《医疗废物管理条例》做相应处理			
	操作结束	报告操作完毕			
评价	**操作**　查对无误,用物摆放有序、操作规范熟练、安全有效,无菌观念强,记录及时准确				
	防护　安全防护意识强,无污染,无意外				
	时间　10分钟				

96 移动护理车的应用

案 例

王××,男,40 岁,主因"血糖升高 1 月"入院,诊断为 2 型糖尿病。护士小李在病房为患者做入院评估。

思维导图

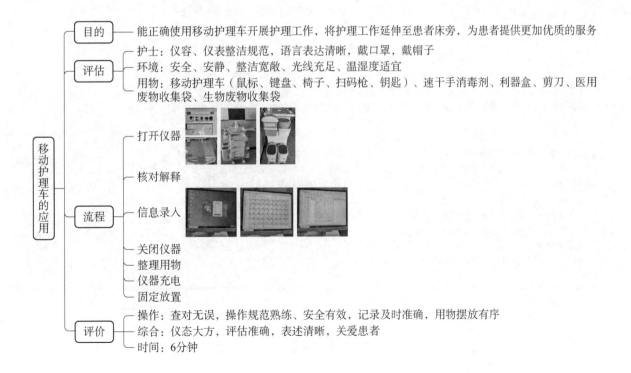

- **目的** —— 能正确使用移动护理车开展护理工作,将护理工作延伸至患者床旁,为患者提供更加优质的服务

- **评估**
  - 护士:仪容、仪表整洁规范,语言表达清晰,戴口罩,戴帽子
  - 环境:安全、安静、整洁宽敞、光线充足、温湿度适宜
  - 用物:移动护理车(鼠标、键盘、椅子、扫码枪、钥匙)、速干手消毒剂、利器盒、剪刀、医用废物收集袋、生物废物收集袋

移动护理车的应用

- **流程**
  - 打开仪器
  - 核对解释
  - 信息录入
  - 关闭仪器
  - 整理用物
  - 仪器充电
  - 固定放置

- **评价**
  - 操作:查对无误,操作规范熟练、安全有效,记录及时准确,用物摆放有序
  - 综合:仪态大方,评估准确,表述清晰,关爱患者
  - 时间:6分钟

操作标准

项目	步　骤	沟　通	操作要点	评分要点	考　点
目的	能正确使用移动护理车开展护理工作,将护理工作延伸至患者床旁,为患者提供更加优质的服务	报告操作开始,护士自我介绍、报告操作项目名称			
评估	**护士** 仪容、仪表整洁规范,语言表达清晰,戴口罩、戴帽子				
	环境 安全、安静、整洁宽敞、光线充足、温湿度适宜	报告评估内容、用物准备情况	1. 规范七步洗手法 2. 评估用物	正确检查	1. 评估环境 2. 正确规范洗手
	用物 移动护理车(鼠标、键盘、椅子、扫码枪、钥匙)、速干手消毒剂、利器盒、剪刀、医用废物收集袋、生活废物收集袋				
流程	**打开仪器** 在护理站打开移动护理车钥匙;检查护理车内用物是否齐全;按下移动护理车背后总电源开关开机;再按下移动护理车台面上开关按钮(1～2秒),电量指示灯亮;检查移动护理车台面上显示电量(电量显示25%时先进行充电;电量低于5%时,如急需断电使用设备,也必须保证充电2小时后方可使用,防止出现使用中电量不足的情况);打开电脑显示器开关,打开鼠标、键盘开关	口述:当总电源开启10秒后才能开启计算机按钮,否则会影响计算机正常启动	1. 检查用物 2. 有序检查仪器 3. 检查鼠标、键盘指示灯是否亮	1. 用物齐全 2. 总开关开启10秒后,再进行下一步操作 3. 电量充足	1. 有序检查仪器 2. 等待时间正确 3. 检查电量 4. 检查指示灯
	核对解释 推移动护理车至患者床房,用脚刹固定移动护理车;查对,双人核对医嘱单和治疗单、患者姓名及腕带信息;用扫码枪扫患者腕带;告知患者入院评估的目的、时间、方法及注意事项,取得合作		核对患者身份至少2个查对点	1. 查对 2. 护患沟通	查对的正确性
	信息录入 进行护理工作,进入护理站工作系统,完成患者入院评估;患者信息录入完成,保存信息,再次核对患者身份		1. 录入信息 2. 用扫码枪扫患者腕带	1. 信息录入正确 2. 核对正确	1. 信息录入方法 2. 核对正确
	关闭仪器 结束护理工作,关闭操作页面;用鼠标关闭电脑显示器左下角的关机键;关闭电脑显示器开关;关闭移动护理车台面开关;关闭键盘、鼠标开关;关闭移动护理车背后总开关;推移动护理车到护理站		按下台面上开关按钮(1～2秒),电量指示灯暗		关机顺序正确
	整理用物 清洁和整理移动护理车工作站,并把移动护理车内一次性用物放回治疗室;用钥匙锁住移动护理车,妥善放置钥匙;洗手	用物依据《消毒技术规范》和《医疗废物管理条例》做好相应处理	1. 钥匙放置于安全位置 2. 洗手	规范七步洗手法	正确规范洗手
	仪器充电 插上电源充电;面板充电灯闪烁表示电量已充满,一般充电不低于4小时,充电达到100%时需要继续充电1小时才能确保电池电量充足;当设备长期不用时,每间隔90天为设备充电1次,充电时间2～3小时		显示灯闪烁		
	固定放置 充电完成后,用脚刹固定移动护理车,放于妥善位置		位置摆放合适	动作轻柔	
	操作结束	报告操作完毕			
评价	**操作** 查对无误,操作规范熟练、安全有效,记录及时准确,用物摆放有序				
	综合 仪态大方,评估准确,表述清晰,关爱患者				
	时间 6分钟				

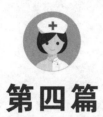

第四篇

急救护理技术

97　心肺复苏术

案　例

王××，男，60岁，主因"急性广泛性前壁心肌梗死"入院，突发心跳呼吸骤停。护士为患者立即进行心肺复苏。

思维导图

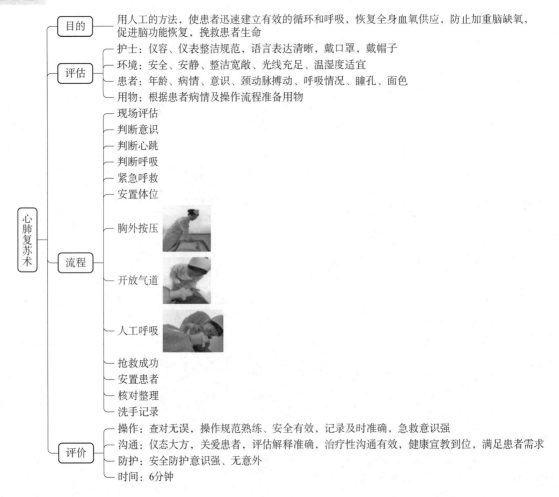

目的——用人工的方法，使患者迅速建立有效的循环和呼吸，恢复全身血氧供应，防止加重脑缺氧，促进脑功能恢复，挽救患者生命

评估
- 护士：仪容、仪表整洁规范，语言表达清晰，戴口罩，戴帽子
- 环境：安全、安静、整洁宽敞、光线充足、温湿度适宜
- 患者：年龄、病情、意识、颈动脉搏动、呼吸情况、瞳孔、面色
- 用物：根据患者病情及操作流程准备用物

心肺复苏术

流程
- 现场评估
- 判断意识
- 判断心跳
- 判断呼吸
- 紧急呼救
- 安置体位
- 胸外按压
- 开放气道
- 人工呼吸
- 抢救成功
- 安置患者
- 核对整理
- 洗手记录

评价
- 操作：查对无误，操作规范熟练、安全有效，记录及时准确，急救意识强
- 沟通：仪态大方，关爱患者，评估解释准确，治疗性沟通有效，健康宣教到位，满足患者需求
- 防护：安全防护意识强、无意外
- 时间：6分钟

操作标准

项目	步 骤	沟 通	操作要点	评分要点	考 点
目的	用人工的方法,使患者迅速建立有效的循环和呼吸,恢复全身血氧供应,防止加重脑缺氧,促进脑功能恢复,挽救患者生命	报告操作开始,护士自我介绍、报告操作项目名称			
评估	**护士** 仪容、仪表整洁规范,语言表达清晰,戴口罩,戴帽子	报告评估结果:护士着装整洁,已修剪指甲、洗手、戴口罩;环境整洁、明亮;用物准备齐全;护士查房时发现患者意识丧失	评估、检查用物		
	环境 安全、安静、整洁宽敞、光线充足、温湿度适宜				
	患者 年龄、病情、意识、颈动脉搏动、呼吸情况、瞳孔、面色				
	用物 1. 治疗车上层:治疗碗内置纱布数块 2. 治疗车下层:医用废物收集袋 3. 必要时备:睡软床时准备一块长木板				
流程	**现场评估** 观察环境安全、宽敞				
	判断意识 轻拍双肩,分别在患者两侧耳旁大声呼唤,患者无反应	患者无意识	意识判断	判断意识、心跳、呼吸 8~10 秒内完成	判断病情
	判断心跳 触摸颈动脉(位于颈中线环状软骨外侧,胸锁乳突肌中点处)搏动消失	患者无颈动脉搏动	心跳判断		
	判断呼吸 触摸颈动脉的同时,护士面部、耳部放于患者的口、鼻部前感知气流,无气流声音;眼睛注视胸廓,无胸廓起伏	患者无自主呼吸	呼吸判断		
	紧急呼救 确认患者需要抢救,看表计时,立即呼叫,启动应急反应系统	患者需要抢救,通知医生,推抢救车,拿监护仪、除颤仪到病房进行抢救	呼救	呼救内容全面计时及时	呼救及时
	安置体位 迅速使患者去枕仰卧于硬板床上(如为软床垫长木板),暴露胸部,松解腰带,检查患者口腔,取出活动的假牙、清除口鼻腔异物或分泌物	头、颈、躯干在同一轴线上,双手放于两侧,身体无扭曲	1. 评估床 2. 清除口鼻分泌物	1. 硬板床 2. 患者安置妥当	床的选择清除口鼻分泌物
	胸外按压 1. 按压部位:两乳头连线与胸骨中部交叉处 2. 按压方法:抢救者一手掌根放于胸骨按压部位,另一手掌根放于此手背上,双手掌根重叠,十指相交,手指离开胸壁;双肘关节伸直并与患者胸骨垂直,用上身的力量,向下按压,用力适度 3. 按压深度:使胸骨明显下陷 5~6 cm,之后迅速除去压力使胸骨复原,放松时手掌不离开按压部位,放松时间与按压时间相等 4. 按压速率:平稳、有节律、不间断地按压 30 次,频率为 100~120 次/min	1. 胸外心脏按压时眼睛注视患者面部,观察患者反应 2. 按压中断时间不超过 10 s	胸外按压	1. 定位准确 2. 按压时肩、肘、腕在一直线上,与患者身体长轴垂直 3. 频率正确 4. 按压深度正确	按压正确
	开放气道 打开患者气道:仰头抬颏法,判断患者的气道是否通畅;抢救者一手置于患者前额用力向后向下加压,另一手手指托起下颌骨处、向上抬颏,使头后仰,下颌尖、耳垂的连线与地面垂直		颈部伸直无舌后坠	头后仰程度准确	开放气道手法正确

(续表)

项目	步　骤	沟　通	操作要点	评分要点	考　点
流 程	**人工呼吸**　一手的拇指和示指捏紧患者鼻孔,另一手的拇指掰开下唇,使患者口张开;抢救者将口紧贴并包住患者的口吹气(形成一个密闭腔);吹气不少于1秒,注意观察患者胸廓上抬情况;吹气毕,抢救者将口离开并松开鼻翼,转头观察患者胸廓下陷情况,并感觉是否有气流溢出;接着进行第2次吹气	胸外心脏按压与人工呼吸交替进行,连续5个循环	吹气方法	1. 感觉气流、听呼吸声、看胸廓起伏 2. 鼻孔不漏气 3. 吹气深而慢,每次吹气量400～600 ml 4. 吹气2次,在10～12秒内完成 5. 按压与吹气比为30∶2	吹气正确
	抢救成功　胸外心脏按压与人工呼吸交替进行5个循环后,判断患者颈动脉有搏动,自主呼吸恢复,扩大瞳孔缩小,面色、口唇、甲床色泽转红,肢端温暖,停止抢救;看表计时				
	安置患者　为患者整理好衣裤,放置枕头,协助患者头偏向一侧;根据病情协助患者取适当体位;酌情进行健康教育				
	核对整理　核对患者信息及腕带;整理床单元、清理操作用物	用物依据《消毒技术规范》和《医疗废物管理条例》做好相应处理		垃圾分类处理	
	洗手记录　洗手,记录抢救时间、内容、签全名		查对、记录	规范查对、准确记录	
	操作结束	报告操作完毕			
评 价	**操作**　查对无误,操作规范熟练、安全有效,记录及时准确,急救意识强				
	沟通　仪态大方,关爱患者,评估解释准确,治疗性沟通有效,健康宣教到位,满足患者需求				
	防护　安全防护意识强、无意外				
	时间　6分钟				

98 止血包扎技术

1. 素质目标:培养良好的心理素质,能够沉着冷静地处理各种紧急出血事件。
2. 能力目标:独立完成不同种类出血的止血、包扎方法及争分夺秒抢救生命的能力。
3. 知识目标:掌握不同种类出血的止血、包扎方法及急救处理。
4. 思政目标:树立生命至上、敬畏生命的职业情怀,培养同理心和人文关怀理念。

案 例

1. 护理教师赵老师为学生们演示出血患者的止血包扎技术。
2. 张护士遵医嘱为出血患者进行止血包扎。

思维导图

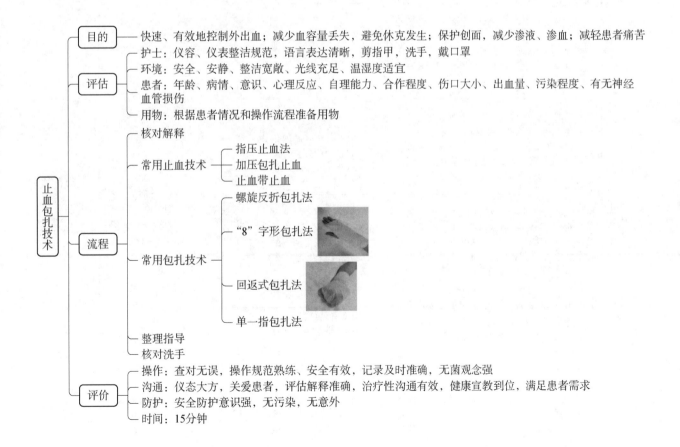

- **目的** —— 快速、有效地控制外出血;减少血容量丢失,避免休克发生;保护创面,减少渗液、渗血;减轻患者痛苦

- **评估**
  - 护士:仪容、仪表整洁规范,语言表达清晰,剪指甲,洗手,戴口罩
  - 环境:安全、安静、整洁宽敞、光线充足、温湿度适宜
  - 患者:年龄、病情、意识、心理反应、自理能力、合作程度、伤口大小、出血量、污染程度、有无神经血管损伤
  - 用物:根据患者情况和操作流程准备用物

- **流程**
  - 核对解释
  - 常用止血技术
    - 指压止血法
    - 加压包扎止血
    - 止血带止血
  - 常用包扎技术
    - 螺旋反折包扎法
    - "8"字形包扎法
    - 回返式包扎法
    - 单一指包扎法
  - 整理指导
  - 核对洗手

- **评价**
  - 操作:查对无误,操作规范熟练、安全有效,记录及时准确,无菌观念强
  - 沟通:仪态大方,关爱患者,评估解释准确,治疗性沟通有效,健康宣教到位,满足患者需求
  - 防护:安全防护意识强,无污染,无意外
  - 时间:15分钟

操作标准

项目			步　骤	沟　通	操作要点	评分要点	考　点
目的			快速、有效地控制外出血;减少血容量丢失,避免休克发生;保护创面,减少渗液、渗血;减轻患者痛苦	报告操作开始,护士自我介绍、报告操作项目名称			
评估			护士　仪容、仪表整洁规范,语言表达清晰,剪指甲,洗手,戴口罩	报告评估结果:护士着装整洁,已修剪指甲、洗手、戴口罩;环境整洁、明亮;患者已了解操作目的并愿意配合;用物准备齐全	评估伤情、检查用物	1. 用物放置合理 2. 符合护士仪表 3. 评估伤情准确	1. 评估伤情 2. 用物准备
			环境　安全、安静、整洁宽敞、光线充足、温湿度适宜				
			患者　年龄、病情、意识、心理反应、自理能力、合作程度、伤口大小、出血量、污染程度、有无神经血管损伤				
			用物 1. 治疗车上层:治疗盘内置绷带数轴、无菌纱布数块、无菌棉垫数块、无菌持物镊、胶布、剪刀1把、三角巾、纱垫、速干手消毒剂等 2. 治疗车下层:医疗废物收集袋、生活废物收集袋				
流程			核对解释　洗手;将用物携至床旁,查对,解释,告知患者目的并取得配合;进行止血、包扎		七步洗手法、核对	洗手、核对正确	洗手、核对方法
	常用止血技术	指压止血法	口述:指压止血法适用于头部、颈部和四肢某些部位的大出血,不同的出血部位选择不同的指压点		1. 止血动脉的选择 2. 指压手法 3. 口述正确	1. 止血部位选择正确 2. 指压手法正确 3. 止血有效	1. 止血动脉的选择 2. 指压手法
			前额及颞部出血:操作者站在患者的患侧,一手固定患者头部,另一手示指在耳屏上方凹陷处摸到颞动脉搏动,用拇指垂直压迫耳屏上方凹陷处,其余四指托住患者下颌部	当患者额部和颞部出血时,可压迫同侧颞动脉			
			颌部及颜面部出血:操作者站在患者的患侧,一手固定患者头部,另一手示指在同侧下颌角下缘与咬肌前缘交界处的搏动点,用拇指向下颌骨方向垂直压迫,其余4指托住患者下颌	患者有颌部及颜面部出血时,可压迫同侧面动脉			
			头、面、颈部出血:操作者站在患者的患侧,一手扶住受伤处,另一手示指在气管外侧与胸锁乳突肌前缘中点触到颈总动脉搏动,用拇指用力向第5颈椎横突方向压迫,其余四指固定在伤员的颈后部	患者有头、面、颈部出血时,可压迫同侧颈总动脉,禁止同时压迫两侧的颈总动脉,以免造成脑缺氧			
			上臂/腋窝、肩部出血:操作者站在患者的患侧,一手扶住受伤处,另一手示指在锁骨上窝中部触到锁骨下动脉搏动,用拇指向下垂直压迫,其余四指固定肩部	患者有上臂、腋窝及肩部出血时,可压迫同侧锁骨下动脉			
			前臂/手部出血　操作者站在患者的患侧,一手托住伤员伤肢的腕部,将上肢外展前臂前旋,并屈肘抬高上肢;另一手拇指或四指在上臂肱二头肌内侧沟触到肱动脉搏动,用拇指或其他四指向肱骨方向垂直压迫	患者有前臂和手部出血时,前臂可压迫同侧肱动脉,手部须同时按压尺桡双侧			

（续表）

项目		步骤	沟通	操作要点	评分要点	考点
流程	加压包扎止血	口述：加压包扎止血适用于体表小动脉、静脉、较大毛细血管出血			进行止血时，应先将肢体抬高，包扎范围超出伤口2～3横指	
		用多层敷料压迫伤口，再用绷带（或叠成带状的三角巾）用力包扎数圈，固定并将患肢抬高	患者前臂出血时，用多层敷料压迫伤口			
	止血带止血	口述：止血带止血适用于其他方法不能止血或四肢较大动脉出血		1. 止血带选择 2. 止血带使用方法 标识时间	记录时间准确	1. 标识时间明显 2. 止血带使用方法
		抬高患肢，在伤口的近心端垫棉垫，用一手握住橡皮管一端，另一手拉长橡皮管另一端缠绕肢体2～3周，以不出血为度，末端压在所缠的止血带下面给予固定，在明显处标明使用时间；连续使用止血带不宜超过5小时，每1小时松止血带1次，每次2～3分钟	上臂出血时，选择弹性好的橡皮管			
		口述：止血完毕，清理伤口周围保持清洁，密切观察止血效果、血运情况及生命体征				
	常用包扎技术	螺旋反折包扎法	口述：螺旋反折包扎法适用于粗细不均的肢体损伤			1. 反折处应避开伤口 2. 先脱健侧，后脱患侧
			患者前臂受伤时，协助患者脱去患肢衣袖，暴露伤口，取无菌纱布，覆盖伤口；用绷带在伤口远心端环行包扎2周，将绷带斜形向上30°缠绕；每周绷带在前臂某一部位向下反折，反折部位对齐成一直线；每1周覆盖上1周的1/3或1/2，至伤口全部包扎，在伤口近心端环形2周，将绷带毛边反折，用胶布固定		1. 包扎手法 2. 包扎位置		1. 包扎手法 2. 包扎位置 3. 包扎效果
		"8"字形包扎法	口述："8"字形包扎法适用于关节处损伤			1. 关节处于功能位 2. 露出皮肤观察血运
			患者肘关节受伤时，协助患者脱去患肢衣袖，暴露伤口，协助患者屈曲肘关节；用无菌纱布覆盖在肘关节损伤处，先用绷带在关节处环行包扎两周，然后1周向下，1周向上，2周相交于肘窝处；每1周遮盖上1周的1/3或1/2，直至伤口全部包扎，近心端再环行2周；将绷带末端毛边反折，用胶布固定，用三角巾悬吊并固定患肢于胸前				
		回返式包扎法	口述：回返式包扎法适用于头部及截肢肢体末端损伤			
			患者头部受伤时，用无菌纱布覆盖伤口，将绷带由前额齐眉开始向枕骨结节下方环行缠绕两周；在前额正中向枕后反折，再由枕后向前额反折，由中间向左右分别遮盖前一周的1/3或1/2；依次进行至头部全部包扎，再环行两周，将绷带末端毛边反折，用胶布固定				
		单一指包扎法	口述：单一指包扎法适用于手指端损伤			
			患者示指指端受伤时，取窄绷带1轴，先由腕部环行2周，再由腕部桡（尺）侧采用蛇行包扎法环绕至示指的指端；在指端伤口处采用回返法至伤口全部包扎，之后用螺旋包扎法向下环绕至示指根处；再在腕部尺（桡）侧环腕部环形包扎2周，绷带毛边反折，用胶布固定				

（续表）

项目	步　骤	沟　通	操作要点	评分要点	考　点
流程	**整理指导**　协助患者取适当体位,告知注意事项,嘱患者休息,感谢合作;整理床单元,清理用物	用物依据《消毒技术规范》和《医疗废物管理条例》做相应处理			
	核对洗手　核对、洗手		核对	2个以上查对点	核对方法正确
评价	**操作**　查对无误,操作规范熟练、安全有效,记录及时准确,无菌观念强				
	沟通　仪态大方,关爱患者,评估解释准确,治疗性沟通有效,健康宣教到位,满足患者需求				
	防护　安全防护意识强,无污染,无意外				
	时间　15分钟				

99 呼吸机的使用

1. 素质目标:培养良好的心理素质,能够沉着冷静地处理各种紧急事件;培养尊重、关心患者及热爱生命的理念。

2. 能力目标:具备熟练使用呼吸机的能力,能够正确实施人工气道管理。

3. 知识目标:掌握呼吸机的适应证、操作方法及报警处理;熟悉人工气道管理的要求;了解呼吸机的基本结构。

4. 思政目标:树立生命至上的观念,养成安全意识、爱伤观念。

案 例

张××,男,55 岁,石棉厂工人,主因"胸憋气紧 3 天,发热伴呼吸困难加重 2 天"入院,诊断为轻度"急性呼吸窘迫综合征"。动脉血气分析提示Ⅰ型呼吸衰竭,医生已给予经口气管插管,现遵医嘱使用呼吸机辅助呼吸。

思维导图

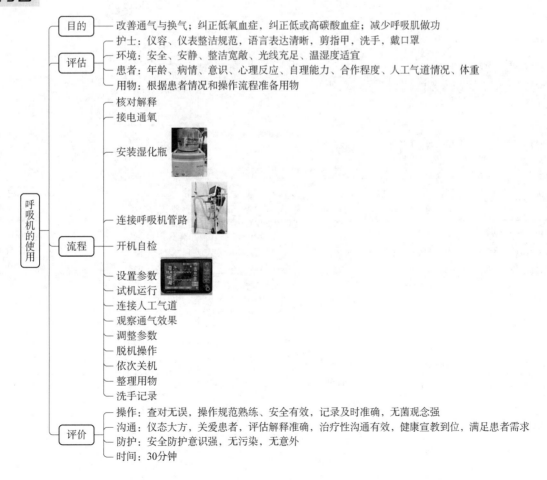

呼吸机的使用

- 目的 —— 改善通气与换气;纠正低氧血症,纠正低或高碳酸血症;减少呼吸肌做功
- 评估
  - 护士:仪容、仪表整洁规范,语言表达清晰,剪指甲,洗手,戴口罩
  - 环境:安全、安静、整洁宽敞、光线充足、温湿度适宜
  - 患者:年龄、病情、意识、心理反应、自理能力、合作程度、人工气道情况、体重
  - 用物:根据患者情况和操作流程准备用物
- 流程
  - 核对解释
  - 接电通氧
  - 安装湿化瓶
  - 连接呼吸机管路
  - 开机自检
  - 设置参数
  - 试机运行
  - 连接人工气道
  - 观察通气效果
  - 调整参数
  - 脱机操作
  - 依次关机
  - 整理用物
  - 洗手记录
- 评价
  - 操作:查对无误,操作规范熟练、安全有效,记录及时准确,无菌观念强
  - 沟通:仪态大方,关爱患者,评估解释准确,治疗性沟通有效,健康宣教到位,满足患者需求
  - 防护:安全防护意识强,无污染,无意外
  - 时间:30分钟

操作标准

项目	步　骤	沟　通	操作要点	评分要点	考　点
目的	1. 改善通气与换气 2. 纠正低氧血症,纠正低或高碳酸血症 3. 减少呼吸肌做功	报告操作开始,护士自我介绍、报告操作项目名称			
评估	**护士**　仪容、仪表整洁规范,语言表达清晰,剪指甲,洗手,戴口罩	报告评估结果:护士着装整洁,已修剪指甲、洗手、戴口罩;环境整洁、明亮;患者目前意识清楚,呼吸困难,经口气管插管,患者及家属已了解操作目的并愿意配合;用物准备齐全,呼吸机性能良好,可以使用	1. 七步洗手法 2. 连接电源,开机检查呼吸机性能	1. 规定时间内完成备物 2. 物品准备齐全,在有效期内 3. 物品放置合理 4. 符合护士仪表 5. 评估患者情况准确	1. 严格查对 2. 评估水平 3. 护士的沟通表达能力
评估	**环境**　安全、安静、整洁宽敞、光线充足、温湿度适宜				
评估	**患者**　年龄、病情、意识、心理反应、自理能力、合作程度、人工气道情况、体重				
评估	**用物** 1. 治疗车上层:听诊器、灭菌注射用水、弯盘、电源、气源、插线板、动脉血气分析结果;另备呼吸机及连接管路、湿化瓶、模拟肺 2. 治疗车下层:医疗废物收集袋、生活废物收集袋				
流　程	**核对解释**　携用物至床旁,核对医嘱与患者信息,解释目的取得配合,协助患者取仰卧位	向患者或家属解释操作目的取得配合	核对解释	双人核对正确	核对方法、内容
流　程	**接电通氧**　连接电源、气源		接电通氧		
流　程	**安装湿化瓶**　打开湿化瓶包装,安装湿化瓶;打开灭菌注射用水,加灭菌注射用水至湿化瓶水位线以下		装湿化瓶、加湿化液	湿化瓶内灭菌注射用水不得超过水位线	1. 护士的专业知识水平 2. 护士的专业技能水平 3. 动作的正确性和规范性 4. 呼吸机使用常识 5. 无菌观念
流　程	**连接呼吸机管路**　打开呼吸机管路外包装,戴手套,用单根短管路将呼吸机送气口与湿化罐连接,将其余管路按要求连接成一呼回路,分别与湿化罐、呼吸机进气口相连;连接模拟肺;用专用支架固定连接好的呼吸机管路		1. 连接管路 2. 连接模拟肺 3. 固定管路	1. 呼吸机管路连接正确,连接紧密无漏气 2. 集水杯处于低位杯底朝下 3. 呼吸管路固定良好	
流　程	**开机自检**　打开主机开关;打开湿化器开关,调节湿化器温度至33～36℃;呼吸机自检通过		开机	开机顺序正确	
流　程	**设置参数**　根据病情和理想体重选择模式与参数,设置报警范围;男性理想体重(kg) = 50 + 0.91×[身高(cm) − 152.4],女性理想体重(kg) = 45.5 + 0.91×[身高(cm) − 152.4]	1. 根据患者病情,选择相应模式（SIMV/AV/CV/ACV/PSV/CPAP）,呼吸频率(f)12～20 次/min,吸入氧浓度（FiO₂）40%～50%,潮气量（Vt）为4～7 ml/kg,呼气末正压(PEEP)5～12cmH₂O 2. 报警参数:呼吸频率上限 35 次/min,吸气峰压上限 40 cmH₂O	根据患者病情设置合理参数,调节 FiO_2 水平维持急性呼吸窘迫综合征（ARDS）患者 SpO_2 88%～95%和 PaO_2 55～80 mmHg	设置参数正确合理	
流　程	**试机运行**　观察呼吸机运行情况	呼吸机运行正常	试运行		
流　程	**连接人工气道**　运行正常后待机,取下模拟肺,将呼吸机与患者人工气道连接,启动	连接患者人工气道	接气道		

（续表）

项目	步　骤	沟　通	操作要点	评分要点	考　点
流 程	**观察通气效果**　听诊双肺呼吸音；观察呼吸运动是否一致；观察患者生命体征；如无禁忌证，床头抬高30°~45°角；洗手，记录开始时间	1. 双肺呼吸音清，两侧对称 2. 呼吸运动一致 3. 心电监测示患者心率80次/min，呼吸15次/min，血压120/90 mmHg，血氧饱和度为92%，较前明显好转，严密观察患者情况，及时排除呼吸机故障	1. 观察通气效果，观察平台压≤30 cmH$_2$O 2. 抬高床头	听诊位置正确	护士动作的条理连贯性
	调整参数　机械通气30分钟后行动脉血气分析，根据结果报告医生调整参数	机械通气30分钟后行动脉血气分析，根据结果报告医生调整参数	动态调整参数	及时根据病情调整呼吸机参数	
	脱机操作　患者病情好转，遵医嘱给予脱机，核对医嘱及患者信息，解释取得配合；准备吸氧装置；分离呼吸机管路与人工气道，接模拟肺；为患者吸氧	患者病情好转，遵医嘱给予脱机，核对医嘱单及患者信息，向患者解释取得配合	1. 沟通 2. 脱机 3. 吸氧	动作连贯条理	
	依次关机　依次关闭主机开关、湿化器开关，分离氧气，切断电源		关机	关机顺序正确	
	整理用物　协助患者取舒适卧位，整理床单位；弃去呼吸机管路、清洁呼吸机表面，及时送消湿化罐、模拟肺等配件	用物依据《消毒技术规范》和《医疗废物管理条例》做相应处理	整理	正确处理用物	
	洗手记录　洗手，记录		填写记录单	记录准确、客观	
	操作结束	报告操作完毕			
评 价	**操作**　查对无误，操作规范熟练、安全有效，记录及时准确，无菌观念强				
	沟通　仪态大方，关爱患者，评估解释准确，治疗性沟通有效，健康宣教到位，满足患者需求				
	防护　安全防护意识强、无污染、无意外				
	时间　30分钟				

100　心电监测技术

学习目标

1. 素质目标：充分认识心电监护的重要性,培养敏锐的观察能力、熟练操作的基本素质。
2. 能力目标：具备熟练应用心电监护仪综合评估患者病情的能力。
3. 知识目标：掌握心电监护仪的适应证、注意事项、使用方法及报警处理；熟悉心电监护仪的工作原理及作用；了解心电监护仪的结构。
4. 思政目标：培养严谨求实的工作态度和"以患者为中心"的人文关怀理念。

案　例

李××,女,56岁,主因"胸闷气促2小时"收入急诊科。护士小李遵医嘱给予心电监测。

思维导图

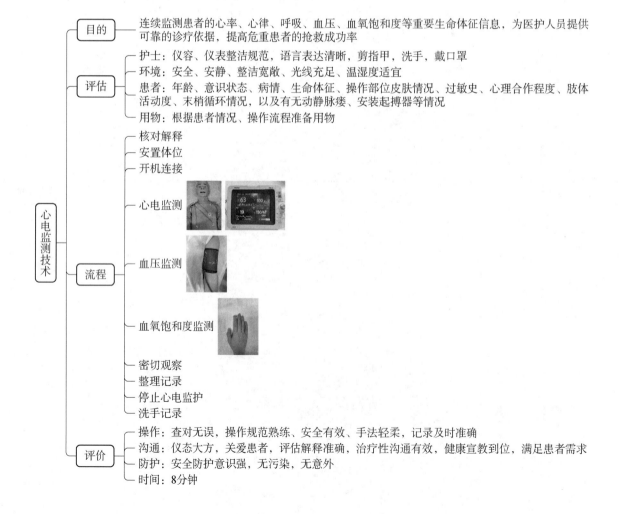

	目的	连续监测患者的心率、心律、呼吸、血压、血氧饱和度等重要生命体征信息,为医护人员提供可靠的诊疗依据,提高危重患者的抢救成功率
	评估	护士：仪容、仪表整洁规范,语言表达清晰,剪指甲,洗手,戴口罩 环境：安全、安静、整洁宽敞、光线充足、温湿度适宜 患者：年龄、意识状态、病情、生命体征、操作部位皮肤情况、过敏史、心理合作程度、肢体活动度、末梢循环情况,以及有无动静脉瘘、安装起搏器等情况 用物：根据患者情况、操作流程准备用物
心电监测技术	流程	核对解释 安置体位 开机连接 心电监测 血压监测 血氧饱和度监测 密切观察 整理记录 停止心电监护 洗手记录
	评价	操作：查对无误,操作规范熟练、安全有效、手法轻柔,记录及时准确 沟通：仪态大方,关爱患者,评估解释准确,治疗性沟通有效,健康宣教到位,满足患者需求 防护：安全防护意识强,无污染,无意外 时间：8分钟

操作标准

项目	步　骤	沟　通	操作要点	评分要点	考　点
目的	连续监测患者的心率、心律、呼吸、血压、血氧饱和度等重要生命体征信息,为医护人员提供可靠的诊疗依据,提高危重患者的抢救成功率	报告操作开始,护士自我介绍、报告操作项目名称			
评估	**护士** 仪容、仪表整洁规范,语言表达清晰,剪指甲,洗手,戴口罩	报告评估结果:护士着装整洁,已修剪指甲、洗手、戴口罩;环境整洁、明亮、无电磁波干扰,利于操作;患者目前意识清楚、病情平稳,操作部位皮肤完好、无起搏器、动静脉瘘,肢体活动度良好,末梢循环良好,患者及家属已了解操作目的并愿意配合;用物准备齐全,心电监护仪性能良好,可以使用	1. 七步洗手法 2. 连接电源,开机检查心电监护仪性能	1. 规定时间内完成备物 2. 物品准备齐全,在有效期内 3. 物品放置合理 4. 符合护士仪表 5. 评估患者情况准确	1. 严格查对 2. 评估水平 3. 护士的沟通表达能力
评估	**环境** 安全、安静、整洁宽敞、光线充足、温湿度适宜、周围无电磁波干扰				
评估	**患者** 年龄、意识状态、病情、生命体征、操作部位皮肤情况、过敏史、心理合作程度、肢体活动度、末梢循环情况,以及有无动静脉瘘和安装起搏器等情况				
评估	**用物** 1. 治疗车上层:心电监护仪、监测导线、电极片、纱布、75%酒精(生理盐水)、弯盘、速干手消毒剂、笔、记录单 2. 治疗车下层:医疗废物收集袋、生活废物收集袋 3. 必要时备:皮刀、屏风				
流程	**核对解释** 携用物至床旁,核对医嘱与患者信息,解释目的取得配合	向患者或家属解释操作目的取得配合	核对解释	双人核对医嘱正确	核对方法、内容
流程	**安置体位** 协助患者取仰卧位,屏风(窗帘)遮挡			保护患者隐私	体现人文关怀
流程	**开机连接** 连接监护仪电源并启动,正确连接各模块插件,妥善固定导联线,连接电极片		开机,连接插件	各模块连接正确,各导联线连接紧密	
流程	**心电监测** 暴露胸部,正确定位,使用酒精(生理盐水)纱布擦拭所需部位皮肤;胸部多毛给予备皮;将5个电极片贴于胸部正确位置 1. 右上(RA):胸骨右缘锁骨中线第一肋间或锁骨下靠近右肩 2. 左上(LA):胸骨左缘锁骨中线第一肋间或锁骨下靠近左肩 3. 右下(RL):右锁骨中线剑突水平处 4. 左下(LL):左锁骨中线剑突水平处 5. 胸导(C):胸骨左缘第4肋间	1. 给您清洁皮肤时可能会有点凉,请您稍微忍耐一下 2. 电极片应避开除颤位置,嘱患者活动时应注意勿使电极片脱落、打折,勿自行摘除电极片,如有不适随时告知护士	1. 正确定位 2. 清洁皮肤 3. 贴电极片	电极片位置正确	1. 护士的专业水平 2. 动作的规范性和熟练度 3. 细节处体现人文关怀
流程	**血压监测** 将血压袖带缠于上臂中部,下缘距肘窝2~3 cm,松紧以能放入一指为宜;袖带上动脉标识在肱动脉搏动处;按测量键	测血压时请您配合保持	测血压肢体与心脏同一水平	位置正确,松紧适宜	
流程	**血氧饱和度监测** 将血氧饱和度传感器放在指端,红点照指甲	血氧饱和度传感器勿与测血压肢体同侧放置		勿与测血压肢体同侧	
流程	**监护仪设置** 选择标准Ⅱ导联,清晰显示P波,调节波形大小;设定血压测量间隔时间;打开报警系统,根据患者情况,设定正常成人各报警上下限参数	选择Ⅱ导联进行监护,调节波形大小,清晰显示P波;血压测量间隔时间30分钟;设置心率报警上限100次/min,下限60次/min;收缩压报警90~140 mmHg,舒张压报警60~90 mmHg,血氧饱和度报警90%~100%,呼吸报警下限12次/min,上限24次/min。监护过程中严密观察并记录心电监护各参数的变化,发现异常及时报告医生	设置参数与报警界限	1. 选择导联正确 2. 监测波形清晰 3. 报警上下限合理	

（续表）

项目	步　骤	沟　通	操作要点	评分要点	考　点
流　程	**密切观察**　监护过程中严密观察并记录心电监护各参数的变化,发现异常及时报告医生,确认波形正确,再次核对信息	再次核对患者信息,嘱患者勿自行调节监护仪参数,勿在监护仪附近使用手机,以免干扰监测波形,如有不适随时告知护士	观察监护数据		护士对心电监测数据的观察与识别能力
	整理记录　整理床单位,协助患者取舒适卧位;洗手,记录监测时间与数值			记录内容准确、完整	
	停止心电监护　核对信息,告知患者,取得合作;进行测量,记录停止时间和数值;关闭监护仪,切断电源;去除电极片、分离各导联线;用酒精(生理盐水)纱布擦净电极片处皮肤;整理衣服和床单位,协助患者取舒适卧位;将仪器带回,清洁消毒,充电备用	告知注意事项,并进行相关健康指导;用物依据《消毒技术规范》和《医疗废物管理条例》做相应处理	1. 停止监护 2. 整理用物	1. 沟通到位 2. 记录准确 3. 注意保暖 4. 各导联线归置条理	护士动作的条理、连贯性
	洗手记录　洗手,记录		填写记录单	记录准确、完整	
	操作结束	报告操作完毕			
评　价	**操作**　查对无误,操作规范熟练、安全有效,手法轻柔,记录及时准确				
	沟通　仪态大方,关爱患者,评估解释准确,治疗性沟通有效,健康宣教到位,满足患者需求				
	防护　安全防护意识强,无污染,无意外				
	时间　8分钟				

101 自动体外除颤器应用

学习目标

1. 素质目标:培养良好的心理素质,能够沉着冷静地处理各种紧急事件;培养尊重关心患者及热爱生命的理念。
2. 能力目标:具备独立使用自动体外除颤器(AED)的能力。
3. 知识目标:掌握 AED 除颤器使用指征、使用方法。
4. 思政目标:树立爱伤观念,具备敬畏生命、守护生命的职业情怀。

案 例

护士小王发现患者(中年男子)忽然倒地晕倒,确认现场安全、患者无反应后开始行心肺复苏并启动应急反应系统。

思维导图

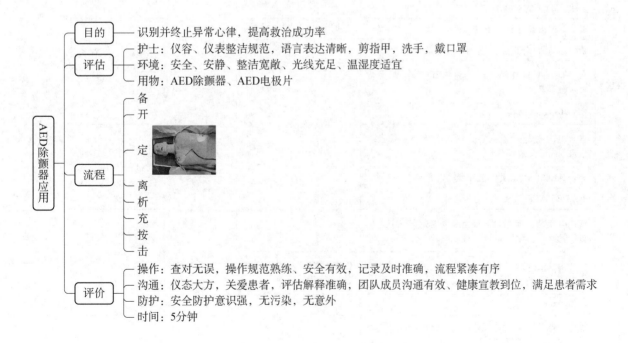

AED除颤器应用
- 目的 —— 识别并终止异常心律,提高救治成功率
- 评估
  - 护士:仪容、仪表整洁规范,语言表达清晰,剪指甲,洗手,戴口罩
  - 环境:安全、安静、整洁宽敞、光线充足、温湿度适宜
  - 用物:AED除颤器、AED电极片
- 流程
  - 备
  - 开
  - 定
  - 离
  - 析
  - 充
  - 按
  - 击
- 评价
  - 操作:查对无误,操作规范熟练、安全有效,记录及时准确,流程紧凑有序
  - 沟通:仪态大方,关爱患者,评估解释准确,团队成员沟通有效、健康宣教到位,满足患者需求
  - 防护:安全防护意识强,无污染,无意外
  - 时间:5分钟

操作标准

项目	步　骤	沟　通	操作要点	评分要点	考　点
目的	识别并终止异常心律,提高救治成功率	报告操作开始,护士自我介绍、报告操作项目名称			
评估	**AED 除颤器使用指征**　患者无意识、无自主呼吸;发生无脉性室性心动过速或室颤	报告评估结果:护士着装整洁,已修剪指甲、洗手、戴口罩;环境整洁、明亮;患者符合 AED 除颤器使用指征,家属已了解操作目的并愿意配合;用物准备齐全,AED 除颤器性能良好	评估、检查用物	1. AED 放置合理 2. 符合护士仪表 3. 检查仪器正确	
评估	**护士**　仪容、仪表整洁规范,语言表达清晰,剪指甲,洗手,戴口罩				
评估	**环境**　安全、安静、整洁宽敞、光线充足、温湿度适宜				
评估	**用物** 1. 治疗车上层:AED 除颤器、AED 电极片 2. 治疗车下层:医疗废物收集袋、生活废物收集袋				
流程	**备**　确认患者无意识、无自主呼吸;协助患者取仰卧位;将患者左臂外展,评估患者身上无金属物品、电子产品及起搏器等;站在患者一侧,解开衣领、腰带,暴露患者胸腹部	身上无金属物质、电子产品,皮肤完整无伤口、无潮湿、无胸毛、无心脏起搏器			1. 严格查对 2. 评估水平
流程	**开**　打开包装,开启 AED;遵循 AED 提示,作为进入下一个步骤的指令				
流程	**定**　将 AED 电极片贴至患者裸露的胸部 1. 前侧位放置:主电极放于右上胸锁骨下贴近骨右缘;侧电极放于左下胸电极片的中心点平腋中线;口述:两多电极片之间距离应>10 cm,避免电弧烧伤 2. 前后位放置:将一片电极片放在左侧胸部,介于患者的胸骨和乳头之间;将另一片电极片贴在患者背部的左侧,挨着脊柱	将一片 AED 电极片放在右锁骨正下方,将另一片电极片放在左乳头外侧,电极片的上缘位于腋下几厘米。	AED 电极片位置放置正确		
流程	**离**　依据语音提示"离开患者"	大声说出"请所有人离床"	环顾确认没有人接触患者		
流程	**析**　让 AED 分析心律,是否需要除颤				
流程	**充**　如果 AED 建议电击,等待 AED 充电,确定无人接触患者				
流程	**按**　按下电击按钮				
流程	**击**　电击完成后,继续心肺复苏,5 组心肺复苏结束再判断除颤效果		减少最后一次按压和基于电击之间的时间		
流程	如果 AED 提示无须电击,继续心肺复苏				
流程	2 分钟后 AED 再次自动分析心律				
流程	依据语音提示继续操作,直至高级生命支持实施人员接管或者患者开始呼吸、移动或者有反应				
流程	整理操作用物	用物依据《医疗废物管理条例》做相应处理			
流程	操作结束	报告操作完毕			
评价	**操作**　查对无误,操作规范熟练、安全有效,记录及时准确,流程紧凑有序				
评价	**综合**　仪态大方,关爱患者,评估准确,表述清晰,符合抢救原则				
评价	**防护**　安全防护意识强、无污染、无意外				
评价	**时间**　5 分钟				

102　非同步电复律

学习目标

1. 素质目标:培养良好的心理素质,能够沉着冷静地处理各种紧急事件;培养尊重关心患者及热爱生命的理念。
2. 能力目标:具备准备评估与判断的能力;动作规范熟练、安全有效;能与患者或家属有效沟通。
3. 知识目标:严格掌握适应证和相对禁忌证;熟练掌握操作部位、除颤方式及能量选择。
4. 思政目标:树立爱伤观念、敬畏生命、守护生命的职业情怀。

案　例

护士小王发现患者心电监护显示心室颤动波形,遵医嘱进行非同步电除颤。

思维导图

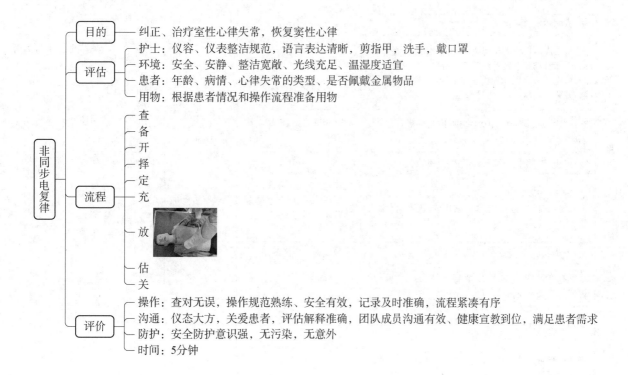

```
                    目的 ── 纠正、治疗室性心律失常,恢复窦性心律
                         ┌ 护士:仪容、仪表整洁规范,语言表达清晰,剪指甲,洗手,戴口罩
                    评估 ├ 环境:安全、安静、整洁宽敞、光线充足、温湿度适宜
                         ├ 患者:年龄、病情、心律失常的类型、是否佩戴金属物品
                         └ 用物:根据患者情况和操作流程准备用物
                         ┌ 查
                         ├ 备
                         ├ 开
                         ├ 择
非同步电复律             ├ 定
                    流程 ├ 充
                         ├ 放
                         ├ 估
                         └ 关
                         ┌ 操作:查对无误,操作规范熟练、安全有效,记录及时准确,流程紧凑有序
                    评价 ├ 沟通:仪态大方,关爱患者,评估解释准确,团队成员沟通有效、健康宣教到位,满足患者需求
                         ├ 防护:安全防护意识强,无污染,无意外
                         └ 时间:5分钟
```

操作标准

项目	步　骤	沟　通	操作要点	评分要点	考　点
目的	纠正、治疗室性心律失常,恢复窦性心律	报告操作开始,护士自我介绍、报告操作项目名称			
评估	**护士**　仪容、仪表整洁规范,语言表达清晰,剪指甲,洗手,戴口罩 **环境**　安全、安静、整洁宽敞、光线充足、温湿度适宜 **患者**　年龄、病情、心律失常的类型、是否佩戴金属物品 **用物** 1. 治疗车上层:电除颤仪、电极片、导电膏、纱布、酒精纱布、速干手消毒剂、医嘱本、仪器登记本、硬板 2. 治疗车下层:医疗废物收集袋、生活废物收集袋	报告评估结果:护士着装整洁,已修剪指甲、洗手、戴口罩;环境整洁、明亮;患者符合电除颤适应证,家属已了解操作目的并愿意配合;用物准备齐全,电除颤仪性能良好	评估、检查用物	1. 电除颤仪放置合理 2. 符合护士仪表 3. 检查仪器正确	检查仪器
流程	**查**:核对身份信息 **备**:将患者去枕平卧于硬板床,松解衣裤,暴露胸部,心肺复苏除颤仪到位,左臂外展,去除身上金属物质,皮肤完整无伤口、无潮湿、无胸毛、无起搏器 **开**:接通电源,开启除颤仪,默认非同步电复律,电极板均匀涂抹导电膏 **择**:遵医嘱选择能量 **定**:将心尖电极板置于患者左乳外侧,平左腋中线第5肋间;胸骨电极板置于患者右锁骨中线第2肋间,两电极板之间相距至少10 cm,电极板紧贴皮肤,并施以10 kg左右力量按压 **充**:再次观察,心电图仍为室颤,准备除颤,所有人离床 **放**:操作者双手同时按下放电按钮,迅速放电 **估**:行5个循环的心肺复苏,心电图转为窦性心律,记录复律时间,清洁皮肤,评估皮肤"无红肿、无灼伤" **关**:除颤成功,继续观察病情,撤电极板,关机 整理衣物及床单位,协助取舒适体位,予以心理护理 整理除颤仪,洗手,记录	 大声说出"请所有人离床" 口述:如无效,再次电击除颤,行5个循环心肺复苏后评估,除颤不可超过3次 除颤仪置于床旁备用 报告操作完毕,用物按要求处理	1. 患者准备充分 2. 定位准确 3. 示意所有人离床 4. 及时观察心电波形	1. 除颤仪是否启动至除颤位置 2. 检查胸部并左臂外展 3. 清洁范围及位置 4. 导电膏均匀 5. 电极板放置位置正确 6. 电极板之间距离合适 7. 能量选择正确 8. 电极板紧贴皮肤 9. 及时口述离床及放电 10. 除颤后观察心电波形	1. 护士工作的灵活性和条理性 2. 动作准确性 3. 技术熟练度 4. 应变能力 5. 专业能力
评价	**操作**　查对无误,操作规范熟练、安全有效,记录及时准确,流程紧凑有序 **综合**　仪态大方,关爱患者,评估准确,表述清晰,符合抢救原则 **防护**　安全防护意识强、无污染、无意外 **时间**　5分钟				

第五篇

赛道组合护理技术

· 学习目标 ·

1. 素质目标：充分认识争分夺秒在抢救危重患者中的重要性,培养敏锐观察、果断决策、敏捷操作的基本急救素质。

2. 能力目标：具备当机立断做出决策,采取适当的措施解决问题的能力;具备一定的沟通能力和病情评估能力;培养规范操作和无菌观念。

3. 知识目标：掌握心搏骤停的判断标准,掌握心脏按压、开放气道、人工呼吸、吸痰的正确方法,掌握复苏成功的判断指征,掌握静脉留置针的规范操作。

4. 思政目标：树立生命至上、人文关怀、严谨慎独的职业素养。

案 例

护士巡视病房时,发现重症监护室(ICU)1床,李丽,女,56岁,突然出现异常情况,立即进行抢救。

思维导图

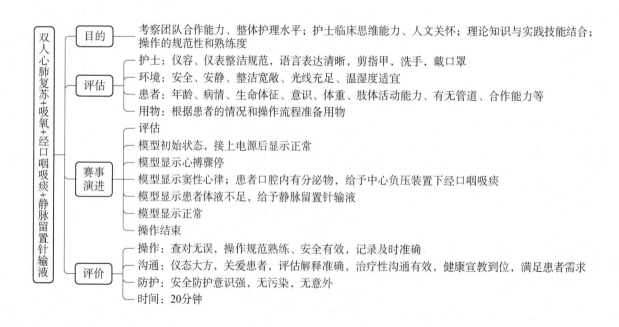

操作标准

项目	时间	赛事演进	选手	步　骤	沟　通	评分要点	考　点
双人心肺复苏＋吸氧	准备 5 min	准备	1	**目的** 1. 通过实施基础生命支持技术,建立患者循环、呼吸功能 2. 保证重要脏器的血液供应,尽快促进心跳、呼吸功能的恢复 3. 清除呼吸道分泌物,保持呼吸道通畅,改善肺通气 4. 输入药物治疗疾病,增加循环血量,补充水分与电解质,供给营养物质,预防并发症发生	尊敬的各位评委老师好,我是 1 号(2 号)参赛选手,我们的操作项目是呼吸心搏骤停患者救护。病例 ICU－1 床,李丽,在查房过程中出现异常情况,用物已备齐,环境安全,开始操作	1. 符合护士仪表 2. 规定时间完成备物,物品准备齐全,放置合理 3. 评估患者及周围环境情况准确	1. 评估内容是否全面 2. 严格查对
		模型初始状态,接上电源后显示正常	2	**评估** 　**护士**　仪容、仪表整洁规范,语言表达清晰,剪指甲,洗手,戴口罩 　**环境**　安全、安静、整洁宽敞、光线充足、温湿度适宜、有利于抢救;中心负压吸引器性能良好 　**患者**　确认患者无意识、无运动、无呼吸(终末叹气应看作无呼吸);抢救成功后评估患者病情、意识、生命体征、心肺肝肾功能,有无呼吸道分泌物排出能力,血氧饱和度;用药史、过敏史、合作程度、操作部位皮肤的完整性,所选静脉的走形、弹性、充盈度(首选前臂/手背静脉),肢体活动度 　**用物** 1. 治疗车上层:简易呼吸器、吸氧管、纱布、弯盘、手电筒、治疗单、瞳孔笔、笔、抢救记录单;壁挂式负压吸引器 1 套、0.9% 氯化钠溶液 500 ml、一次性吸痰包数根(内含吸痰管 1 根、无菌纸巾 1 张、无菌手套 1 只)、一次性吸引管 1 根、护理记录单;配好的药液、基础治疗盘(内有复合碘消毒液、棉签、输液贴)、治疗巾 4 块、止血带 2 根、0.9% 氯化钠溶液(冲封管用)、大于 10 ml 管径注射器或预冲式导管冲洗器、一次性输液器、静脉留置针、透明贴膜、速干手消毒剂 2. 治疗车下层:剪刀、医用废物收集袋、生活废物收集袋、锐器盒 　必要时:睡软床时准备 1 块长木板用物;昏迷患者备开口器、压舌板			
	开始计时	模型显示心搏骤停	1	**判断呼救**　巡视病房时发现 ICU－1 床李丽出现异常情况,立即轻拍双肩,分别在两侧耳旁大声呼唤:李丽,你怎么了?口述:患者意识丧失。触摸近侧颈动脉同时目视胸部有无起伏,时间不超过 10 秒。口述:颈动脉无搏动,无自主呼吸。呼叫:"1 床患者需要抢救,通知医生,推抢救车、拿监护仪、备除颤仪。"	患者意识丧失,颈动脉无搏动,无自主呼吸;如为软床应垫背板,除颤器就绪,直接除颤	1. 操作情景设置合理 2. 护士可灵活应变突发情况 3. 操作流程清楚、手法正确 4. 连接与使用简易呼吸器正确 5. 患者生命体征及心肺复苏有效指征评估方法正确	1. 护士工作的条理性 2. 对心肺复苏术的掌握程度 3. 护士紧急情况下的应变能力 4. 减少中断,每次中断时间<10 秒 5. 双人配合良好,体现团队协作
				看表计时　报具体时间			
				安置体位　去枕,评估床铺为硬板床,充分暴露胸部,松解腰带			
				评估床单元　评估床铺为硬板床			
			2	**检查呼吸器**　推治疗车至床右侧,检测简易呼吸器性能(球体的密闭性、减压阀的位置、面罩的充气状态、储气袋有无漏气),并正确连接			

（续表）

项目	时间	赛事演进	选手	步骤	沟通	评分要点	考点
双人心肺复苏+吸氧	开始计时	模型显示心搏骤停	1	**胸外按压** 按压部位：胸部正中，双乳头连线水平中点处；按压方法：一手重叠于另一手上，双手指交叉、翘起，掌根部置于按压部位上；肘关节伸直，垂直向下用力（双臂直立不能弯曲，身体要尽量靠近患者）；按压次数：30次，深度：5～6 cm，频率：100～120次/min，按压与放松时间比例1∶1；按压时注意观察患者有无复苏的迹象			
			1和2	**连接氧气** 共同后撤床单元，站于床头，卸掉床头护栏；将简易呼吸器放于患者头部右侧，连接简易呼吸器与氧气，调节氧流量8～10 L/min			
			1	**检查口腔** 检查口腔（注意手法，保护颈椎），如有义齿应取下，有异物和分泌物，应立即清除			
			2	**开放气道** 仰头举颏法开放气道：一手小鱼际肌压于患者前额发际，另一手三指放于下颌骨上，使头后仰，充分开放气道；CE手法固定好面罩，手捏球囊通气两次，并观察胸廓起伏情况	每次通气时间不少于1秒，2次通气用时小于5秒		
			1和2	**连续循环** 胸外按压与辅助呼吸交替进行，按照30∶2的比例，2名护士配合完成5个循环			
			1	**判断复苏效果** 1. 呼吸检查：目视胸廓再次检查呼吸，时间不超过10秒 2. 循环检查：触摸颈动脉搏动，时间不超过10秒 3. 观察双侧瞳孔、口唇、面色，触摸肢端温度，观察甲床颜色 4. 复苏成功看表计时，汇报复苏效果并报出具体时间	1. 报告复苏效果：能扪及大动脉搏动；瞳孔缩小，口唇、面色转为红润；肢端温度变暖，甲床颜色转为红润；密切观察病情变化，配合医师给予进一步生命支持，抢救记录于6小时内补记，再次观察病情变化，观察生命体征 2. 检查患者口腔有分泌物，排出无力，遵医嘱给予经口咽吸痰		
			2	将简易呼吸器置于治疗车下层，口述：将简易呼吸器各部件带回，清洁消毒备用；复苏成功，遵医嘱改为鼻塞吸氧，调节氧流量为4～6 L/min，检查吸氧管是否通畅，为患者吸氧，并妥善固定吸氧管			
			1和2	整理衣裤，为患者取复苏体位；安装床头护栏；将床单位复位			
经口咽吸痰	第5分钟	模型显示窦性心律；患者口腔内有分泌物，给予中心负压装置下经口咽吸痰	1	**检查口腔** 检查口腔，取下活动义齿，头部转向操作者		1. 严格遵守无菌操作原则 2. 操作流程、顺序正确 3. 负压调节正确 4. 医疗废物处理得当	1. 考察无菌观念 2. 考察中心负压装置经口咽吸痰的掌握程度 3. 考察调节氧流量方法 4. 吸痰安全、有效
			2	**测试装置** 安装壁挂式负压吸引器于中心负压装置上；检查并打开一次性吸引管，与负压吸引器连接；调节负压为0.02～0.04 MPa，挂于床旁备用	根据患者病情及痰液黏稠情况调节负压，一般成人负压至0.02～0.04 MPa，儿童负压<0.02 MPa，压力过大可引起呼吸道黏膜的损伤		
			1	**准备冲洗盐水** 调节氧流量为4～6 L/min，调节氧流量时需断开患者端；洗手；核对0.9%氯化钠溶液500 ml，检查有效期及液体质量，注明开瓶日期和时间			
			1	**准备液体** 洗手；核对药液标签，检查药液质量，打开瓶装生理盐水，倒生理盐水（瓶签向掌心，冲洗瓶口，从原处倒出），注明开瓶日期和时间	注意保持无菌		
			2	**吸痰准备** 检查吸痰管型号、有效期；以无菌方式打开一次性吸痰包，取出无菌纸巾及手套；右手戴无菌手套，将无菌巾铺于患者颌下；取出吸痰管，缠绕在戴无菌手套的右手上；左手取一次性吸引管，检查负压值，将一次性吸引管与吸痰管连接，并检查通畅性	观察患者生命体征、SpO₂		

（续表）

项目	时间	赛事演进	选手	步　骤	沟　通	评分要点	考　点
经口咽吸痰	第5分钟	模型显示窦性心律；患者口腔内有分泌物，给予中心负压装置下经口咽吸痰	2	**正确吸痰**　左手压下颌协助打开口腔，右手持吸痰管，经一侧口角插入口咽部，右手拇指封堵吸痰管侧孔，右手左右旋转，自深部向上提拉吸净口咽部分泌物	1. 昏迷患者可用压舌板、开口器协助开口；每次吸痰时间<15秒 2. 观察生命体征、SpO₂、患者的反应以及痰液的颜色、量、性状；如患者出现发绀、心律失常或极其烦躁等情况时，立即停止吸痰		
			2	**结束吸痰**　吸痰后，将吸痰管与吸引管断开，翻转脱下手套包裹吸痰管弃于医疗废物收集袋内；关闭吸引器，抽吸生理盐水冲洗吸引管，纱布擦净吸引管接口处，挂于床旁保护套内备用			
			1	**观察病情**　吸痰过程中严密观察患者的病情变化			
			2	**调节氧气**　患者无缺氧症状、SpO₂恢复至正常水平时，将吸氧流量调回吸痰前水平，并观察病情变化			
			1	**整理观察**　擦净患者面部，撤去治疗巾，弃于医疗废物收集袋内；观察口腔黏膜有无损伤	必要时行口腔护理		
			1	**核对记录**　核对治疗单、患者及腕带信息；整理床单位，清理用物，吸引器留在床旁备用；洗手；在护理记录单上记录吸痰的时间、路径，以及痰液的颜色、性质、量，签全名	患者体液不足，给予静脉留置针输液		
静脉留置针输液	第10分钟	模型显示患者体液不足，给予静脉留置针输液	2	**准备药液**　核对、检查药液质量；启瓶盖，2次消毒瓶塞至瓶颈；贴瓶贴；检查输液器包装、有效期与质量，将输液器针头插入瓶塞		1. 严格执行查对制度 2. 严格无菌原则，手卫生 3. 操作流程熟练、手法正确 4. 医疗废物处理得当 5. 医疗记录完整、简洁、准确、有效	1. 无菌观念 2. 严格查对 3. 穿刺技术 4. 病情观察能力 5. 沟通能力 6. 对异常情况的处置能力
			2	**核对解释**　携用物至床旁，查对患者及腕带信息（2个以上查对点），告知患者取得合作			
			2	**初步排气**　再次检查药液质量后将输液瓶挂于输液架上，排气一次成功			
			1	**皮肤消毒**　垫小垫枕与治疗巾；选择静脉；复合碘棉签有效消毒穿刺部位2次，待干；消毒面积大于8 cm×8 cm；准备输液贴、透明敷贴于易取之处；在穿刺点上方10 cm处扎止血带，松紧适宜，时间不超过2分钟			
			1	**再次排气**　先将输液器头皮针针尖刺入肝素帽，待肝素帽内充满药液，再将头皮针全部穿入肝素帽，再次排气至有少量药液滴出，检查有无气泡			
			1	**静脉穿刺**　对光检查输液装置，确认无气泡；持针翼及针座垂直向上拔护针帽，左右松动针芯；嘱患者握拳，绷紧皮肤；以15°～30°角直刺静脉，见回血后降低角度至5°～10°，再进针少许；一手固定针芯，另一手将外套管缓慢向前移动，直至全部送入血管			
			1	**固定针头**　穿刺成功后，松开止血带，打开调节器，嘱患者松拳；撤出针芯并弃至锐器盒；以穿刺点为中心，无张力、无缝隙贴透明贴膜，贴膜完全覆盖隔离塞；用高举平台法U型固定延长管，留置针接头末端高于导管尖端水平，且与血管平行，附管接口朝外；贴标签并注明穿刺日期、时间、签全名	患者意识不清时，由操作者协助松拳		
			2	**再次核对、调节滴速**　核对患者信息、药物及治疗单；看表调节滴速，通常情况下，成人40～60滴/min；在治疗单上打钩、记录时间、滴速，签全名	根据患者的年龄、病情和药物性质调节滴速		

（续表）

项目	时间	赛事演进	选手	步　骤	沟　通	评分要点	考　点
静脉留置针输液	第 10 分钟	模型显示患者体液不足,给予静脉留置针输液	1	**相关指导**　告知注意事项;不得随意调节滴速;贴膜勿沾水、若潮湿卷边时应随时更换;使用留置针期间,穿刺侧肢体可以进行适当活动,但应避免剧烈运动或长时间下垂;有回血及不适及时告知护士	加强巡视,观察输液进度与患者的反应,观察留置针有无脱出、断裂,局部有无红、肿、热、痛等静脉炎表现,及时处理相关并发症		
			2	**整理记录**　整理床单位,清理用物,洗手,在危重护理记录单上记录抢救时间、抢救过程、护理措施、生命体征、吸痰的时间、吸痰的路径、痰液的颜色、性质、量,以及输注药物的名称、剂量、输注速度、时间,签全名	用物依据《消毒技术规范》和《医疗废物管理条例》做相应处理		
			1 和 2	操作结束	报告操作完毕		
评价	第 20 分钟	操作结束	1 和 2	**操作**　查对无误,操作规范熟练,剂量准确;记录及时准确,无菌观念强;动作迅速、及时有效,整个过程体现急救的紧迫性			
			1 和 2	**沟通**　仪态大方,关爱患者,评估解释准确,治疗性沟通有效,健康宣教到位,满足患者需求			
			1 和 2	**防护**　安全防护意识强,无污染,无意外			
			1 和 2	**时间**　20 分钟			

104 雾化吸入＋翻身叩背＋经气管套管吸痰

1. 素质目标：培养敏锐的洞察能力、机智灵活的应变能力，以及果断分析、决策问题的基本素质。
2. 能力目标：具备一定的沟通能力和病情评估能力；培养规范操作和无菌观念；团队合作能力、整体护理水平。
3. 知识目标：掌握雾化吸入的方法，翻身扣背的要领，吸痰的注意事项。
4. 思政目标：树立生命至上、人文关怀、严谨慎独的职业素养。

案例

李××，女，56岁，诊断为脑梗死，气管切开3天。患者咳嗽、咳痰无力，听诊双肺满布痰鸣音。护士遵医嘱给予雾化吸入、翻身叩背、吸痰护理。

思维导图

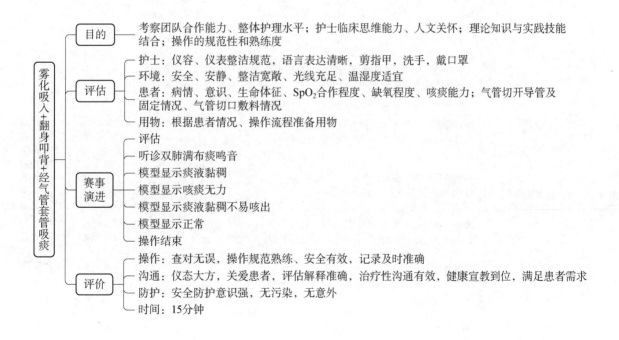

操作标准

项目	时间	赛事演进	选手	步骤		沟通	评分要点	考点
评估	准备5分钟	听诊双肺满布痰鸣音	1	目的	吸入药液,起到消炎、解痉、镇咳、祛痰作用;湿化呼吸道;预防和治疗呼吸道感染;松动痰液、促进排痰;改善通气功能	尊敬的各位评委老师好,我是1号(2号)参赛选手,我们的操作项目是脑卒中气管切开患者气道护理。我们已着装整洁,修剪指甲,洗手、戴口罩;环境整洁、明亮;患者意识清楚,肺部听诊满布痰鸣音,气管套管固定牢固;患者及家属已了解操作目的并愿意配合;用物准备齐全,雾化器、电动吸痰器性能良好,可以使用。开始操作	1. 符合护士仪表 2. 规定时间完成备物,物品准备齐全,放置合理 3. 评估患者及周围环境情况准确	1. 评估内容是否全面 2. 严格查对 3. 护士的沟通表达能力
			2	评估	护士 仪容、仪表整洁规范,语言表达清晰,剪指甲,洗手、戴口罩			
					环境 安全、安静、整洁宽敞、光线充足、温湿度适宜			
					患者 病情、意识、生命体征、SpO$_2$、合作程度、缺氧程度、吸氧状况、痰液的性状、咳嗽和咳痰能力、听诊呼吸音情况;气管切开导管及固定情况、气管切口敷料情况			
					用物 1. 治疗车上层:雾化器、雾化装置一套、听诊器、雾化药液、一次性注射器、砂轮、弯盘、一次性治疗巾、一次性手套、治疗盘、治疗单(卡)、医嘱单、标签纸、电动吸痰器、一次性使用吸痰包内含一次性弯盘、一次性无菌治疗碗、镊子、无菌湿纱布、治疗巾、吸痰管(内含无菌手套1只)、生理盐水500 ml、速干手消毒剂 2. 治疗车下层:医用废物收集袋、生活废物收集袋、锐器盒			
雾化吸入	开始计时	模型显示痰液黏稠	1	核对解释 携用物至床旁,查对医嘱、患者及腕带信息(2个以上查对点),向患者及家属解释目的取得配合		您好,我是您的责任护士,您是1床李××吧?如果是,请眨眼示意我。我看一下您的腕带,1床李××,住院号×××。家属您好,阿姨今天有咳嗽咳痰吗?没有,您不用担心,医生给开了医嘱雾化吸入。雾化吸入就是将药液变成气雾状,随着呼吸进入肺部,帮助湿化痰液,有助于痰液咳出	1. 操作情景设置合理 2. 听诊部位正确 3. 操作流程熟练、手法正确 4. 连接与使用雾化器正确 5. 患者病情评估正确	1. 护士工作的条理性 2. 听诊部位的选择 3. 护士操作仪器熟练性 4. 双人配合良好,体现团队协作
				评估病情 评估患者病情、意识、生命体征、SpO$_2$;检查患者四肢肢体活动度,先上肢后下肢				
				听诊肺部 拉起床帘保护患者隐私,戴听诊器听诊肺部,部位正确(左右锁骨中线上、中、下)				
			2	检查机器 接通雾化器电源,打开开关,检查机器性能、配件是否齐全,关闭电源开关				
			1	撤除敷料 戴一次性手套,检查气管切开导管固定情况、气管切口敷料,取下患者气管切开处敷料		导管固定牢固,敷料清洁干燥		
			1	安置体位 摇高床头30°角,协助患者取安全、舒适的体位,放下床档;检查一次性治疗巾,铺治疗巾于患者的颌下				
			2	配制药液 双人核对医嘱、治疗单、药物;根据医嘱单正确配制药液				
			2	连接管路 打开一次性雾化装置;将药液注入雾化吸入器内,药液不超过规定刻度;将气切面罩与雾化杯连接,将导管一头与雾化杯相连,另一头连接雾化器出气口				

（续表）

项目	时间	赛事演进	选手	步　骤	沟　通	评分要点	考　点
雾化吸入	开始计时	模型显示痰液黏稠	2	**雾化吸入**　打开开关，检查雾化器是否通畅，有无漏气，雾量是否合适；用气切面罩罩住患者气管切开处，并固定好，看表记录开始时间	观察患者在吸入过程中的反应；如有不适，随时处理		
			1	**健康指导**　告知患者及家属雾化注意事项；正确指导吸入方法；患者咳嗽时，取下面罩，指导患者有效排痰之后，继续吸入；指导、配合患者自己手拿雾化器，保证吸入安全、有效	雾化吸入时间一次不超过 20 分钟		
			1	**撤除装置**　雾化完毕，取下气切面罩，关闭电源开关，分离雾化装置弃去；取下治疗巾；撤走雾化器放于治疗车下层；放平床头；拉起床档；帮助患者取舒适卧位	口述：雾化完毕。观察患者咳痰无力，给予翻身扣背		
			2	**洗手记录**　洗手，记录雾化结束时间			
翻身叩背	第 5 分钟	模型显示咳痰无力	1	**解释指导**　告知患者及家属翻身叩背的目的及方法，取得配合	翻身扣背可以松动痰液，有利于痰液的咳出	1. 病情观察准确 2. 叩击手法正确 3. 指导排痰方法正确	1. 护士工作的条理性 2. 双人配合良好，体现团队协作 3. 扣背、排痰有效
			1 和 2	**协助翻身**　固定床闸，松开被尾，护士站在床的一侧，移动枕头至操作者侧；患者取仰卧位，两手交叉置于胸前，双腿屈曲；两名护士同时轻轻将患者转向近侧，安置侧卧位			
			1	**检查皮肤**　护士观察患者背部及臀部皮肤			
			1	**叩背排痰**　护士将五指并拢呈空杯状，利用腕力，快速有力叩击背部；叩击时注意避开乳房及心前区，力度适宜不应使患者产生疼痛；叩击顺序从下至上、从外至内，背部从第 10 肋间隙开始向上叩击至肩部	每天叩击数次，每次 30～60 秒，边叩击边鼓励患者咳嗽		
			2	**观察病情**　询问患者的感受，观察生命体征、痰液情况			
			2	**指导排痰**　指导患者正确有效咳嗽，护士戴一次性手套手持纱布覆盖套管口接痰液后，将手套纱布弃去	您先深吸气，然后屏气 3～5 秒，腹部用力将痰液咳出，患者有痰咳不出，给予吸痰		
			1 和 2	**安置体位**　枕头移回原位，协助患者取平卧位，整理床铺			
经气管套管吸痰	第 10 分钟	模型显示痰液黏稠不易咳出	1	**解释指导**　告知患者及家属吸痰的目的及方法，取得配合	吸痰目的是清除痰液，保持呼吸道通畅，保证有效供氧，防止吸入性肺炎和窒息	1. 吸痰方法正确，无呼吸道黏膜损伤 2. 操作手法正确 3. 无菌观念强 4. 肺部听诊正确	1. 护士工作的条理性 2. 双人配合良好，体现团队协作 3. 吸痰有效 4. 操作熟练
			2	**调节负压**　接通电源，打开吸痰器开关，检查吸痰器各管连接是否正确、有无漏气，反折连接管前端，调节负压至 0.04 MPa，关开关	一般成人负压为 0.02～0.04 MPa，给予患者高流量吸氧 3～5 分钟		
			1	**准备溶液**　打开一次性吸痰包；核对药液标签，检查药液质量，开启生理盐水溶液，将液体倒入治疗碗内			

（续表）

项目	时间	赛事演进	选手	步　骤	沟　通	评分要点	考　点
经气管套管吸痰	第10分钟	模型显示痰液黏稠不易咳出	2	**安置体位**　协助患者取去枕仰卧位,头部转向操作者一侧,铺治疗巾于颌下,弯盘放于患者右侧口角旁			
			1	**连接导管**　检查吸痰管型号、有效期;打开吸痰管包装,戴无菌手套,取出吸痰管,连接吸痰器连接管和吸痰管			
			1	**试吸盐水**　打开吸痰器开关,检查负压,试吸生理盐水,检查吸痰管是否通畅			
			1	**按序吸痰**　一手持吸痰管末端阻断负压,用戴无菌手套的手持吸痰管前端,快速、轻柔地将吸痰管经气管套管送入气管内,遇阻力后略向上提拉1 cm,恢复负压,自深部、边左右旋转、边向上提拉,吸净痰液	吸痰过程中如果有不舒服,请举手示意;每次吸痰＜15秒;反复吸痰时应间隔2～3分钟;一根吸痰管只用1次		
			2	**观察病情**　吸痰过程中密切观察气道是否通畅;患者的反应、生命体征、血氧饱和度及吸出痰液的色、质、量	如果出现发绀、心律失常或极其烦躁等情况时,立即停止吸痰;吸痰后给予患者高流量吸氧3～5分钟		
			1	**抽吸冲洗**　吸痰完毕,抽吸生理盐水冲洗吸痰管,将吸痰管与连接管断开,将吸痰管连同手套弃于医用废物收集袋内,关闭吸痰器,将连接管放置妥当			
			2	**听诊肺部**　撤去弯盘和治疗巾;拉起床帘保护患者隐私,戴听诊器听诊肺部判断吸痰效果(左右锁骨中线上、中、下部)			
			1	**覆盖纱布**　戴无菌手套,取无菌生理盐水纱布覆盖套管口并固定			
			2	**整理记录**　再次核对治疗单、患者及腕带信息;协助患者取舒适卧位,整理床铺,清理用物;洗手,记录痰液量、颜色、性状、黏稠度	用物依据《消毒技术规范》和《医疗废物管理条例》做相应处理		
			1和2	操作结束	报告操作完毕		
评价	第15分钟	操作结束	1和2	**操作**　查对无误,操作规范熟练、安全有效,记录及时准确,无菌观念强			
			1和2	**沟通**　仪态大方,关爱患者,评估解释准确,治疗性沟通有效,健康宣教到位,满足患者需求			
			1和2	**防护**　遵循标准预防、消毒隔离原则,安全防护意识强,无污染,无意外			
			1和2	**时间**　15分钟			

参考文献

［1］姜安丽.新编护理学基础［M］.北京:人民卫生出版社,2006.

［2］皮慧敏,田莉,魏莉.基础护理操作技能图解［M］.北京:清华大学出版社,2008.

［3］郭锦丽,王香莉.基础护理操作流程及考核标准［M］.北京:科学技术文献出版社,2016.

［4］丁炎明,谢双怡.北京大学第一医院泌尿外科护理工作指南［M］.北京:人民卫生出版社,2016.

［5］中华人民共和国卫生部,中国人民解放军总后勤部卫生部.临床护理实践指南(2011 版)［M］.北京:人民军医出版社,2011.

［6］孙颖浩.吴阶平泌尿外科学(全三册)［M］.北京:人民卫生出版社,2019.

［7］吴欣娟.临床护理技术操作并发症与应急处理［M］.北京:人民卫生出版社,2011.

［8］付菊芳.常用护理技术操作指南［M］.西安:第四军医大学出版社,2008.

［9］石贞仙,张晓红.基础护理技术操作标准及流程［M］.北京:人民卫生出版社,2011.

［10］朱红,石贞仙.临床常用护理技术培训与考试［M］.山西:山西科学技术出版社,2011.

［11］王建荣,张稚君.基本护理技术操作规程与图解［M］.北京:人民军医出版社,2011.

［12］黄叶莉,王建荣,宋雁宾,冯志英.基础护理技能实训［M］.北京:科学出版社,2014.

［13］耿莉华,宋雁宾,黄叶莉.护理实训教材基础护理分册(第四版)［M］.北京:科学出版社,2007.

［14］朱春梅,周庆华.常用护理技术(第 2 版)［M］.上海:第二军医大学出版社,2010.

［15］焦卫红,于梅.优质护理服务规范操作与考评指导［M］.北京:人民军医出版社,2010.

［16］张美琴.护理专业技术实训［M］.北京:人民卫生出版社,2008.

［17］王燕,丁宏伟.护士人文修养［M］.北京:人民卫生出版社,2015.

［18］耿洁.护理礼仪［M］.北京:人民卫生出版社,2003.

［19］朱京慈,王春梅.现代护理实践技能［M］.北京:人民军医出版社,2004.

［20］郭锦丽,王香莉.专科护理操作流程及考核标准［M］.北京:科学技术文献出版社,2017.

［21］陈丽,张少羽.基础护理技术(临床案例版)［M］.武汉:华中科技大学出版社,2015.

［22］丁炎明,谢双怡.北京大学第一医院泌尿外科护理工作指南［M］.北京:人民卫生出版社,2016.